习惯进化

掌控高效工作、生活的密码

[英]乔恩·芬恩 / 著
Jon Finn

张颖 / 译

THE HABIT MECHANIC

FINE-TUNE YOUR BRAIN
AND SUPERCHARGE HOW YOU
LIVE, WORK, AND LEAD

中国科学技术出版社
·北京·

北京市版权局著作权合同登记 图字:01-2024-0225

图书在版编目(CIP)数据

习惯进化:掌控高效工作、生活的密码 /(英)乔恩·芬恩 (Jon Finn) 著;张颖译 . -- 北京:中国科学技术出版社 , 2025. 2. -- ISBN 978-7-5236-1073-2

Ⅰ . R338.2-49

中国国家版本馆 CIP 数据核字第 2024P81B31 号

策划编辑	赵 嵘 王绍华		执行策划	王绍华
责任编辑	孙 楠		执行编辑	王绍华
封面设计	东合社		版式设计	蚂蚁设计
责任校对	邓雪梅		责任印制	李晓霖

出　　版	中国科学技术出版社
发　　行	中国科学技术出版社有限公司
地　　址	北京市海淀区中关村南大街 16 号
邮　　编	100081
发行电话	010-62173865
传　　真	010-62173081
网　　址	http://www.cspbooks.com.cn

开　　本	710mm×1000mm　1/16
字　　数	378 千字
印　　张	28.25
版　　次	2025 年 2 月第 1 版
印　　次	2025 年 2 月第 1 次印刷
印　　刷	大厂回族自治县彩虹印刷有限公司
书　　号	ISBN 978-7-5236-1073-2 / R·3352
定　　价	99.00 元

（凡购买本社图书,如有缺页、倒页、脱页者,本社销售中心负责调换）

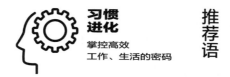

　　我读过很多本有关个人成长和领导力的畅销书，但没有哪一本像本书一样真正给人力量。在我看来，这正是永恒谜题"如何成为更好的自己"中缺失的部分。本书将会帮你在个人表现和领导力方面实现极大的提高。本书提供了很多有用的工具，这些工具不仅可以直接使用，而且有强大的科学理论作为支撑，可以给我和我的家人，甚至我的企业带来发展机遇。我会将本书以及它提供的工具包广泛运用到今后的生活中。

　　—— 麦克·琼斯（Mike Jones），曾担任聚友网（MySpace）
的首席执行官和美国在线（American Online）
的高级副总裁

　　如果你只能买一本书，那就买这本书吧。这不只是一本自助书，还是一本"生活实操手册"。书里有非常翔实的、包含真实生活的案例研究，以及详细的实践步骤，可以帮助你把从书中学到的方法付诸实践。书中的方法全都基于科学理论。本书的阅读体验一定是充满力量感、富有启发性和趣味性的，它能帮助你改变自己的生活习惯，会对你的生活产生积极的影响，同时也会对你身边的人产生积极的影响。

　　—— 乔·赫灵顿（Jo Herrington），学习和发展专家、兴旺
发展公司（Thrive Group）创始人

我一直沉迷于"自助"类书籍的阅读，因为我始终无法找到将这些书里提供的"帮助"转化为行动的方法。本书将大量简单、可操作的计划与引人入胜、可读性强的叙述相结合，对于任何想要做得更好的领导者或个人而言，本书都是一个真正强大的助推器。

—— **乔纳森·休利特（Jonathan Hewlett），曾任迪赛欧洲公司（Diesel Europe）总裁、风险投资创始人**

本书提供了一套全新的方法，将尖端科技应用到日常生活当中。这能帮助人们活出更好的自己。这些方法非常实用且振奋人心。我相信，如果你想在日益复杂的职场中充分发挥自己的潜力，那么成为习惯机械师很有意义。本书不仅给了我很多帮助，它也将帮助我的团队伙伴在新的职场生涯中养成取得成功所需要的好习惯。

—— **迈克尔·尔森（Michael Elson），UNIT 电影电视公司董事、总经理**

我承认我是一个自助类图书的书迷，本书让我感觉自己终于找到了所有问题的答案。它非常独特，将一些基于科学理论又具实操性的工具呈现给读者，让每个人的生活都变得更加轻松。

—— **哈里森·埃文斯（Harrison Evans），利兹大学经理**

本书非常与众不同，它能帮助每个人对自己的生活做出积极的改变。它提供的方法立足于前沿科学，却简单易操作。时至今日，我培养了一个好习惯，就是本书中你将读到的"每日 TEA 计划"。这是我学到的很多习惯机械化工具之一，完成"每日 TEA 计划"只需要 2 分钟，但它能为我节省下的时间却长达数小时，并且能让我感觉状态良好。本书能给人力量，也能改变生活！

—— 乔-安·罗尔（Jo-Ann Rolle），**纽约城市大学迈德加
艾佛斯商学院院长**

本书和我读过的任何一本书都不一样，它实实在在地告诉读者，为了做更好的自己、充分挖掘自身的潜能，应该做哪些事。无论对于想要获得成功的个人还是领导者来说，本书都像一把瑞士军刀一样实用。本书中的内容深入浅出。真希望 30 年前我就读过它！

—— 菲尔·克拉克（Phil Clarke），**前维根和英格兰橄榄球
联盟（Wigan and Great Britain Rugby League）队长、
体育办公室（The Sports Office）联合创始人**

我阅读过大量这一领域的书籍，它们大多是给出一堆承诺了事，而本书真正做到了把真实有用的东西给到读者！它基于前沿科学理论，不仅非常容易理解，而且非常实用。它堪称杰作，提供了大量有力的工具和可行的术语，我和我的团队都从中受益。这是一本要读不止一遍的书，更是日常生活中提高表现力和领导力的必备手边书！

—— 奈杰尔·阿德金斯（Nigel Adkins），**英格兰足球界人物**

这是一本非常棒的书，它提供给我一套实用的工具，不仅能够应用于个人生活，还能应用于我的专业领域。现在我感觉整个人已经被知识和技能武装起来了，我可以培养好习惯，而这些好习惯会让我每一天都是更好的自己！养成良好生活习惯能给你带来具有变革性的好处。何不试一试！

—— 埃利森·怀特（Alison White），**英国毕马威会计师事务所
商务拓展和公共关系经理**

本书提供了很多强大又实用的技能干货，我能立刻将这些技能投入实践，来为自己，也为队员和教练提供帮助，使他们能从全新的角度思考问题、表现更佳。

—— 凯文·夏普（Kevin Sharp），**培养出很多世界级击球手的**
英国板球教练

我曾经很困惑，无论我如何尝试，都无法做出自己期待中的那种对生活的彻底改变。但是本书给了我一个满意的方案，它提供的方法使我最终能够做更好的自己。我不再黯然神伤，而是感到内心充满力量！我很清楚地知道，我的余生都会不断地重读这本书，并且，这本书还将继续帮助更多人。

—— 米歇尔·少特豪斯（Michelle Shorthouse）
资产管理人

我在高性能运动领域从业 20 年，许多世界级的运动员和团队会聘请专业的教练来帮他们提高表现力。但是对于想要提高自己的普通人来说，这并不是人人都能负担得起的首选途径。本书对于普通人来说，如同教练一般的存在。拿我自己来说，这本书教我如何做出重要和可实现的改变，来帮助我在生活和工作中都做到更好。如果你想寻找一种能帮你实现目标的有效方法，那么我首推本书！

—— 马丁·布兰德（Martin Bland），**体育数据公司**
Stats Perform 联盟合伙经理人

自从我开始学习成为一名"习惯机械师"以来，我就不停地告诉身边的人本书有多棒，以及它教会我的新技能。这本书并不会简单罗列一些似是而非的事实，而是教你一些实实在在的能实现目标的方法，这些方法都是非常简单而高效的。我的每一天都专注于积极的事情，而非消极的。我已经连续好几年保持着做事高效率的状态。

—— 约翰·麦克马洪（John McMahon），MCM 数字营销机构首席执行官（CEO）

学习如何成为一名习惯机械师的过程，让我学会了如何引导我的客户在他们的生活中做出一些积极的改变。它也帮助我从人群中脱颖而出，获得了成长，并更好地掌控自己的工作。它教会我如何在工作日里充分利用时间，获得最大产值。而这种状态不但进一步减轻了我的压力，也使我能腾出更多的时间来陪伴家人。但我的学习之旅才刚刚开始，我非常期待本书在未来给我带来更多的惊喜。

—— 菲尔·霍尔姆斯（Phil Holmes），PH 运动营养创始人、绩效教练、前职业橄榄球运动员

作为一名教师和领导，我一直都在努力提高我的表现力。与乔恩·芬恩（Jon Finn）见过面并读过他的书之后，我已经能够静下心来了解我的表现背后的原理，以及如何才能给自己提供最好的机会，让自己长期处于最佳状态。本书提高了我处理身体和精神压力的能力，也改变了我的生活。每个想要变得更好并且做到更好的人都应该读读本书。

—— 罗伯特·贝尔（Robert Bell），康士廉进化学院院长

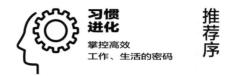

非常高兴能为芬恩的这本书作序。读过这本书部分内容的朋友和同事给出了"独特的""实用的""能给人力量""非常卓越的方法"等评价，我非常认同这些评价，因为这些评价同样适用于整本书。在本书里，我还看到了一个创新的、基于科学基础的框架，它集结了一些最引人注目的实践，以应对无数的个人和团队在日常生活和工作中要面临的挑战。这些方法已经被一次次证明，在很多不同的环境下都是行之有效的。这都意味着，掌握本书提供的方法能够真正改变人们的生活。

考虑到这个特殊的历史时期，随着人们对"后疫情时代"工作方式的期望值不断变化，及时获得关键信息非常重要。VUCA 时代（volatile, uncertain, complex, ambiguous，即不稳定的、不确定的、复杂的、模糊的）的不确定性被工作的多元化属性放大了，这种不确定性在很大程度上要求人们能够进行有效的自我管理。实际上，本书所秉持的理念远远超出了狭义上的自我调节和行为动机的固有观念。通过一些可操作的、实用的方式（图 1），本书向我们展示了如何将行为上的积极影响整合起来，以确保每个人都能将更多的时间花在有意义的任务上。

同样具有影响力的还有那些利用本书优化工作方式的组织，那些工作方式能促进每个人进行自我管理。值得一提的是，本书对每个组织都发出了挑战，促使它们调整工作方式，朝着所谓的"专注于发展的组织"这个

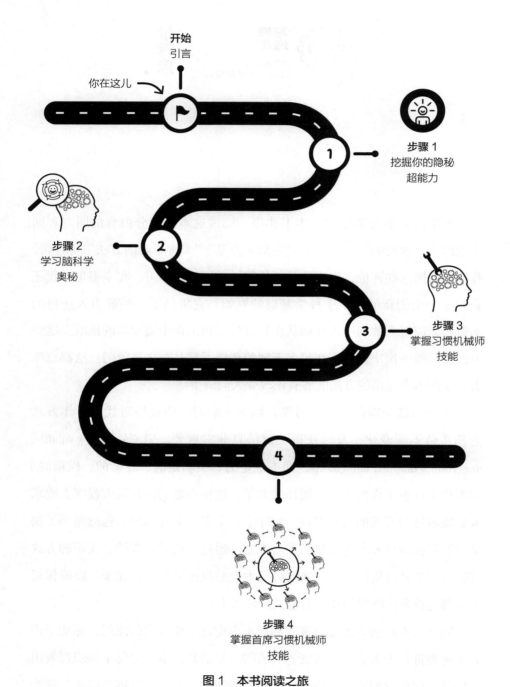

开始
引言

你在这儿

步骤 1
挖掘你的隐秘
超能力

步骤 2
学习脑科学
奥秘

步骤 3
掌握习惯机械师
技能

步骤 4
掌握首席习惯机械师
技能

图 1　本书阅读之旅

目标迈进。这种方法能够让组织中处于不同岗位的员工紧密协作，共同改进处理方式。根据我的经验，这种方法比依赖传统的自上而下管理方式有用得多，传统的管理方式诉诸死板的上下级等级制度，即上级只能给下级一些毫无帮助也毫无必要的批评。在"后疫情时代"，每一个独立自主的个人、团队或组织都会重视工作方式，以确保个人在有意义的工作中取得进展，获得最佳支持。

本书堪称一个装满宝藏的箱子，它为读者提供了一些引人入胜的例子，这些例子来自真实的个人、团队和组织，它们都受益于本书里提供的技术和方法。这些实例无论对一般的观念模式还是企业管理文化都能提供理论支持，帮助人们改进一些通常注意不到的固有观念——表现卓越者需要马不停蹄地努力，以不断提高自己，只为了能继续保持卓越。因此，本书鼓励那些有远见的雇主在工作中给员工多提供这种支持。

本书对有效实践的整合令人印象深刻，但更令我惊喜的是它的结构。短小精悍的篇章所描述的场景与现实世界中人们利用碎片化时间来工作的场景不谋而合，有些章节甚至能直接为那些恰好要进行员工成长培训的公司所用。

凭借多年来给数量庞大的个人和国际组织提供帮助的成功先例，这项了不起的脑科学工程提供了一套全新的、令人振奋的方法来帮助人们成长和获得成功。本书为那些"通才–专家联盟"提供了一个全新的思考维度：有效率的执行力。同时它也成为"通才–专家–执行者"三角结构的核心所在。因此，本书为你奉上一些基本技能，以支撑你在任何环境下都能更好地表现自己。

吉姆·麦肯纳（Jim McKenna）
英国利兹贝克特大学卡内基体育学院教授，世界领先的行为改变研究员

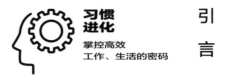

怎样最大限度地利用这本书

我希望本书不会只被阅读一次就被束之高阁，我期待它能成为一本生活之书。书里提供的理念已经帮助一万多人在这个充满挑战的现代世界里获得成长和成功。

本书包含一系列"习惯机械师"工具，这些工具简单实用、立足科学、经受住了实验和测试，并且获得了相关奖项，它们被设计出来的初衷就是让你的生活变得更轻松。但是，只有经常使用这些工具，你才能最大限度地利用它们，做到这些其实很容易。

如何充分利用本书

第一，完整地阅读本书（如果帮助他人获得成就并非你目前阶段的优先事项的话，你可以跳过步骤4——首席习惯机械师应该掌握的技能），充分地参与每个部分的简单和实用的练习。

第二，你可以把本书随时带在身边，方便定期翻阅对你最有用的那个部分。你越是熟练地运用本书中的工具，它们就越能帮助你充分发挥

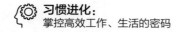

潜能。

书中提供的所有方法都不是框住你的规范，而是引导你做出尝试、找到最适合自己的那套方法。

如果没时间通读全书怎么办

快速浏览本书，看看哪些章节或部分最能激起你的阅读兴趣，本书里有些工具只需要 5 分钟就能掌握，能使你受益终身。

我相信，这本书能给你带来很多启迪，就像它曾经给我的同事、我自己以及我们训练至今的习惯机械师学习者和首席习惯机械师一样。

我为人们创作了成为"习惯机械师"的方法、语言、工具、应用程序以及本书，以帮助人们养成更好的习惯并做到更好，最终对社会产生积极影响。

这些掌握了成为"习惯机械师"方法的人会积极主动、全力以赴地成为更好的自己，他们掌握着自己的未来，并且对自己的健康、幸福以及成功负责。这就意味着，他们有足够良好的状态去帮助他人和成为更好的自己。

"习惯机械师"方法正在改变世界，你只需要从每一个微小的习惯起步！

本书是为那些已经掌握或渴望掌握成为"习惯机械师"方法的人而作的。

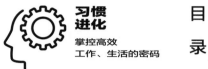

目　录

第 1 章
积极改变的开端：创建每日提升计划

我在恢复力、表现力和领导力理论领域已经深耕 20 多年，并在这些领域获得了 3 个学位，包括 1 个博士学位。

我在工作中发现，很多人都想要做到最好，但结果往往不尽如人意。然而，这并非他们的错，错在他们接受的那些行动指导原则，这些行动指导原则有时甚至充满了危险。接下来我将进一步阐释那些传统的教我们怎样做到最好的方法论有什么缺点。

释放惊人潜力的起点

本书将帮助来自不同背景的人持续地自我感觉更好、做得更好，并且领导得更好（如果他们想的话）。如果你想释放自己惊人的潜力，那么我写的这本书正好可以帮助你做到这一切。

除了攻读学位，我还花了超过 25 000 小时来开发并提供培训和教练项目。我的结论是：想要真正实现持续地自我感觉更好、做得更好、领导得更好（如果你愿意的话），关键在于调整自己的大脑。在这个处处充满挑战的世界里，要做到这一点的唯一可靠方法就是成为我所说的"习惯机械师"。这就是我创造的那套能够帮助人们成就自我的全新方法。

我和我的团队还设计了一系列工具来帮助个人和团队成为"习惯机械师"，同时也帮助领导者成为"首席习惯机械师"。这些工具简单实用，依托科学理论且屡获殊荣，这些工具已经得到了使用和测试，并帮助一万多人在日常生活中成为更好的自己，它们被证明可以改变人们的生活。

三步创建"每日提升计划"

我要介绍的第一个习惯机械化工具叫作"每日 TEA 计划"（Tiny Empowering Action，意思是"微小但强大的行为"，简称 TEA），以此为例来展示习惯机械化工具的日常运用。这种工具源自非常前沿的科技，但使用起来却非常简单，只需要 2 分钟，就能让你每天都进步一点点。

第一步：准确地评价自己

首先，问自己一个问题：

昨天（或者说迄今为止，因为昨天可能已经被你遗忘到九霄云外）的你是如何尽自己最大的努力来成为更好的自己的？

这个问题的答案往往是模糊而笼统的，例如有人会回答"我干得很漂亮"，有人会回答"我败得很惨"，但我希望你的回答能尽可能地准确，因为认真而准确地评价自己将会对你有益。下面请尝试给自己打分，如图 1–1 所示，分值从 1（失败）到 10（完美），你给自己打分的结果要在这个区间内。

这个打分游戏就是我所说的智能练习之一——自我观察。

如何尽最大的努力做更好的自己？当我思考这个问题的时候，我会考量自己对于睡眠、饮食、运动、压力这些因素的管理能力，也会考量我对于他人的价值。但也许你的评价体系与我的完全不同。

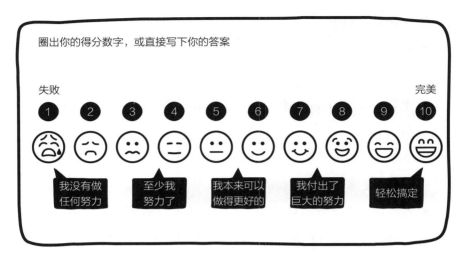

图 1-1　自我评价

第二步：创建一个"每日 TEA 工具"

给自己打完分之后，我想请你给自己创建一个"每日 TEA 工具"，让你随后的 24 小时过得轻松一些，以下是我的一些"每日 TEA 工具"，列出来示例，供大家参考。

● 一天只浏览一遍新闻。

● 午饭时间抽出 5 分钟去散步。

● 早餐只吃一片水果。

● 在一天结束之前，用笔记录一条关于"每日 TEA 工具"的正面反馈。

写下你的"每日 TEA 计划"，只写下一件事：

_____

_____

第三步：解释原因

我想请你思考一下为什么"每日 TEA 计划"会帮助你做到更好。下面是我使用的一些例子。

- 每天只看一次新闻是因为这样做会使注意力不那么容易被分散。有足够的注意力，我会做得更多，自我感觉会更好。

- 午饭后去散步 5 分钟，这个习惯会让你下午的工作变得轻松而高效。

- 早餐只吃一片水果是因为这是开启一天的健康方式，并且还会帮助你养成更多的健康习惯。

- 在一天结束之前，用笔记录下一条关于"每日 TEA 工具"的正面反馈，是因为这样能让我的每一天有一个正式、圆满的结果，我也可以因此睡个好觉。

写下你实践自己的"每日 TEA 计划"能让你表现更好的原因：

_____

_____

以下是这 3 个步骤的完整示例：

（1）设定最佳成绩——7/10。

（2）每日 TEA 计划——每天只关注一次新闻。

（3）为什么这样做？因为这样做能让我做事情更加专注且富有成效。

恭喜你，你已经完成了自己的每日 TEA 计划！

为了能够更好地掌控每一天，提高你的韧性和表现力、增强幸福感，每日 TEA 计划不失为一套快速又行之有效的方法。

同时，每日 TEA 计划绝不同于快速提示或技巧，那些都没有什么实际作用，后面我会解释它们为什么没有作用。

它可能看起来很简单，但它是基于一套复杂的前沿见解设计的，这些见解来自神经科学、行为科学和心理学。它经过精心设计，你只需要用最少的时间来完成它，却能取得最大的收益。在本书里，我将给你提供许多简单实用而又科学化的习惯机械化工具，每日 TEA 计划只是其中之一，同时，我也会教你怎样正确使用它们。

如果不能马上掌握使用方法，也不用担心，因为你会在不断练习中做到熟能生巧。

每天规律地完成一个每日 TEA 计划，可以通过一个叫作神经可塑性的过程来改变你的大脑。这种改变会进一步巩固你进行有效思考和提高自我表现的能力。因此，在本书中我还会讨论关于这种大脑改变过程的更多细节。

每日 TEA 计划常见问题解答

在完成你的每日 TEA 计划的过程中，如果需要帮助，你可以看看以下这些常见问题解答。

问题一：我是否需要每天都专注于同一个每日 TEA 计划？例如"在午饭之后散步 5 分钟"。

回答：一开始执行每日 TEA 计划的时候，你的首要任务其实是每天获取一点成就感，在你将它变成自己的固定习惯之前，这种微小的成就感对于你坚持每日 TEA 计划具有重要意义。拿午餐后散步 5 分钟来说，它会逐渐变成你每日例行的公事，正如你每天都会按时吃午餐一样自然而然。

然后，你就可以将下一项每日 TEA 计划纳入练习，例如"每天写下一条积极反馈"，每次只重复训练一个小的习惯，这个方法会让你更容易在生活中做出积极的改变。

问题二：养成一个新的习惯需要多长时间？

回答：这个答案并不是一个具体的时长，但肯定不是 21 天就能养成的。习惯的形成比较复杂，比如，很多时候你认为的一个行为习惯，往往是由好几个不同的习惯相互关联而形成的。有些习惯养成要容易些，这是因为这个习惯的构成要素可能已经深深地根植于你的已有习惯之中；而有些习惯养成就没那么容易了，更像从零开始。

最简单的办法是，将你练习的事情变成你擅长的事情。举例来说，如果你在接下来的 30 天里每天晚上睡前都写下有关这一天的积极反思，那么 30 天后你将成功养成这个习惯。但如果这 30 天里你每天睡前做的事是刷社交媒体而不是写下每日反思，那么你就会养成一个"刷社交媒体习惯"，而你之前为了养成"每日反思"习惯所做的练习也就归零了。

心理条件反射就像身体条件反射一样，一旦停止训练，就容易前功尽弃，俗语说"用进废退"。

问题三：我可以为每天创立多个每日 TEA 计划吗？例如"每天午饭后散步 5 分钟，同时在睡前写下积极反思"？

回答：当然可以做这种尝试。但如果你在实践的过程中发现同时执行多个计划很吃力，就可以先只执行其中一个，直到这一条习惯养成。

问题四：如果我太擅长过度思考，导致那些该做的事情都没完成，遇到这种情况时该怎么办？

回答：先做该做的事情，只有通过尝试，你才能发现什么是真正适合你的。我称为"自我研究"。

问题五：我每天都需要全额完成任务吗？

回答：不用，能完成 70% ~ 80% 就很不错了。

不要过度思考你的每日 TEA 计划，而是把它付诸实践，随后在中途调整，这样，这个练习过程就会越来越适合你。

别忘了，本书会给你提供很多习惯养成工具，每日 TEA 计划只是其中之一，这些工具就是按照可以一起使用的初衷被设计出来的。例如，如果你能把每日 TEA 计划和"未来雄心勃勃有意义的故事"（FAM）（我将在第 16 章为你介绍这个工具）这两个工具结合起来使用，那么它们就能分别发挥各自的最大功能。

本书并没有规定人们必须做什么，所有的工具和方法都可以以任意方式搭配使用，但是对于每个人来说，只有反复试错之后才能发现最适合自己的那套工具。

第 2 章
在不确定时代构建"心灵导航"

刚刚从超市回来的我把橱柜塞满了巧克力饼干。它们太诱人，令我实在无法下定决心关上橱柜的门……我决定从下星期一开始管好自己的嘴，但是一年有 52 个星期一，我每星期都会这样立一遍志。

——彼得·凯（Peter Kay），喜剧演员

清楚自己该干什么是一回事，但真正做到又是另一回事。通过成为一个习惯机械师，你将学会如何全力以赴，用一套科学的、成功改变千万人生活的工具去成就更好的自己。习惯机械师并不力求完美，只求每天改变一点点，这些小小的胜利累积起来，会帮助我们取得胜利。

微调大脑：找到自己的最佳状态

每个人都会失败，但这是一件好事（即使失败的感觉一开始并不好），因为这是我们学习如何变得更好的重要方法。我曾经失败过很多次，现在仍然不断遭遇失败，但我每次都尽最大努力来将这些失败转化为对自己的激励。如果不曾失败过，我也不会变成现在这样一个习惯机械师。

不妨告诉你我的经历吧。

19 岁的时候，还是一名大学生的我参加了自己一生中很重要的一场

橄榄球比赛。比赛场地在英格兰北部，那天天气潮湿寒冷，还刮着风。我抬头看着天空，橄榄球沿着抛物线从高空中朝着我落下来，我站在球门线上，两名对手球员正快速地冲过来，离我越来越近，而我必须马上抓住球。我心脏狂跳着，大脑飞速运转着，我的任务就是不要把一切搞砸，我感到压力达到了极限。

那是我们在国际学生队对阵澳大利亚队之前的一场热身赛，而澳大利亚队是世界上较好的学生队伍之一。

在那之前，我曾经完成过上百次同样的接球动作，但这一次，我的大脑却跟我开了个大玩笑，我听见它不停地对我说："别丢球、别丢球……你要丢球了！"

接下来发生了什么？我有没有打高球、取得突破，并尝试得分？并没有。

我把球丢了，对方得分。我的自信心大受打击，当时我真希望地上有个洞让我钻进去。接着，我被替换下场，毫无悬念，我无缘参加与澳大利亚队的比赛。

我非常懊恼，因为我最终还是搞砸了，而这一切的原因并不在于我的身体技能，而在于我一塌糊涂的心理状态。更糟的是，运动心理学是我本科学位的核心必修课。显然，我还需要对自己的研究领域投入更多的精力。

但这是我必经的挫折。

时间快进到几个月之后，我的检查报告显示右腿的股四头肌断裂，这意味着我再也不能参加竞技橄榄球比赛了。其实，只要训练就可能受伤。因此，我决定成为行为心理学方面的专家，帮助人们挖掘自己的潜力。

我将在第 8 章中介绍自己的更多经历以及我所从事的研究，但这项工作最终让我创立了屡获殊荣的"Tougher Mind"咨询公司，并开创了习惯机械师和首席习惯机械师培训项目。

什么叫"Tougher Mind"？我将在后面的内容里向你阐述。许多你正在做的事，在大多数时候你都是无意识的，就像坐在一辆自动驾驶的车上一样。很明显，这些无意识的思维非常典型，并且对于你的健康、个人幸福和工作表现毫无帮助。

因此，为了帮助我们管理大脑中负责无用的无意识行为的部分，我们需要对大脑的这一部分更"野蛮"一些（当然，是以一种尽可能温和的方式），可以认为是对这部分大脑功能的强化和调节，让大脑能帮助我们在这个瞬息万变的世界里找到自己的最佳状态。因此，我们称这个过程为"Tougher Mind"（图 2-1）。

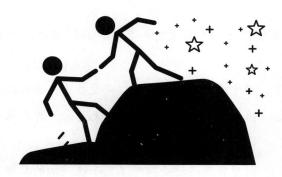

图 2-1 "Tougher Mind"

身为"Tougher Mind"的一员，我和我的同事们教练过的人数已超两万，我们的合作伙伴有跨国公司、高增长型公司、精英运动员、教练及其团队，领先的教育机构以及很多的家庭。我们为政府和一些智囊团提供咨询服务，被英国多家主流报纸杂志报道，包括《泰晤士报》《星期日泰晤士报》《星期日电讯报》《人事管理》。

对大脑进行微调是保持更好的自我感觉、更好的表现以及（如果你想的话）更好地发挥领导力的关键。在我们这个充满挑战的世界里，要做到这一点，一个可靠的方法就是将自己训练为习惯机械师。

成为更好的自己的新方法

如何成为更好的自己（如自救、自我训练等）？为了达到这个目标，你也许尝试过一些传统方法，这些方法也许有下面两种缺点：

● 它并没有根植于前沿脑科学，即不是关于大脑和行为习惯的实际工作原理的科学。

● 没有综合行为科学作为理论基础，而综合行为科学可以有效地让你充分挖掘并发挥自己的潜能。

因此，这些传统方法看似周密，但在帮助人们做更好的自己这件事上，它们并不是卓有成效的，原因就在于，它们不是为了改变大脑的工作习惯而设计的。

与之类似，各种速成技巧和方法的设计初衷也不是改变大脑的工作方式或帮助你做到更好。而且，我要很认真地说，那些所谓的速成技巧和方法所提供的建议往往具有误导性，甚至具有潜在的危险。

这就是为什么我会说你以前没有成功做出改变的原因不在于你，而在于那些教你怎样做的"方法论"。

传统方法和速成方法不是助你达成卓越的最优解

为了帮助人们发挥潜力，传统的支持机制通常诉诸知识与技能，可是人并不是依靠知识和技能来推进生活的，而是依靠习惯。这样一来，传统的支持机制对我们来说就不再有益，而是有害了。我们通常看到，在传统方法的"指导"下，人们会经历尝试、失败、勉强振作，最后形成一种消极对待自己的心态（图 2-2）。

我想说：如今，绝大多数人都知道要养成健康的生活方式自己该做什么，绝大多数人也拥有养成这种健康生活方式所需要的技能和各种资源条

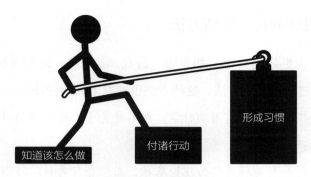

图 2-2　学习如何养成更好的行为习惯

件（例如每天吃 5 种水果和蔬菜），但是，即使人们都非常认同做这些事能给自己带来很多益处，也不代表他们真的会将这些事列为必须要做到的事。在英国，有报道称不良的饮食习惯每年会导致 64 000 人死亡，并造成价值 740 亿英镑❶（约 1 000 亿美元❷）的经济损失——而造成这一切的原因就是人们不能严格遵守健康饮食原则。

与之类似，大多数人都知道少熬夜、保证充足的睡眠对自己有好处，但他们却做不到。

人们最终会去做的并不是那些**明知"应该做"的**事，而是那些他们**习惯了的**事。

提升能量：摆脱"寄生虫"习惯

现代社会处处充满了极限挑战，每个人都在用消极的习惯去影响你的大脑（图 2-3），这些消极的习惯会像寄生虫一样逐渐根植于大脑（这一点我会在第 6 章展开论述）。如果你想让它们永久地掌控你，那么本书你

---

❶　1 英镑 ≈ 8.94 元人民币。——编者注
❷　1 美元 ≈ 7.13 元人民币。——编者注

不用再读下去了；如果你想学习一些简单的方法来停止并摆脱消极习惯的影响，那么请继续读下去吧。

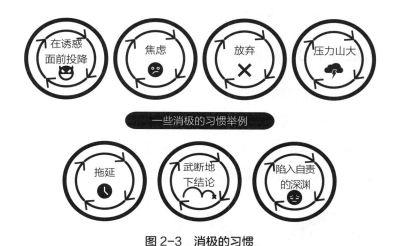

图 2-3　消极的习惯

习惯机械师都懂得如何使用神经系统科学、心理学和行为科学领域的有力洞见，来让自己获得良好的自我感觉和更好的自我表现。

如何更加通俗地来解释呢？通过成为一名习惯机械师，你将学习如何使用一系列简单和实用的工具，这些工具将改变你的大脑（在神经系统科学和心理学意义上），并帮助你重新设计规划你的环境（在行为科学意义上），助你更轻松地成为更好的自己（图 2-4）。

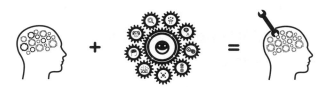

图 2-4　神经系统科学与心理学 + 行为科学 = 习惯机械师

成为习惯机械师都要学习"自我能量调节功能"，也就是向着"成为更好的自己"这个目标进行不懈努力：

（1）对你目前的行为习惯进行分析拆解——包括那些与焦虑、过度自我批评、拖延和破坏自我成功有关的习惯。

（2）养成更多有益的习惯。

什么是首席习惯机械师

有一些习惯机械师想要帮助他人成为更好的自己。为了达成这个目标，他们会学习如何成为"能量型团队领导者"，这样就能开发出一套能实实在在帮助到他人的领导习惯。拥有自我能量调节功能和拥有能量型团队领导能力，是成为一名首席习惯机械师的基础（图2-5）。

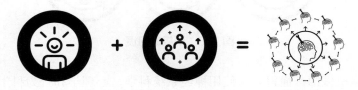

图2-5　自我能量调节功能＋能量型团队领导能力＝首席习惯机械师

怎样成为习惯机械师

（1）读完这本书。

（2）将学到的方法运用到日常生活中，反复验证。

（3）制订"习惯养成计划"（我会教你怎么制订这个计划）。

（4）将本书作为你获取幸福和成功的指南，尤其是当生活中出现新的机遇和挑战时，记得翻翻本书。

怎样成为首席习惯机械师

想要成为首席习惯机械师，首先你得成为习惯机械师。这就需要你使用本书步骤 4 里提到的工具（而我将快速解释一些关于步骤 4 的信息）。

找到对你来说最有用的

我在本书里所提到的一切都不是规定性的。每个人都是独一无二的个体，只有通过尝试才能发现最适合自己的方法（践行书中的理念，然后才能找到对自己来说最有用的）。我将这个过程称为"个体研究"。

学着做一个习惯机械师或首席习惯机械师有点像拼七巧板一样难，但幸运的是你现在手里已经拥有这些七巧板的每一块了（就藏在这本书里），我这就把"拼七巧板的技巧"教给你。

习惯机械师心态

在这个充满挑战的世界里成为更好的自己，我们必须采纳一种积极主动的"习惯机械师心态"，这种心态会让你将生活看成一场旅行，你将在旅途中遍历高峰和低谷。当你察觉到自己落入低谷时，"习惯机械师心态"会帮助你培养一种好习惯，使你更快地走出低谷而不是就此沉溺；当你身处春风得意的高峰时，你也会想要培养新的习惯，以帮助你取得更好的成绩，并将这种好成绩维持得更久（图 2-6）。

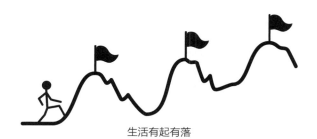

生活有起有落

图 2-6　轻松掌控生活的前进方向

化繁为简：4步成为习惯机械师

哪些人成为习惯机械师和首席习惯机械师的愿望最强烈？

部分个体：所有想要做到更好、感觉更好、开发自我潜力的个人。

企业：我们服务的客户有大企业也有初创公司，它们有个共同的特点就是都渴望击败竞争对手。因此，他们很自然地想要帮助员工和团队做到更好，尤其是在现今纷繁复杂的新职场环境中。

体育界精英：所有想要利用前沿科技获得竞争优势的经理人、教练和运动员。

教育界人士：想要给年轻人提供最好的机会，以帮助他们发现自己的无限潜力的各类学校。

无论什么年龄段，拥有能让我们受益的新习惯会给生活的各个方面都带来改善，好处包括以下五个方面。

节约时间

我一直都是一个自律的人，并且做事情很高效，但当我了解了大脑的工作机制，并且实践了习惯机械化工具之后，我发现它帮我每天节省了至少一小时的时间，这太令人惊喜了！

——博斯克公司（BOSCO）首席技术官，

扎德内克·布尔达（Zdenek Burda）

压力管理

本书提供的练习方法非常简单易操作，让我能很轻松地管理压力。我现在拥有了更好的睡眠，做事情也更高效，我能给我的孩子们更高质量的陪伴。我一年前就应该学习它了!

—— MODO 25 公司首席运营官,阿比·利德尔（Abi Liddle）

加速提高学习成绩

在一项为期 12 周的培训计划里,我们培训的学生比那些没有接受过习惯机械师训练的学生在测试分数上高出一半。这是个非常令人震撼的结果,并且这个对比性的结论也被我们应用到了那些学生考试成绩水平差异性很大的学校,以及社会经济背景不同的儿童和年轻人身上。

提高领导能力、团队协作能力和文化发展能力

首席习惯机械师可以对一些"成功学"祛魅,因为他们很清楚,个人和集体能否取得成功,取决于其建立了什么样的习惯。正如一位《财富》500 强公司英国子公司的总经理对我说的,彼时我刚刚为他的团队争得了领导地位,他说:"你给了我的团队快速提升领导力和团队成功协作的秘诀。"

成为习惯机械师会让生活变得轻松

当你真正知道自己的使命,并且调整自己大脑的工作方式之后,你的生活会变得轻松起来。

以下是人们在学习如何成为习惯机械师时所获得的额外好处:

"我学会了更加巧妙地工作,而不是更忙碌地工作。"

"我能更好地管理压力,并且不那么容易被消极的思想带偏了。"

"我调整后的饮食结构开始变得对大脑运转更有利,因此我获得了更好的自我感觉,我能比之前更加清晰和理智地思考了。"

"我的睡眠得到了改善,当睡醒之后我感觉精神百倍。"

"我感觉压力没有那么大了,因为我学会了如何专注思考。"

"我没那么容易分心了，结果是我完成了更多的工作。"

"我不再给自己过多的负面心理暗示，这为我节省了很多时间，因为我不再花时间去关注那些负面信息了。"

"我变得更加自信了，无论是工作还是生活，我都能做得更好了。"

"我学会了如何在压力之下做到更好。"

"我和伴侣以及孩子的沟通变得更加对彼此有益，这让我感觉自己成了一个更好的爱人和家长。"

"我成了下属的榜样。"

"我学会了如何更高效地领导团队。"

"我学会了如何与同事更好地合作，结果，我们作为一个团队取得了更好的成绩。"

"我们的团队做事更高效，也取得了更好的成绩。"

"这次培训改变了我的人生！"

你也许会问："既然方法这么有用，那之前怎么没人提过呢？"这是个好问题。

这套方法的独特之处在于，它应用了神经科学、行为科学和心理学的前沿理论，这几门科学理论很复杂且难以理解，也很难应用到日常生活中。然而，我独特的职业经历让我把这几门科学的秘诀化繁为简，我将来自不同专家的不同见解建立连接，通过将专家的工作成果与我（及我的团队）的研究成果、咨询案例、生活经历结合起来，创造了一套全新而强大的方法。每个人都可以利用这套方法来促进自身成长，取得成功。

我想要帮你了解自己究竟有多大的潜能，并帮你将这些潜能挖掘出来。本书能给予你的就像是一个"学位"，但是和教授学术理论的学位课程不同，我想要教给你的是一套简单易行的习惯养成工具，它同样也是基于科学的。你可以将这套理论应用到以后的生活中，让你更轻松地拥有自我修复的能力，更好地发挥自我潜能，成为一个更出类拔萃的领导者（前提是你有这个愿望）。

阅读本书并尝试使用书中的工具，使用它们没有门槛，唯一的要求就是，你有强烈的意愿想要成为更好的自己。

我将本书的内容拆解为 4 个步骤。

步骤 1：挖掘你的隐秘超能力

首先，我要向你介绍隐秘超能力，以及为什么说如果你不能很好地运用这项超能力（图 2-7），这个充满挑战的世界就会让它成为你最大的弱点。我还会为你揭秘一个体育明星成功背后的故事，帮助你理解成为一个习惯机械师究竟意味着什么，通过培养自己的"习惯机械化商"，你会慢慢地更加了解自己。

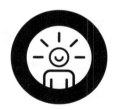

图 2-7　解锁你惊人的超能力

步骤 2：学习脑科学奥秘

接下来你将学习到"灯塔大脑"模型，了解大脑工作的一般原理（图 2-8），同时你也会学到如何通过调节情绪来锻炼自己的快速恢复能力。

步骤 3：掌握习惯机械师技能

接下来，我会给你详细介绍"习惯机械师工具"的具体用法，在这部

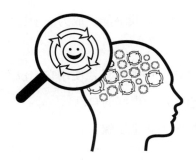

图 2-8　了解大脑的工作机制

分你会学到一些简单的激发动机、分析行为习惯并运用行为科学来掌握养成新习惯的技巧，而这些新习惯会为你带来很多好处（图 2-9）：

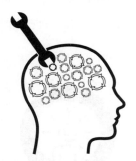

图 2-9　切实了解自己的已有习惯如何影响生活

- 让你拥有更好的自我觉知。
- 帮你更好地平衡工作与生活。
- 为你的表现力赋能。
- 通过提高你的做事效率来为你节省更多时间。
- 降低你的压力水平。
- 让你停止内耗。
- 改善你的睡眠、饮食、体能、大脑健康和表现力。
- 帮你树立自信。

- 让你在压力之下保持平稳的表现力。
- 提高你的专注力和生产力（无论是在家里还是在办公室）。
- 提高你的创新能力和问题解决能力。

步骤 4：掌握首席习惯机械师技能

最后，我会协助你成为一个 "能量型团队领导"，并教你用好 "首席习惯机械师工具箱"（图 2-10）。你会从以下 4 个核心角度学会分析并养成 "能量型团队领导习惯"：

- 发挥榜样作用。
- 行动联络员。
- 企业 "文化建筑师"。
- 当好 SWAP（自我监督，目标，计划）教练。

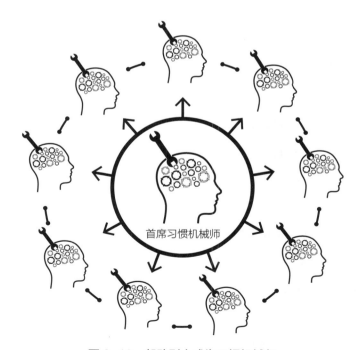

图 2-10　帮助别人成为习惯机械师

021

在本书里，你还将看到一些表现卓越的世界名人的故事。

- 作出开创性贡献的科学家居里夫人（Marie Curie），由于她坚韧的性格而成为第一位获得诺贝尔奖的女性，她也是唯一一位获得了两项诺贝尔奖的科学家（诺贝尔物理学奖和化学奖）。

- 网球明星诺瓦克·德约科维奇（Novak Djokovic），他非常善于监控和改善自己的日常习惯。还有作家 J. K. 罗琳（J. K. Rowling）、微软创始人比尔·盖茨（Bill Gates）、高尔夫球手罗里·麦克罗伊（Rory Mcllroy）和乔治娅·霍尔（Georgia Hall）、企业家埃隆·马斯克（Elon Musk）在智能目标的设定上表现出了非凡能力。

- 美国国家航空航天局（NASA）航空工程师的先驱玛丽·杰克森（Mary Jackson）的榜样魅力。

- 全黑橄榄球队（All Black）传奇人物里奇·麦考（Richie McCaw）致力于提高生产力和减少干扰。

- 网球名将塞雷娜·威廉姆斯（Serena Williams）教你如何在重要任务中集中注意力。

- 英格兰橄榄球明星琼尼·威尔金森（Jonny Wilkinson）擅长在高压下维持稳定的表现。

- 世界冠军运动员杰西卡·恩尼斯－希尔（Jessica Ennis-Hill）在如何减轻压力和建立自信方面很有建树。

- 橄榄球世界杯冠军教练克莱夫·伍德沃德爵士（Sir Clive Woodward）创造了一种高绩效文化。

- 足球经理亚历克斯·弗格森爵士（Sir Alex Ferguson）在培养人才方面颇有建树。

- 桥水基金（堪称世界上非常成功的对冲基金）的创始人雷伊·戴利奥（Ray Dalio）以创立"目标全面发展型组织"著称。

- 詹姆斯·戴森爵士（Sir James Dyson）帮助团队去主动找寻“失败”，以便更好地获得成功。
- 白手起家的亿万富翁（同时也是内衣品牌 Spanx 的创始人）莎拉·布莱克利（Sara Blakely）是团队沟通方面的专家。

第3章
习惯机械师核心术语和方法

在阅读步骤1到步骤3的过程中,你会接触到一些专用术语,以及一系列对你很有帮助的工具,这些工具是我和我的团队一起创造出来的。我把这些术语和工具汇总在一起,放在这一章,供你随时返回参考。我也将在整本书中不断地重述它们,而你并不用特意去学这些术语和工具。这也是我写本书的原因,也就是为了让你可以永久拥有这些工具。在任何需要的时候,你可以随时翻开本书,寻找对你帮助较大的那个工具。

我希望你把这些工具介绍给身边的人,如你的家人、朋友、同事,你身边有越多的人懂得这些工具的使用方法,它们就越能帮你做得更好。

核心术语

自我能量调节功能:这里是指如何从容不迫地做得更好。

专注练习或刻意练习:一个让你反复地训练专注力、犯错并利用错误中的反馈来帮助自己改进的过程。

10项智力因素:我总结的当我们开始想要学点儿什么东西的时候能加速或阻碍学习过程的10项智力因素,既有先天因素也有环境因素。

习惯机械化商:接受、应用习惯机械师的知识和技能,并用它们来培养好习惯的能力。

超级习惯：那些能够触发其他积极行为或习惯的习惯。

破坏性习惯：那些能够触发其他有害行为或习惯的习惯。

灯塔型大脑：这是一个简单的大脑模型，它可以帮助你理解大脑的工作要点，这样你就可以开始提高自己的思维能力了。

HUE（可怕的无益情绪）：住在你脑海里的一个假想角色，它会让你变得焦虑，也让你难以更好地做自己。

意志力：住在你脑海里的一个假想力量，能帮你管理 HUE。

APE（敏感感知能量）大脑：一个简单的首字母缩略词，帮助你理解自己的生存大脑和大脑边缘区域。

HAC（控制对有益信息的注意力）大脑：一个简单的首字母缩略词，帮助你理解你的"脑前额叶"。

自我观察：专注而系统性地对自己进行审视。

自我能量愿望清单：这个清单上是所有你想要建立起来的新的有益的小习惯。

即时享乐主义（快乐）：关注对短期满足和即时奖励的追求。

长远幸福（习惯机械师发展路径）：关注延迟满足，有时甚至需要通过忍受痛苦、厌倦和压力来发展自己、获得成长，达成有意义的目标。

TRAIT（触发点、常规操作、APE 激励机制、训练）习惯循环：这是一种独特的习惯模式，能帮助人们了解他们的习惯是如何工作的。

九大行动因素框架：让你更好地将行为科学的前沿研究结果为己所用，以建立稳定的新习惯。

DES：饮食、运动和睡眠（diet、exercise、sleep）的首字母缩写。

激活水平：一个概念，用来帮助了解和管理你的能量级别、警觉性和焦虑水平。

专注力词汇和专注力图片：帮你管理思绪的技能。

信心大本营：一个概念，用来让信心更容易被理解和构建。

信心冰屋：一个概念，用来让组成信心的两个核心部件更容易被理解并发展起来（信念感，也就是自尊；信心建立所依赖的依据，也就是自我效能）。

大脑状态：一个概念，帮助人们将大脑的运作机制与电池进行类比，这种运作机制共有 3 种特定的操作状态：充电、中等电量、高电量。

冰块和冰屋：一个新创造的术语，用来帮助人们将日常的任务分为不同的两类，即简单任务（如同一个个冰块）和能带来精神挑战的工作（如同一个整体的冰屋）。

自我修复工具

APE 大脑测试：一个进行自我观察的快速练习，帮助你反思自己的习惯中哪些有益、哪些无益。

关于习惯的深度思考：一种深度练习，它能帮助你开始识别所有习惯中于你无益的那些习惯。

关于有益习惯的思考：一个练习，能够帮助你考虑养成哪些新的习惯于你来说最有益。

HUE 阻止养成好习惯：一个练习，帮你理解 HUE 如何让养成一个新习惯变得困难重重。

表现力 HAC 计划：一个帮助你复盘的练习，总结"练习"如何帮助你在压力之下出色表现。

学习优势计划：一个练习，帮助你反思当前的学习习惯，并养成更好的学习习惯。

做计划的工具

每日 TEA 计划：一个时长 2 分钟的练习，能让你的生活更轻松。

每日 3 ∶ 1 反思：一个用来做积极日常反思的工具。

FAM（未来、雄心、有意义）故事：这是一个帮助你创建、连接、定期复盘和更新你的长期、中期和短期目标的工具。

SWAP（自我监督、目标、计划）：一个简单的帮你着手养成任何新习惯的工具。

饮食、运动和睡眠的 7 日 SWAP 工具：顾名思义，帮你养成有益的日常饮食、运动和睡眠习惯的工具。

习惯养成计划：一个你养成新习惯的过程，帮你调动九大行动因素的工具。

自我能量每周看板：一个帮你建立并实现有意义的周目标的工具。

最优激活复盘：帮你追踪、比较、改善全天激活水平的工具。

WABA（正式的 APE 大脑参数）：一种结构化的方法，用来管理那些无用的想法。

FAB（幸运、适应、获益）思考法：一种结构化的方法，用来对那些无用的想法进行改造。

RABA（运行 APE 大脑争论）：一种结构化的方法，用来管理那些无用的想法。

RAW（降低激活水平并书面记录）：一种对压力管理方式的总结性描述。

表达力写作：一种长期的压力管理和信心建设工具。

信心概述：一种工具，帮你在生活的不同领域反思并建立信心。

KOSY（知识、他人、技能、你）信心：一个简明的信心建构框架。

TE-TAP（任务、环境、时间、激活、身体）学习框架：一个用来提高你的抗压能力以获得最佳表现能力的简单框架。

意志力日程计划：一个工具，能让你的每一天都更加专注和高效，帮你更好地平衡工作和生活。

意志力的助推器和强化器：这是一种战术，你可以用它来增强意志力。

3E 学习框架：一个框架，强调最有效的实践类型包括 3 种核心因素——"努力"、"效率"和"有效性"。

重点练习框架：专为帮你提高当前学习的质量而设计的框架，将学习的整个过程拆解为 4 个独立的部分，让高耗能的建造冰屋工作能更容易地进行。

现在，让我们一起来探索步骤 1 吧。

首先，我将为你讲述有史以来极其著名与鼓舞人心的体育赛事之一，和你一起分享故事背后的科学秘密。

步骤 1

习惯
进化

掌控高效
工作、生活的密码

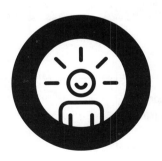

挖掘你的隐秘超能力

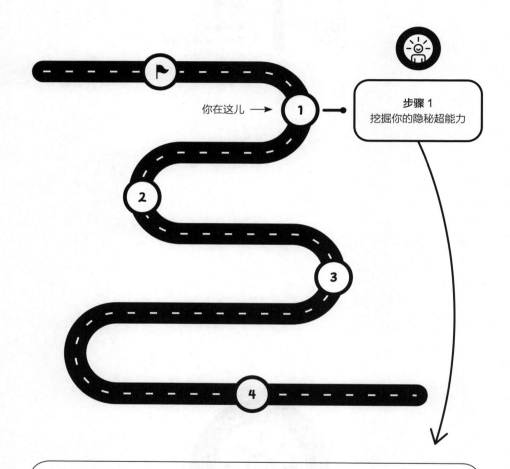

你在这儿 →

步骤 1
挖掘你的隐秘超能力

第 4 章
实现不可能的科学原理

　　他们说这做不到，他们说这绝不可能。然而，在 1954 年 5 月 6 日，罗杰·班尼斯特（Roger Bannister）成为第一位用时不到 4 分钟跑完 1 英里❶的人。自 19 世纪 80 年代开始，全世界一些出色的跑步选手及其教练就一直在尝试打破 4 分钟跑完 1 英里的纪录，尽管这看上去一点儿也不可能。

　　20 世纪 50 年代，班尼斯特并非唯一一位试图挑战 4 分钟界限的精英运动员。来自美国的韦斯·桑蒂（Wes Santee）和来自澳大利亚的约翰·兰迪（John Landy）都曾尝试过。

　　那么，为什么最后是班尼斯特突破了界限，获得了成功呢？

　　事实上，跑步只是班尼斯特的业余爱好，医学才是他的主业。他在牛津大学接受的医学教育，同时还是一名研究人类呼吸系统的学者。当受试者在大学实验室的跑步机上跑步时，班尼斯特会观察分析对方体内的氧气水平对其跑步表现的影响。这在当时是一项位于科技前沿的尖端研究。

　　正如尼尔·巴斯科姆（Neal Bascomb）在《完美的 1 英里》（*The Perfect Mile*）一书中所说的那样："……很少有人像班尼斯特那样仔细研究

----

❶　1 英里 ≈ 1.609 千米。——编者注

过人类身体的抗压能力。"

班尼斯特曾经说过正是基于对医学和生理学的足够了解，他才认识到在 4 分钟之内跑完 1 英里在身体方面是完全可能的。他感兴趣的并不是奔跑的艺术，而是奔跑背后的科学。

毫无疑问，班尼斯特是我们现在所说的体育科学领域的先驱人物。他想要了解自己身体的内部运作以及身体对训练的反应，就像一名一级方程式赛车的技工想要摸清赛车发动机的内部工作原理一样（图 4-1）。

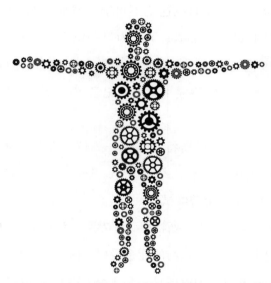

图 4-1　了解身心内部的运作方式能更好地做出积极的改变

相比之下，他的竞争对手对训练如何影响他们的身体就没有那么精细的理解了（图 4-2）。

班尼斯特的竞争对手采用的是一种被科学家称为"黑箱模型"的方法（图 4-3）。在科学研究领域，这种方法意味着，在尚未真正了解一个复杂的系统内部究竟如何运作之前，对它进行检查或测试，例如，去研究大脑究竟是如何工作的。

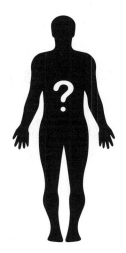

图 4-2　不真正了解身心的运作方式将很难发挥出潜力

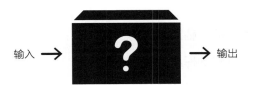

图 4-3　"黑箱模型"的测试方法

举例来说，你被老板斥责了（输入），你为此感到有压力和愤怒（输出）。然而实际上，你并不知道他人的责备对你的大脑和身体造成了什么样的影响。你只知道自己为此感到愤怒。

就班尼斯特的竞争对手而言，他们只关注自己正在进行的训练类型（输入）和他们能够达到的奔跑时间（输出）。他们并没有科学地衡量训练对他们身体内部的运作会产生怎样的影响。他们将这一部分视作一个"黑箱模型"。

简单来说，细致入微的科学观察让班尼斯特获得了竞争优势。他使自己的训练比竞争对手更有效率也更有效果。因此，他能够按秒缩短跑步时间。

通过研究自己身体的内部运作，班尼斯特独特地认识到他必须在跑步时更好地保存氧气。为此，他需要养成一些新的习惯。他创造出了一种特定的跑步方式来优化自己的耗氧量，继而进行刻苦训练直到这种跑步方式成为自己习惯性的跑步技巧。

与此同时，他还调整了自己的训练习惯。他设计了新的训练方式，让自己的体能能够满足在 4 分钟之内跑完 1 英里的需求。

班尼斯特的科学方法不仅使他得以发挥出自己的潜能，而且激励了无数的其他人也这样去做。

班尼斯特就是我所说的具有习惯机制的人。你也可以成为其中的一员。

过程很简单：

第一步，了解你的大脑及习惯的工作方式；

第二步，培养能够发挥出潜能的新习惯。

我将指导你完成这个过程，让你轻松获得能够付诸实施的来自神经科学、行为科学和心理学的前沿知识。同班尼斯特一样，培养新习惯将会激发出你的潜能。如果你想成为一名具有习惯机制的人，那么你首先需要了解自己的隐秘超能力。

第 5 章
打造终身学习与成长的科学路径

环境（养育）可以是决定性因素，就像我们之前认为只有基因才是决定性因素一样……

基因组（自然）也具有我们之前所认为的只有环境才能具有的可塑性。

——来自加州大学伯克利分校的丹妮拉·考弗（Daniela Kaufer）和达琳·弗朗西斯（Darlene Francis）对前沿的自然养育研究发现的总结

如果你不是百分之百地理解这句话的意思，请不要担心。我想如果不是因为我获得了表现心理学的博士学位，我也不确定自己是不是真的明白。在这一章中，我会将它娓娓道来。我之所以在这里引用这句话是为了表明，尽管本书中提及的想法听上去很简单，但实际上都源自极其复杂的科学见解，而这些见解也并不总是那么易于理解。我认为自己的职责之一就是帮助每个人了解这门强大的科学并从中受益，让我们的生活更轻松。

洞察优势：深度学习获取竞争力

对我来说，班尼斯特的故事所传递出来的最重要的信息就是我们应该如何学习。这一点比以往任何时候都更加重要，因为我们每个人，无论是否认识到这一点，都处于一场学习战中（更多的探讨参见第6章）。

首先，让我阐释一下为什么"学习"是班尼斯特故事的核心。

为了能将跑步的时间缩短到4分钟以内，桑蒂、兰迪和班尼斯特都在学习如何才能跑得更快。

如何学习呢？可以通过训练、练习、排练、研究、修改、体验和观察来学习。

班尼斯特之前获得的独特的科学见解增强了他的学识，并赋予其竞争优势。他能够让自己的训练比竞争对手更有效率也更有效果。换句话说，他能够比竞争对手更快地学习到如何才能缩短跑步时间。

现在，想一想我们在生活中的学习。现代科学对此已经研究得很清楚。我们出生时所能做到的极其有限，唯有通过不断地体验、尝试和练习，我们才能具备最基本的诸如走路、说话和解决问题的生活技能。其中也包括微笑这样简单的动作。研究表明，婴儿在出生后的头几小时和前几天会在镜像神经元的帮助下做到这个动作。

已故的杰出教授安德斯·艾利克森（Anders Ericsson）在其著作《刻意练习：如何从新手到大师》（*Peak: Secrets from the New Science of Expertise*）中提出了为什么人类早期的学习活动都是隐而不见的独特见解。艾利克森撰写了近300篇有关人类发展的文章。我也曾有幸与他一起学习。

……比起不曾被父母关注过的婴儿，那些父母给读过书或教过辨认书中图片的9个月大的婴儿在5岁时能掌握更多的词汇量。

事实上，你一直在学习。这是人类天生要做的事。你阅读本书本身就是一个学习的过程。想想自己今天从新闻、八卦、看过的电视节目、社交媒体、互联网和日常生活中都学到了什么。

当听到有人说"无法学习"时，我感到很困惑。例如，很多人都说过这样的话："简就是学不好数学。这方面她永远也学不明白。"

诸如此类的表述都是不正确的。从走路、说话到知道如何使用智能手机，所有这些事，简都学会了。她当然可以学习，只不过她对数学知识的掌握不如预期的那么多。

当代科学表明，通过刻意或专注练习，我们可以提高任何技能。

当我们练习时，大脑会发生变化，而这些变化会促使我们提高技能和能力。大脑发生改变的这个过程被称为神经的可塑性。人类的大脑中大约有 1 000 亿个神经元，它们就像橡皮泥一样具有可塑性。这也就意味着我们的能力不是一成不变的。你可以选择合适的方式进行练习，由此提升自己。

值得注意的是，人们过去曾对这项研究产生过误解。我需要再次阐明的是，它并不意味着经过专注练习任何人在任何方面都可以成为世界上最好的。它仅仅意味着我们通过专注练习可以在任何方面有所提升和改进。

举例来说，白手起家的亿万富翁、内衣品牌 Spanx 的创始人布莱克利如果不练习销售技巧，那么她就不可能在销售方面取得出色的成绩。反过来讲，练习销售技巧并不一定会让你成为亿万富翁。只不过，如果你以对的方式进行练习，那么你在销售方面的表现会更好。

学习之道：从知识到习惯的三步转变

让我们略微深入地探讨一下我们究竟是如何学习的。学习可以分解成一些简单的步骤。首先，你会关注到一些新信息。例如，你新遇到一个 7 口之家，你问了每个人的名字。那么，你会对这些名字进行短期记忆。每一次，短期记忆只能保存 5 ~ 7 条信息。在这个例子中，1 个人的名字就是 1 条信息，信息共有 7 条。

如果你不在大约 30 秒内重复记忆这些名字，那么你对它们的短期记忆就会消失，而且会消失得无影无踪。

然而，如果你在它们消失之前重复记忆，譬如口中不断重复、写下来，或者告诉别人，那么这些信息就会开始变成长期记忆。换句话说，你的大脑将开始形成代表你所得到的新信息的神经连接。信息重复的频率越高，相应的神经连接就越紧密。想象一下一张蜘蛛网变成实心电缆网的感觉（图 5-1）。

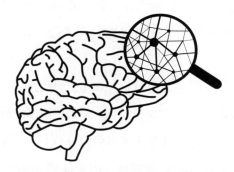

图 5-1　练习会通过加强神经通路改变你的大脑

但是，如果你停止使用这些信息，那么电缆网就又会变成蜘蛛网并最终消失。也就是说，你不会再记得这些信息。例如，你在上小学的时候知道班上每一个同学的名字。可是，随着你在小学毕业后不再关注这些名字，你大脑中与这些名字相关的神经元就会死亡或退化，而这种情况不会出现在那些与你一直保持联络的人身上。

这个从蜘蛛网变成电缆网的过程就是你学习所有事物的一个过程。你之所以具备做某些事情的能力是因为你的大脑中具有与之相应的特定的神经元。

一如婴儿是不断地通过观察和体验来获取知识的，我们的学习也不只是在课堂上、在书本中，我们在实际生活中也一直在学习。

为了学习如何才能跑得更快，班尼斯特首先了解了氧气在跑步中的作用。接着，他利用自己在这方面的知识设计开发出了新的跑步方式和训练技巧。将技巧付诸实践就是具体做的过程。最终，他通过反复地训练将这些技巧变成了他的习惯。所有改变我们的行为以及所思所想的学习都遵循同样的从知识到技能再到习惯的这条路径（图 5-2）。

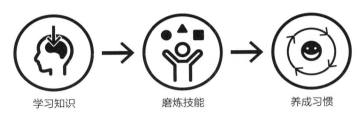

学习知识　　　　磨炼技能　　　　养成习惯

图 5-2　改变行为的学习可分解为三个步骤

学习如何改进和提升的第一步在于获取知识。当你学习字母表的时候，你会从一本书、老师或父母那里获取知识。之后，你需要练习你所掌握的有关字母的技能。

通过练习，这些技能会变成你的习惯，你能毫不费力地、下意识地使用这些技能。你对字母的练习越多，你使用起来就越容易。最终，你可以不假思索地说出字母表中的每一个字母。这会是一个需要很长时间的过程，但是，一项技能我们练习的次数越多，我们为该项技能生长的神经元也就越多。

提升技能：刻意练习，构建习惯"冰屋"

想象一下，你的练习以及从知识到技能再到习惯的转变就相当于将你大脑中的神经元进行冰冻直至它们变成坚固的冰块（图 5-3）。

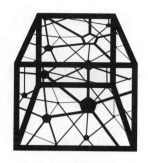

图 5-3　一个神经元好比一个冰块

一旦冰块形成，习惯就养成了。可是，如果我们停止实践这个习惯，那么冰块就会再次融化，因为不被使用的神经元会退化（图 5-4）。

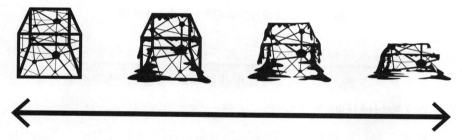

图 5-4　"神经元冰块"可以加强，也可以减弱

我们可以接着想象将所有的冰块搭建成一个冰屋来表示我们在某个特定活动中可以表现得多好，如以下是某位专业销售人员的冰屋（图 5-5）。

我们的"冰屋"越完整，我们做得就越出色。但是，总有新的"冰块"需要冻结并添加到"冰屋"中，以此来发展我们的能力并将现有的能力提升到一个新的水平。

我们还可以想象我们有一组"冰屋"，就好像一片"冰屋"住宅区，如图 5-6 所示。每一个"冰屋"代表着工作和生活中对我们的幸福和成功都至关重要的不同领域。

专注练习有助于改善一切对我们健康快乐的生活至关重要的事情，让

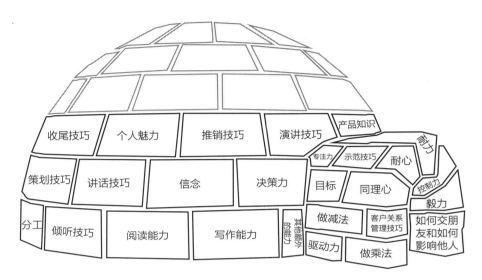

图 5-5　某位专业销售人员的"神经元冰屋"

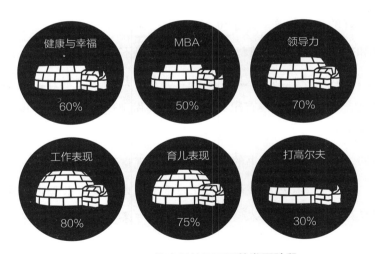

图 5-6　不同的冰屋处于不同的发展阶段

我们发挥出自己的潜力。

从知识到技能再到习惯的这个过程适用于我们生活中想要提升的任何领域。

例如，我们可以将学习变得更快乐。首先，我们要获取有关什么是快乐、幸福的新知识。在本书的后面我会就这个问题进行详细讨论。在这里，我将就我的理解做一个简要介绍。

想要感受到真正的快乐，首先，我们需要大脑运转良好。只有拥有良好的睡眠、饮食和运动习惯以及积极健康的人际关系，我们才有可能体会快乐的感觉。

其次，我们需要体验快乐，无论是短期的个人满足还是长期的个人成长与成就方面。为了实现长期的更宏大、更有意义的目标，我们可能需要延迟短期的个人满足。有时候，它意味着你需要经历痛苦、无聊并承受压力。

平衡短期的个人满足与长期的个人成长

由于大脑的自然连接方式，一个人想要在片刻的欢愉与个人成长之间取得良好的平衡很难。出于生存的原因，我们生来会优先考虑愉悦，而在问题和挑战面前多有徘徊。这使实现个人成长充满困难。例如，我知道写完本书，我会体验到个人的成就感，并从长远的角度来看，我也会更快乐。可是，写作的过程很有压力，我宁可去做那些立刻就会给我带来快感的、有趣的事情。

譬如，就在我写这本书的时候，我会发现自己在想：

哦，好难啊！我就不应该在周日的下午在办公室写东西。我这会儿应该在家里放松身心，和家人共进美好的周日午餐。对，就是这样，我要回家了！

如果我一直是这种想法，那么想要完成本书的写作就更困难了。而且，这种想法会阻碍我的个人成长，也会妨碍我获得幸福感。

好消息是我们可以学会如何更好地控制自己的想法，并利用它们来帮助自己实现目标。譬如，我可以想：

放弃当然是最简单的选择。可是，完成本书将会帮助许多人过好每一天。况且在个人层面上，我也知道完成并出版这本书会让我在很长一段时间内感到快乐。能写作这本书，我感到很幸运。我为自己的坚持感到骄傲。这只不过是一个周日，相信我的家人能理解。

另一个例子是我可能在咖啡店里看到了一块非常美味的蛋糕。我在想："看上去真好吃，味道肯定棒极了，吃完它一定会让我感到很愉快。"

可是，我正在节食，吃蛋糕会阻碍我达成减肥的目标。因此，我会对自己说："吃掉这块蛋糕只会让我快乐几分钟，之后我会因为自己没有完成这一周的减肥计划而不开心很久。所以，抵制这块蛋糕的诱惑反而会让我更有成就感。"

以一种更有益的方式进行思考是我们都可以学习提高的技能。通过这种方式，我们能够更容易抵制诱惑、更少地打击自己或是只盯着消极负面的东西。如果你不断地练习以有益的方式进行思考，那么它就会成为你的一种习惯。

最终，有益的思考将有助于我们更轻松地在短期的个人愉悦和长期的个人成长之间取得更好的平衡。

每日反思 3：1

"每日反思 3：1"是可以帮助你进行思考的一个培养习惯机制的工具。在一天将要结束时，运用这个方法将有助于你更好地回想自己的一天。为什么不来试一试：

写下 3 个与今天有关的正面的或积极的想法和 1 个有待提高或改善的方面。如果对你来说有帮助，那么你可以与他人一起讨论或分享你的想法。

举例来说：
- 我今天早上和家人一起吃的早餐。
- 我热爱自己工作的公司，能在这里工作让我感到很幸运。

● 我能够帮助孩子完成家庭作业。

接着可以设定一个在接下来的 24 小时内想要实现的目标：

● 明天要比今天多走 10 分钟的路。

如果我们不断坚持写下对自己有益的想法，我们就会从知道"有关每日反思 3 ∶ 1"的这个知识转变为具体去做这件事，并最终形成一种习惯，即习惯性地以一种对自己有帮助的方式进行思考。

我们可以学习很多培养习惯机制的工具，从而让自己变得更快乐。本书就像是这一类工具的合集。这里的每日反思 3 ∶ 1 只是其中之一。

超越天赋：环境与习惯的力量

一个人的基因可能会使他更擅长做某事，但是科学研究表明，基因也具有可塑性。人们确实有"原始的遗传物质"，也就是基因，但是，一个人的身体特征，诸如身高、捕捉能力、如何处理压力等会受到环境的交互作用（实践）的强烈影响。这一学科被称为表观遗传学。

目前的科学研究表明，环境对人类发展的影响与基因的影响一样大。你在诸如压力管理、睡眠、生产力、领导力、阅读等方面的表现并不是天生的，即纯粹由基因决定。相反，它们与你得到的培养、后天实践紧密相关，可以说你受到的是先天加后天的影响。

我明白为什么表现出来的就是如此。例如，假设在你的学校，分别有三位叫莎拉、丽莎和简的女孩。

莎拉的成绩总是名列前茅，丽莎的学习成绩一般，而简在班上成绩垫底。我们因此很容易就得出莎拉一定比丽莎和简更聪明，而丽莎一定比简更聪明的看法。事实上，情况并不像看上去这么简单。

为了弄清楚为什么，我们首先有必要参照《牛津词典》对智力一词的定义：

"获取和应用知识和技能的能力。"

换句话说，智力指一个人的学习能力，以及运用所学知识的能力。因此，智力与学习相互关联。

我们知道学习是人的基本特征。那么，不同的人是否具有不同的学习能力呢？譬如，有的人在学习课堂知识方面是否比其他人相对要容易些？在某种程度上，答案是肯定的。

有时候，一些人就是显得要比其他人聪明，譬如他们可以学得又快又轻松。但是，之所以如此是因为有一些因素增强了某个人的学习能力。这些因素既有天生的（基因的）也有环境的（养育的）。

现在，让我们看一看成绩最好的莎拉、中等成绩的丽莎和成绩垫底的简的具体个例。

莎拉

莎拉的基因及生活环境让她比丽莎和简能更快地掌握阅读与写作。莎拉的父亲是一位出色的老师，从小鼓励她练习阅读和写作。后来，莎拉还要教妹妹读书写字。与此同时，她具备非常适合阅读、写作和学习的超强专注力。❶

丽莎

丽莎的基因和生活环境让她比莎拉和简能更好地发展人际交往的能力，譬如倾听、共情的能力。丽莎的父母各有两份工作，因此，放学后照

---

❶ 不同类型的学习需要不同的专注力。有些学习需要聚焦注意力，譬如学习功课；而其他一些学习需要广泛的注意力，例如踢足球。每个人会具备不同的注意方式。好消息是你可以学习如何聚焦或发散你的注意力。——作者注

顾弟弟妹妹的责任就落在丽莎的肩上。丽莎对弟弟妹妹而言就像是第三个家长。同时，她还有一个大家庭。每个周末，全家人都会举行大聚会。丽莎有很多时间与堂兄弟们一起玩耍，听叔叔、阿姨和祖父母说话。她看到他们是如何互动、互相关心、互相取笑又一起开心的，所以她自然而然地学会了倾听他人并富有同理心。

简

简的基因和生活环境让她比莎拉和丽莎能更快地掌握如何打好网球。简的妈妈是一位技艺精湛的网球教练。她家就住在网球场隔壁。她从小接受母亲的指导。她有一个弟弟。他们俩经常在放学后以及每个周末一起打网球。按她的年龄来说，简长得又高又大，而且拥有擅于打网球的专注力。

通过这些示例，我想要说明先天基因和后天环境是如何交互作用让不同的人更易于学习某一类的知识。莎拉、丽莎和简都很聪明，但是她们将时间花在了不同的事情上，从而在不同的领域发展着自己的聪明才智。

> **请注意：**我并不是说拿高分的人就不能打网球，或是不能有良好的人际交往能力，以上只不过是举例而已。

为了发展聪明才智，他们都必然经历我前面说过的学习过程：从**知识**到**技能**再到**习惯**。但是，因为每个人有着不同的基因和生活环境，所以她们在某方面要比其他人学起来更容易。

简在学业上能否超过莎拉或丽莎？根据我的经验，这不是一个很好的问题。如果简获得了如何培养习惯机制的知识和技能，她能超越自己吗？这才是一个更好的问题。那么，我们知道这个问题的答案是肯定的。在习惯机制的帮助下，这 3 个女孩都可以在生活的各个方面变得更好、更有信心，无论之前的起点是什么。

让我们接着进行深入探索。

10 项智力因素

我总结出了可以增强或阻碍我们学习的 10 项因素。它们有些是基因的，有些是环境使然，但都是可变的，我将它们称为"10 项智力因素"。❶

10 项智力因素如下。在每一个因素的下方，我都会说明本书会如何帮助你让这一因素为你所用。

1. 学习动力（包括你相信自己可以学习）

我将在本书的第 16 章谈到如何增强个人的学习动力和内驱力。这一点会贯穿始终。我会帮助你明白只要下定决心，无论什么事，你都可以做得更好。

2. 饮食、运动和睡眠习惯

我将在第 19 章谈及如何在这 3 个方面做得更好。

3. 学习时的情绪状态

可以通过学习形成一个习惯机制，你将会更好地管理自己的情绪。

4. 学习时的激活水平

我将在第 21 章中专门解释这个概念，同时教会你如何使用它。

5. 专注方式

通过学习形成习惯机制，你将会更好地管理和集中自己的注意力。

---

❶ 大卫·帕金斯（David Perkins）教授的工作对我以这种方式思考智力和学习多有帮助。帕金斯教授是哈佛大学研究生院的教育学教授。他与多元智能理论的创始人霍华德·加德纳教授（Howard Gardner）在"零计划"（Project Zero）中紧密合作。——作者注

6. 工作记忆和回忆能力

通读本书，通过学习形成习惯机制，来磨炼和增强你的记忆力。

7. 大脑友好性与学习材料的质量，或者说你如何处理信息

我提出并运用了有关大脑如何运作以及人们如何学习的深入见解，由此让本书对我们如何训练大脑更有帮助。

8. 指导的技能

本书中提供的理念已经帮助超过 10 000 人增强自信，或获得更佳表现，因此你可以信任本书中提供的方法和工具。

9. 你之前所学知识的数量和质量，即你已经学到的东西

本书的结构基于建立人的习惯机制。每次的一小步都涵盖了很多知识、技能和习惯，最后形成一个整体。

10. 你当前所学知识的数量和质量，即你是否在进行大量集中练习

我将在第 26 章中更详细地解释这 10 项智力因素。我想在这里强调的是，我们每个人都可以解决有碍于学习的因素。事实上，我们可以学习如何将阻碍剂变成充电器。

有关习惯机械化的能力

做到这一点的最好方法是提高有关"习惯机械化的能力"（图 5-7），也就是获取和运用习惯机械化的知识和技能来培养新的、有益于自身发展的习惯的能力。你可以通过阅读本书，学习成为一名习惯机械师，这就是你正在做的事情！

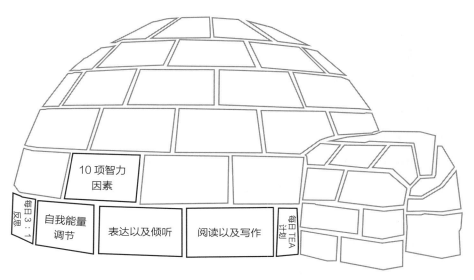

图 5-7　习惯机械化的智力"冰屋"

案例：没有人是天生的奥运冠军

英国运动员杰西卡以多项世界冠军和奥运会七项全能的金牌得主的身份结束了职业生涯。在英国广播公司（BBC）对前世界冠军运动员迈克尔·约翰逊（Michael Johnson）的采访中，我们发现原来杰西卡在青少年时期根本不知道还有七项全能这种赛事，更没有想过自己有朝一日会成为这个领域的领军人物。

所以，在某一个时间点上，杰西卡根本不知道她会成为这一领域的世界第一。她也不是天生就是世界冠军。事实上，为了取得至高的成就她付出了惊人的努力。

我在这一章节分享的有关学习的科学知识并不是说每个人都可以成为

世界冠军级别的运动员。我只是想说无论目前的能力如何，你都可以通过练习得到提高。

这个练习的过程恰恰就是杰西卡成长为世界冠军的过程。很长一段时间以来，她都在一次一小步地提高自己七项全能的成绩，直至她成为这一领域的顶尖运动员。那么，可能这 10 项智力因素中的大部分都对她有利，它们让她更易于发展出七项全能运动员的能力，从具备七项全能这项运动的知识到技能再到习惯，逐步"装备"起来。

学习的过程都是一样的，你可以将它运用到生活的方方面面来提高自己的能力和聪明才智。

直到 20 世纪 90 年代，人们普遍认为，一旦身高停止增长，我们发展新技能、新能力的能力就必然会受限。人们还普遍认为基因决定了潜能。然而，现代科学改变了我们对于学习力量的理解。令人沮丧的是，关于人类潜能的陈旧观点至今仍然占据着主导地位。

人们很容易低估自己的学习能力。事实上，你总是能够学习并且一直在学习。 你也可能得到了一些不准确的、令人沮丧的有关你学习能力的信息。

但是，证据实实在在地表明：无论你想在哪方面做得更好，你都可以，包括提升幸福感、适应力、表现力和领导力。

> 学习是你的隐秘超能力。然而，接下来我要给出一个严重的警告，为什么学习很容易被误导，并让你的生活变得更加困难！

第 6 章
"被劫持"的注意力

这是一个值得深思的问题！现代世界带来的挑战有可能将你最大的优势变为最大的弱点。与以往相比，你现在更容易在无意之间学会一些对你来说毫无裨益的东西（图6-1）。这使你成为更好的自己和拥有快乐变得十分困难。

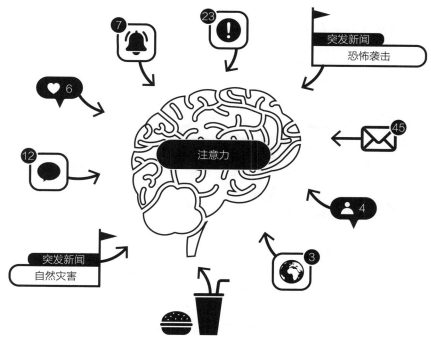

图6-1 注意力的门户

拥抱变化：迎接新的压力和挑战

我们生活在一个充满变化、不确定、复杂且模棱两可的世界。这个世界上唯一不变的就是变化本身。

以下是出现在我们生活和工作中最新也最深刻的变化。

● 敏捷、混合、灵活的新方法改变了我们的工作方式。

● 智能手机、社交媒体和视频会议改变了我们的交流和社交方式。

● 在线商店改变了我们的购物方式。

● 非接触式支付、网上银行改变了我们的个人财务状况。

● 社交媒体让我们看到剪辑过的其他人的生活版本，这助长了我们的自恋，增加了我们的焦虑、压力和不自信。

人们普遍认识到，导致这些变化的根本原因是技术的快速进步以及它所带来的对我们生活和工作的破坏（图6-2）。

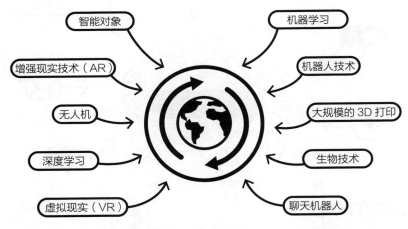

图6-2　科技在日常生活和工作中的作用日益加深

这些变化给我们带来了压力和挑战。它们使得我们更容易出现以下情况。

- 过度反思自己。

- 压力大。

- 分心。

- 焦虑。

- 睡眠少。

- 运动少。

- 吃更多的垃圾食品。

- 负债或变得更加自私。

请记住：当你练习某件事时，你的大脑会随之发生变化。即使你反复练习的事情是无益甚至是有害的，你都在通过不断尝试而更擅长做这些事。

你愿意学习做这些与己无益的事情吗？当然不。但是一个充满变化、不确定、复杂且模棱两可的世界，以及让这个世界如此运行的人们却让你越来越容易学会做这些无益之事。

现实就是我们正在与世界上最有权势的一些人打一场学习之战。

算法陷阱：注意力经济中"自动驾驶"的大脑

企业明白想要赚钱就意味着要吸引人们的注意力，因此有了"注意力经济"一说。

显然，你也明白智能手机、社交媒体、互联网以及其他技术驱动下的干扰在不断地"劫持"我们的注意力，导致成年人的平均注意力持续时间从 2000 年的约 12 秒下降至近年来的约 8 秒。一份英国通信管理局的最新报告指出，自 2021 年起英国成年人每天花近 6 小时观看电视和在线视频，比上一年增加了 47 分钟。

这些问题在《脱颖而出：注意力经济中的自由与反抗》（*Stand Out of Our Light: Freedom and Resistance in the Attention Economy*）一书中都被重点讨论过。这本书由在牛津大学互联网学院获得了博士学位的前谷歌广告策略师詹姆斯·威廉姆斯（James Williams）博士撰写。

它的中心主题是呼吁全社会和科技行业要确保智能手机及其他电子设备不过度分散人们的注意力，以防人们无法过上有意义的充实生活。威廉姆斯强调指出为什么在信息爆炸的时代我们的注意力反而成了一种稀缺资源。他说我们需要认识到注意力经济对我们工作、生活的破坏性影响（图6-3）。例如，互联网主要依赖的是广告投放，因此科技公司需要人们沉迷于它们开发的应用程序及网站，否则它们就无法挣到钱。这也就意味着它们被激励着要尽可能地消耗人们的时间和注意力。

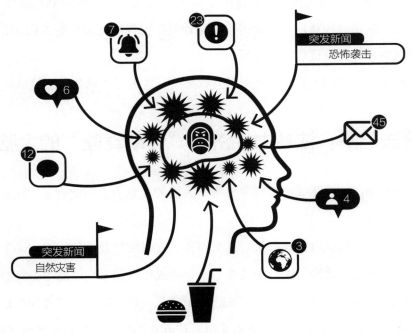

图6-3　被各种资讯轰炸和淹没

实际上，你的注意力一直处于被劫持的状态。举例如下：

社交媒体：为什么这些公司希望你使用它们提供的服务？难道只是为了让你开心吗，还是说它们会将你的注意力以及它们收集的相关数据卖给广告商？

流媒体服务：使用流媒体服务的次数越多，你继续订阅的可能性就越大。《名利场》（*Vanity Fair*）最近发表的一篇文章中援引了某家公司首席执行官的原话，称公司的真正竞争对手是人们的睡眠。"你看到了某个自己特别想看的节目或电影。为此，你熬夜了，所以说，我们是在和睡眠作斗争，"他说，"结果，我们赢了！"

在线零售商：它们是希望你快乐呢，还是希望你尽可能多地花钱在它们身上呢？

超市：它们是希望你获得健康，还是你觉得他们故意把那些不健康但高利润的食品放在最能吸引你掏钱购买的地方？

我们被各种干扰和消遣重重包围。它们诱使我们去做对我们的健康、幸福或表现都没有多大帮助的事情。

我们不是在有意识地练习，而是正在"自动驾驶"。

事实证明，我们的大脑被设计为更易于学习这些而非那些东西。不幸的是，这些会让我们变得糟糕，让生活变得困难的东西更易于被我们学习，而那些能让我们的生活变得更美好的事情反而是不易学习的。

因此，我们面临着一场学习之战！我们被迷惑着养成了各种坏习惯，而这些坏习惯反过来让那些能帮助我们成为更好的自己的习惯变得更难学习。

那么，要如何应对呢？要如何做才能赢得这场学习之战呢？

第 7 章
激活潜能：解锁大脑更多的可能性

很不幸，与培养健康的生活习惯，健康地获得快乐的做法比起来，学习如何花式吃甜甜圈和没完没了地内疚显得更加容易。但幸运的是，我们可以利用有关学习方法的前沿科学知识来提高我们的韧性，去成为更好的自己。

很多人都想戒掉一些坏习惯，但他们往往戒不掉。还有一些人尽管也曾实现了一些目标，但他们真正的潜力始终没有得到开发。如果以上这些情况多多少少都和你的情况符合，那么这并不是你的错。这么久以来你几乎是被骗了，因为你所得到的建议不够好，人的大脑一直被当成一个黑匣子那样的存储设备来对待（图 7-1）。

但其实，我们并不是只有这一种选择，每个人都可以通过学习运用前沿科技知识来跑出自己的 "4 分钟内 1 英里" 的好成绩。换句话说，你完全有能力去实现自己的目标，跨越看似不可逾越的障碍，在工作和生活中取得成功和成长。我很清楚这一切听起来也许是不可能的，因此我将在本书中向你展示如何通过掌控生活节奏来实现目标。

下面我将教你如何成为一名习惯机械师。此外，再让你了解一些自身的内在运作机制（包括了解大脑和你日常习惯的工作机制、提高你的学习能力），这样你就可以解锁更多的潜能。

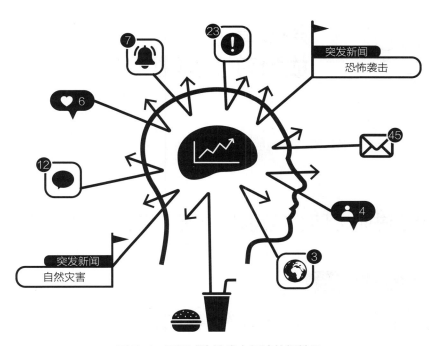

图 7-1　不要成为注意力经济的牺牲品

第8章
成为习惯机械师

职业进阶之路："习惯机械师"背后的科学逻辑

 阅读提示

如果你对我的个人经历不感兴趣，可以直接跳到 P69。

你也许会问：乔恩·芬恩博士是谁？我为什么要听他的？为了回答这些问题，我在下文中提供了一些自己在职业生涯中所获得的洞见，以向你解释我是如何建立认知体系的。这些研究过程、咨询案例以及生活经历帮我创立了成为习惯机械师的方法体系以及相关的训练营。

将失败变为催化剂

经历了我在第 2 章中提到的那场橄榄球大挫败，我决定将精力聚焦于帮助他人挖掘潜力上，在大学阶段，我的学习重点也集中于此。

我修的课程除了运动心理学，还有哲学、运动控制理论（研究人类如何学习技能的学科）、营养学。我开始对心理技能训练非常着迷，并完成了一篇专题论文，研究高尔夫球选手怎样运用心理意象来提高表现力，这篇论文被评为一等论文，这意味着我可以开始修我所选方向的硕士课程。

至此，我克服了自己未来事业生涯中遇到的第一个困难。

黑箱理论

在攻读运动心理学硕士学位期间，我非常幸运地师从一些当时世界领先的人类行为科学家，他们中有一部分人是为美国国家航空航天局做研究的，另一部分人是将神经科学运用到运动领域的先驱，还有一部分人在帮英国的运动员利用最先进的设施来优化他们的训练，为赢得金牌和打破世界纪录增加可能性。

让那个时期变得格外令人兴奋的原因之一，是一种在当时很新的科技"功能性磁共振成像技术"（fMRI）的广泛应用，这种科技的广泛应用意味着研究人员首次能够对人脑内部进行实时观察。

在此之前，心理学家一直被迫使用"黑箱理论"来理解人类行为，也就是说，心理学的很多理论（关于人脑工作机制以及人们为什么会做特定的事情）都是在对人脑工作机制没有任何观察的情况下被创造出来的。难以置信的是，至今黑箱理论在理论界仍然占据着统治地位。这个问题非常严重，因此我也会在本书中重点描述。

在攻读硕士学位期间，在观察人类行为成因这个问题上，我所接触到的流行观念和研究，与传统的"黑箱理论"完全不同。这种差异为我的职业生涯带来了意想不到的有利条件，我将永远感谢那些伟大的科学家，是他们教导和哺育了我。

在攻读硕士学位期间，我的专注力是很高的，因为我很清楚未来我想在行为心理学领域工作。通过与运动员一起工作、开展研究、深入挖掘心理技能训练的神经科学，我提高了自己的应用心理学技能，所有这一切都是在为我所选择的职业生涯建立坚实的、科学的基础。

关于成功的科学

读完硕士学位，我被安排在与我所学专业非常匹配的精英运动这个领域工作，我的工作岗位是在一家业绩分析公司担任顾问，该公司的客户包括一些世界上最知名的足球队和橄榄球队。

这家公司用低级别联赛球队给一些初级员工提供培训经验，我被派到英国职业足球队斯肯索普联（Scunthorpe United）去提供咨询服务。通过教授我掌握的心理学技能和分析技能来给第一梯队的球员和教练提供支持，我与这支俱乐部建立了不错的关系，并成为他们后台员工之一。

在 2006—2007 赛季初，比起获得成功，我们更倾向于比赛降级，因为我们的预算不够。我们退居下风。但尽管困难重重，我们还是赢得了联盟冠军并取得了进步。

那个季度的比赛结果引出了一个非常耐人寻味的故事。我们用来支付球员工资的钱比竞争对手少了 50%，赢得一个联赛积分，我们只花了大约 25 000 英镑，而比赛排名第二的队伍花了大约 66 000 英镑，排名第三的队伍花了大约 41 000 英镑。对于我们来说，能以如此低的成本获得联赛积分简直太令人惊奇了。

还有很多有趣的关于表现力的故事，斯肯索普联在招揽和培养球员方面表现出非常高超的天赋，他们从大的球队里低价买进球员，然后高价转手，获取巨额利润。一名球员最终被卖给他原来所属的球队，这个过程中，斯肯索普联能获利高达 95%。这种买卖并不简单，因为成功的人才培养机制是非常复杂的。

这次升级也引发了团队领导层的变动，这激发了我对领导力培养科学的兴趣。

这段工作经历给了我很多启发，让我想要去探究那些成功、高效和强大的团队是如何组建起来的。在这种团队中，每个成员都能始终如一地发挥自己的潜力。因此，我开始攻读博士学位，在这个领域里做更多的探索。

我研究了情绪调节的原理，以及情绪调节是如何创造出充分发挥潜力所需的心理韧性，我还研究了卓越领导力的基础。更重要的是，我开始与世界上著名的行为科学和行为改变专家吉姆·麦肯纳教授（Jim McKenna）合作。

我的博士身份让我能够与一些极其有才华的人一起研究和工作，这些人就是英国的运动员和培养他们的专家教练。我的目的是解密究竟是什么帮助年轻运动员充分发挥他们的潜力，又是什么阻止他们发掘潜力。然而，与之前在这方面的研究不同，我采取了神经科学和行为科学的研究视角，尽量排除干扰，去了解他们的大脑内部是如何工作的。

这项研究让我踏上了研究一门秘密科学的道路，这门科学能为每个人所用，让每个人的生活因此变得轻松。

在高压下获得最佳表现

"你们能帮助我们的高尔夫球教练训练他们的球员在高压之下调整到最佳状态吗？"

这是我和同事受英国–爱尔兰职业高尔夫球协会（PGA）所托接受的挑战，也是该协会为专业选手打造的心理训练模块。

我对这项挑战充满信心，只不过我们运用的方法肯定有别于传统训练方法。

这一段职业生涯让我收获颇多，也积累了很多经验，并有幸与许多世界级的教练和运动员一起合作（更重要的是，向他们学习），我服务过的体育项目种类很多，包括足球、橄榄球、板球、高尔夫、网球，还有田径。

除了完成实际工作、到大学演讲以及从事我的意象研究，我还在继续攻读博士学位。我开始越来越清晰地认识到，体育教练和表现心理学所采用的那些传统方法并没有取得预期的效果，因为它们的理论基础是"黑箱理论"，而非大脑的实际工作原理。

在那次与英国-爱尔兰职业高尔夫球协会的合作中，我试图让教练尝试新的方法，将我的神经学和行为科学理论运用到实践中，因此，我创造了"射门前训练体系"，这个体系会帮助教练训练自己的队员养成新的思考习惯，在高压之下取得最佳表现。这套方法包括一些物理层面的工具，例如，在比赛场地放置颜色鲜艳的大方块，帮助球员在射门前做好心理准备。这个训练过程会让高尔夫球手们挥杆的结果与脑海中规划的路线尽可能一致。过去的方法论只是单纯地讲在压力之下"应该如何稳定心态"，"射门前训练体系"提供给他们的是更加容易实时付诸实践的方法，能让人们知行合一，养成有益的习惯。

"射门前训练体系"不只被深深地植入职业高尔夫球协会的日常训练方法中，它还被其他很多运动领域认可，一些大学也把"射门前训练体系"纳入应用运动心理学和教练课程的教学内容。它还被用于帮助运动员如何在压力下更好地表现，并优化他们在其他各种实践活动中的专注力和学习思路。还有许多与世界冠军和世界级运动员一起工作的教练反馈，"射门前训练体系"是他们使用过的最有效的训练方法之一。这个训练体系的创新成为我职业生涯的一块奠基石。

将运动心理学训练技巧教给每一个人

"运动心理学不仅为我带来了体育方面的成就，还使我的专业能力得到提升，并且对我的个人生活亦提供了很多帮助。那么我们何不把这么好用的技巧教给更多的年轻人呢？"

上面这段话是奥运会银牌得主科林·莫伊尼汉爵士（Sir Colin Moynihan）

说过的，他的这条言论直接影响了哈勃戴斯公司（Haberdashers）的行为心理学奖学金的设立，这也是我在教育界的第一次任职。

哈勃戴斯公司是伦敦十二大同业公会（Great Twelve Livery Companies）之一，自建立以来，它在通过教育基金给学校和年轻人提供支持方面有很悠久的传统。作为这项支持工作的一部分，哈勃戴斯公司设立了奖学金，让它旗下的学校都能获得专家的支持。

当时，2012 年伦敦奥运会就快开幕了，新一届的哈勃戴斯奖学金评选也正在进行。莫伊尼汉时任英国奥委会主席，同时他还是英国的前体育部部长、曾经的奥运奖牌获得者和哈勃戴斯学校的学生。据我了解，是他提出并推进了帮助年轻人刻意练习运动心理学的计划。

哈勃戴斯公司的行为心理学奖学金成功设立了，我也在其中的评选或其他事务中任职，具体的工作内容是将行为心理学的理念引入哈勃戴斯公司旗下的蒙莫斯学校（这是一个由多所学校构成的学校团体）生活中，蒙莫斯学校是英国顶级的私立学校团体之一。

我将我的毕生所学都运用到这项工作中，这些只是来自我的教学工作、咨询经验、读博生涯以及海外研究，还有我自创的"射门前训练体系"工具，以及一份随时清零自己重新上路的心态。这是一个非常吸引人的项目，吸引了很多国家级媒体的报道，我也非常幸运地能和像戴夫·维克斯（Dave Vickers）和凯特·卡拉汉（Kate Callaghan）这样一些优秀的人一起工作，如果没有他们，这个项目就不可能成功，因为它非常具有开创性，堪称杰作。我永远都会感激他们给我工作提供的支持，也永远以曾经参加过这个精彩的项目为荣。

对我来说，这项工作最吸引我的部分在于创造一套全新的术语，这套术语实操性很强，使用起来又非常方便。它能将复杂的科学原理简单易懂地表达出来，方便人们直接拿来使用，从而让每个人的生活变得更加轻松。我希望，无论是年长的人还是年轻人，无论是为人父母者，还是教师、教练，都能使用它，并从中获益，从而提高自己的表现力。这套工具能够实实在在地帮助人们理解大脑的工作原理，以及如何建立一个更好的习惯以激发自己的主动性、管理压力、树立自信、培养专注力、优化学习方案、在压力之下更好地发挥能力，成为一个优秀的领导者。

这套术语及其配套的技术将构成韧性思维的基础，同时它也是习惯机械师和首席习惯机械师的本质特点。

这项工作的影响之一是很快启动了其他令人兴奋的项目，包括与寇弗学校（Colfe's School，伦敦最古老的独立学校之一）和皮革贸易公会（Leathersellers' Company）的长期合作关系，以及与许多总部位于伦敦金融城的全球企业合作，这些企业被我们先进的、基于科学的方法吸引，他们用这些方法来提高他们的业绩和领导力。在此期间，我开始与我们出色的教育主管安德鲁·福斯特（Andrew Foster，他在寇弗学校工作）合作，我还遇到了我们出色的业务主管凯瑟琳·格兰特（Catherine Grant），她当时在伦敦金融城担任高级领导。

关于新科学的四大概念

当我看到与传统的训练方法相比，基于尖端科学的训练给人带来的深远影响时，我问自己为什么我们不教会每个人认识到他们的大脑是如何工作的，以及如何使用行为科学理论来发挥他们的潜力呢？这就像运动科学理论与传统但过时的训练方法在人的身体表现上的差异一样，后者更有可能让你的肌肉被拉伤，而不是助你表现最佳。

也是在这个时候，我突然发现绝大多数人在开发潜力的时候使用的训练方法、自我救助方法以及训练他人的方法都是基于那套传统而过时的黑箱理论。截至本书写作之时，我仍然没有看到这种现状有什么改善。这意味着，当人们想要做到最好而向专业人士寻求帮助时，他们往往得到的并不是基于大脑工作原理的科学方法（神经科学），也不是提升人们做出可持续改变的能力的因素（行为科学），而是一套过时的理论。

关于大脑进化、大脑结构、神经可塑性和成熟度的见解通常在所谓专业人士提供的大量方法中没有被认真提到过。或者，在极少数情况下，以上领域的一些见解倒是也包含了一些相关的科学知识，但它们却都不是基于最前沿的行为科学。

有些人会告诉你，"新科学"的成果并不能告诉你如何做到最好，最好远离这些人，这种观念当然是不正确的。当然，一些见解也证实了我们认为自己已经掌握的理论。但也有很多人对人如何看待自己持有很宽容的态度，以下是这门"新科学"教给我们的一些关键概念。

神经可塑性：我们的大脑无时无刻不在通过一种叫作神经可塑性的过程发生着改变。直到最近，科学家们仍然认为，一旦人的身体停止生长发育，那么大脑发育也会随之停止，也就是说，人的各种技能和能力都会随着身体和大脑的停止发育而从此一成不变，这种观念至今仍拥有大量的信众。

大脑是一个威胁检测器：人类行为动机的首要原则是最大化奖励和最小化威胁，但人类大脑中最小化威胁的功能往往比最大化奖励的功能要更加强大。用于检测负面情绪的大脑回路规模表明，一点儿负面情绪需要比它多 11 倍的正面情绪才能抵消。那一套旧的情绪管理方法已经陈腐不堪，它经常提到的"给一个甜枣儿，再打一棒，然后给个甜枣儿"的方法已经没有用了，它只强调了一件事，那就是我们对于自己的情绪是如此一无所知。

别人是怎样看待我的：紧密相连的同一神经回路会同时处理社会性思维（为了使我们不会在别人面前看起来很糟糕）和基本的生存思维（对食

物和水的需求）。这意味着马斯洛的"需求层次结构"是错误的，因为与他人建立积极的联系是我们基本需求的一部分。然而，仍然有很多人将马斯洛的需求层次理论当作自己的方法论基础。

我们是习惯的"奴隶"：人们的大多数想法和行为都是未经考虑、习惯使然的。实际上，现代科学研究显示，人类习惯中至少有98%是无意识或半无意识的。我们是习惯的"奴隶"。然而，绝大多数的培训、自助和教练方法都默认我们的大脑是富有逻辑的，我们所做的事也是我们事先就"知道是正确的"事。这一切都大错特错！我们只会按照习惯做事。

这一部分会继续扩充，在本书的后续部分，我会陆续介绍一些我在工作中的新发现。

那些没有引入新科学的旧的训练方法是不是彻底无效？没错，无效！或者也可以说，但凡它们将新的科学研究成果运用其中，也不会完全无效。旧的培训方法本意很好，但对我们需要做什么才能在充满挑战的VUCA时代中取得成功和可持续的变革，它却提供了完全无效的建议。举个例子，旧学派给出的方法可能会告诉人们怎样做才能减轻压力（机械的知识罗列），但是，知道如何管理压力，与建立更好的压力管理习惯的思路完全不同。

只差一个好习惯

综上所述，我想要真正帮助人们做得更好，无论是在工作中还是在生活中，这也是我开创培训班去帮助人们成为习惯机械师以及首席习惯机械师的原因。

习惯机械师宣言

我是一个习惯机械师。

我不会再使用那些过时的自助和训练方法，它们在这个充满挑战的世界里显得越来越无效。

与之相反，我会使用那些经过反复验证的前沿科学成果，包括神经科学、行为科学和心理学成果，来培养我的韧性，改善我的行为习惯。

我还要用这套科学理论帮助身边那些想要获得成长和成功的人。

通过帮助人们做更好的自己，我成功地改变了很多人的生活。

而我的好伙计习惯机械师，则让我成为更好的自己。

你与成长和成功的距离只差一个好习惯！

"只差一个好习惯"意味着什么？这意味着，你建立起来的下一个习惯也许就能帮你解锁你的潜能。

超级习惯和破坏性习惯

超级习惯

在帮助别人以及自助的过程中，我逐渐具备了能够识别"超级习惯"的能力。一旦你培养出这种能力，你的生活将会真正被改变。例如，我的超级习惯之一就是，每天都要完成我的每日 TEA 计划。做完这件事只花掉我 2 分钟的时间，但这 2 分钟的坚持会触发其他很多积极的行为习惯，这些积极的行为习惯会让我的生活变得越来越轻松（图 8-1）。

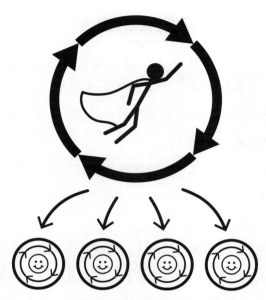

图 8-1　一个小的超级习惯能撬动很多的有益习惯

　　我想和你分享我的一些超级习惯。每天在睡前写下一份积极的自我反思（详见第 22 章，我会为你介绍一些做这件事的技巧），这个习惯提升了我管理压力的能力，也改善了我的睡眠。将早起第一件事安排成运动（散步或跑步），会让我保持一整天的高效率。每个月完成一次月度智能目标设定练习（在第 16 章我会教你怎样做这个练习），这让我拥有持续的动力。

破坏性的习惯

　　和超级习惯类似，有一些习惯会对人们的健康、幸福感和个人表现有所损害，我称为"破坏性习惯"，因为它把更多的坏习惯释放了出来（图 8-2）。

　　例如，太晚进食对于大多数人来说都是一个坏习惯，因为错过了吃饭时间，加重的饥饿感会让人吃得更多。随之而来的是晚睡，睡眠质量下降会导致第二天做事情无法有效专注，做事效率随之下降，且压力水平随之

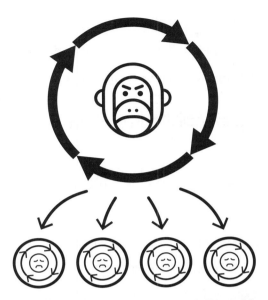

图 8-2　一个小小的破坏性习惯会迅速地激活更多坏习惯

上升。最关键的是，所有这些坏习惯累积起来的最终结果就是体重上升。这一连串的坏习惯都是被太晚进食这个小习惯触发的。

除此之外，很多人也反馈了一些他们认为具有破坏性的习惯。

- 傍晚喝一杯酒（经常是一杯变两杯，两杯变一瓶）来给自己放松，但是，这个习惯却带来了质量低下的睡眠，第二天，整个人会变得多少有些行动迟缓，工作效率也不高。
- 在想要专注工作的时候，开着邮箱，或者把手机放在身旁，这个习惯会让你持续地被分心，出更多的错，浪费更多的时间，你的压力会与时俱增，你的效率会逐步下降，随后，你的睡眠质量会越来越差。
- 午饭时间也不离开办公桌，哪怕 5 分钟都做不到，因为他们实在是太忙了！这个习惯会导致整个下午都在疲劳与无法专注中度过，而这种状态会让工作效率降低，出错率和压力水平随之升高，随之而来的就是不健康的进食习惯以及低质量的睡眠。

好消息是，本书能够为你提供一套识别超级习惯和破坏性习惯的工具，但是你需要做一件最重要的事：将书中所学投入实践。唯有通过实践，你才能识别哪些习惯总是阻挡你前进，哪些习惯会助你表现更佳。

截至目前你已经学到的习惯机械师术语和工具

核心术语

自我能量调节功能：这里是指如何从容不迫地做到最好。（第 2 章、第 9 章）☑

专注练习或刻意练习：一个你反复地训练专注力、犯错并利用错误中的反馈来帮助自己改进的过程。（第 5 章）☑

10 项智力因素：我总结的当我们开始想要学点儿什么东西的时候能加速或阻碍学习过程的 10 项智力因素，有先天因素也有环境因素。（第 5 章）☑

习惯机械化商：接受、应用习惯机械师的知识和技能，并用它们来培养好习惯的能力。（第 5 章）☑

超级习惯：那些能够触发其他积极行为或习惯的习惯。（第 8 章）☑

破坏性习惯：那些能够触发其他有害行为或习惯的习惯。（第 8 章）☑

做计划的工具

每日 TEA 计划：一个时长 2 分钟的练习（每日一次），能让你的生活更轻松。（第 1 章）☑

每日 3：1 反思：一个用来做积极日常反思的工具。（第 5 章）☑

步骤 2

习惯
进化

掌控高效
工作、生活的密码

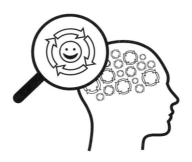

学习脑科学奥秘

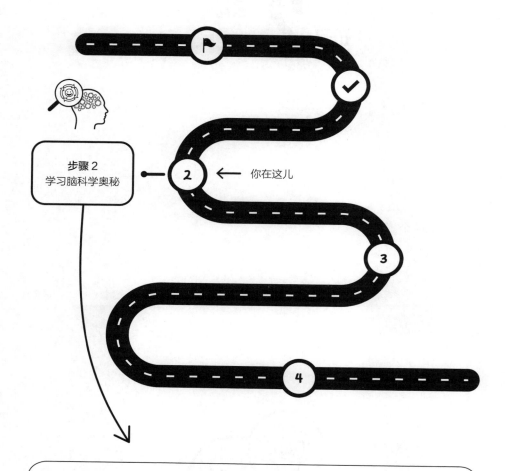

步骤 2
学习脑科学奥秘

你在这儿

第 9 章
青蛙大脑：聚焦长期目标

自我能量调节：超越短期满足

我们每个人都可以选择对自己的健康状况和行为表现负责，并有目的地努力使自己达到最佳状态（图 9-1）。

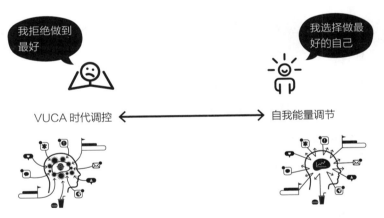

图 9-1 "最佳实践"连续图

如果我们用"天平法"来进行思考的话，在天平的一端，我们可以不去努力做到最好。这意味着你是被动的，将自身以及自己所擅长的事情置于这个快速变革时代的控制之下。这可能会导致人们转而擅长做很多毫无益处的事情。我将天平的这一端称为"快速变革时代调控"。

在天平的另一端，我们可以有目的地选择为达到最佳状态而努力。事实证明，选择全力以赴做更好的自己不仅能更好地发挥潜能，还能收获幸福与快乐。

我将"有意识选择这样做"称为"自我能量调节"。学习如何做到这一点是成为一个"习惯机械师"的核心。

为了帮助你更多践行"自我能量调节"这一方式，我想帮助你进一步了解自己的思考方式。我们通过思考来关注事物，并进而深入学习。换言之，注意力驱动学习。

首先，我们花点时间反思一下我们的想法。

思维练习

现在，请花点时间完成这个简单的任务，这将有助于你更多地了解自己的思维方式。

想象一下，你戴着一副耳机（如果有帮助的话，请将手放在耳朵上）。向自己描述一下这个画面：耳机是大的还是小的（例如，是小型耳机或大型降噪耳机)？它是什么颜色的？正在播放什么歌曲？

现在，注意一下你是如何在自己的脑海中自言自语的。如果你不认为自己在这样做，请注意一下自己的言辞："我不是在自言自语，我不是在自言自语，我没疯。"

这个练习的目的是强调我们的大脑在不间断地思考。认识这一事实是自我能量调节过程的一个重要组成部分。我们的大脑始终处于"开启"状态，它的功能就是保持注意力。

然而，我们的注意力持续时间天生很短，而且，由于我们在现代世界中使用它的方式不当，它持续的时间正在变得更短。我们可以把自己的大脑想象成"青蛙大脑"（图9-2），即从一件事跳跃到另一件事。

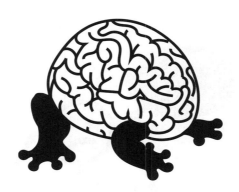

图9-2　注意力经济正在缩小人们的注意力跨度

我们的大脑天然地倾向于对短期满足更感兴趣，但短期满足会阻碍我们实现长期目标（图9-3），而长期目标才能带给我们真正的满足感和成就感（这也是自我成长的核心意义）。

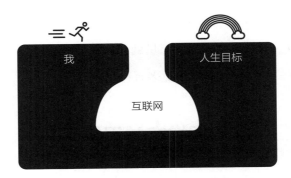

图9-3　我们比以往任何时候都更容易偏离轨道

请记住，我们越是思考和做无益的事情，我们就会变得越擅长这些。

这些无益的行为（思想和行动）会降低我们的做事效率，进而影响效果。例如，我们比以往任何时候都更加容易倾向于花10分钟完成一项本应在 5 分钟内完成的任务，因为我们的注意力很容易被智能手机或电子邮件分散。同时，与以往任何时候相比，我们也更容易浪费更多时间去自责（图 9-4）。

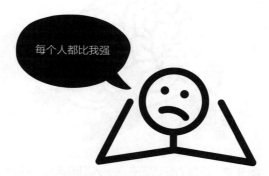

图 9-4　我们浪费了大量时间思考和做无益的事情

到一天结束时，我们发现自己已经浪费了 30 分钟。而到了周末，我们就损失了 3 个小时的时间。我们将永远不会找回这些时间了。之后，我们可能不得不加班继续工作，这导致我们与亲人相处的时间减少，因而，我们会变得更加自责。我们发现自己陷入了恶性循环。但一切本不该如此。通过学习如何做更多的自我能量调节，我们就可以在工作和家庭生活之间取得更好的平衡，从而养成更多有益的习惯。

拥抱有益思维

在任意一天中，我们所有人都平等地拥有 24 小时的时间。我们可以做（或思考）有助于我们实现健康、幸福和绩效目标的事情，也可以做对我们毫无益处，甚至阻止我们实现这些目标的事情。我们可以把它想象成条形码（图 9-5），白线代表有益的想法和行动（如睡得好、专注工作、以积极的态度与自己对话、训练自己的压力管理技能），黑线代表你正在做的和想的那些对自己健康状况、幸福感和行为表现毫无益处的事情（如自责、不健康饮食、拖延、熬夜）。为了使自己在更多时间里处于最佳状态，我们需要更好地识别我们的无益行为，并每次消除一条无益的黑线。

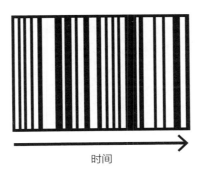

时间

图9-5　识别黑线并消除

值得一提的是，有益思维不一定等同于积极思维，而无益思维也不一定等同于消极思维。例如，收到针对你最近正在努力改进的事情的负面反馈可能真的会对你大有神益（如果它以正确的方式被表达出来，它将帮助你改掉缺点）。每天早上吃一个甜甜圈作为早餐（如果你喜欢吃甜甜圈的话，这将是一个非常积极的体验）可能真的是无益的（例如，它可能使你的减肥目标或健康饮食目标更难实现）。

但是，为什么我们总是容易思考和做无益的事情呢？为了理解这一点，我们需要明确自己的大脑是如何工作的。

我将使用三种不同但相互关联的模型向你展示人类的大脑是如何工作的。它由简单到复杂递进变化。

（1）简单——灯塔大脑。

（2）适中——APE大脑与HAC大脑。

（3）复杂——情绪调节。

　　我创造出自己想要去分享的见解与洞察，以便使人们尽可能容易地理解，我们是如何通过养成更有益的习惯，实现花更多的时间思考以及践行那些更有益处的事情这一目标的。

第 10 章
灯塔大脑：调动意志力控制无益情绪

我们可能明确知晓自己想做什么或想达到什么目的，但实现它却是另一回事。为了帮助你了解原因，我想给你讲一个关于大脑如何工作的故事（图 10-1）。同时，故事中提到的概念将成为本书中其他内容的坚实基础。如此，你便可以准确知晓并理解自己和团队如何发挥最大潜力。我创造出这个故事，是为了使复杂的心理学、神经科学和行为科学变得容易理解。稍后，我将提供更多关于科学的详细信息。

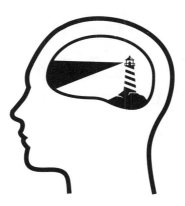

图 10-1　灯塔大脑

首先，想象你的大脑中有一座灯塔，有两个人住在灯塔里。第一个是无益情绪 HUE。HUE 三个字母代表那些可怕的无益情绪，即 Horrible Unhelpful Emotions。第二个是威洛梅尼亚力量，即 Willomenia Power，或简称为意志力。最重要的是，这种意志力是 HUE 的向导和导师。

处于控制室的无益情绪

无益情绪在灯塔中的控制室工作（图 10-2）。它的第一个功能是搜寻威胁。想象一下，在无意识的情况下，无益情绪用从灯塔发出的光束扫描你脑内的思想、产生的感受以及周围的环境。它读取出过去的错误或遗憾，并预测出未来可能发生的事情的最坏情况。在紧急情况下，它还会直接搜索这些问题。

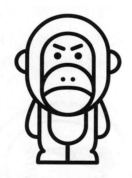

图 10-2　可怕的无益情绪

无益情绪的第二个功能是寻找新颖和令人兴奋的事物，使大脑保持最佳状态。无益情绪喜欢做一些能带来短期满足感的事情，它很享受这种经历。

训练室里的意志力

在灯塔里有一个训练室。意志力（图 10-3）擅长学习如何帮助你发挥潜能，并花费大量时间在那里学习。当无益情绪注意到一个问题或一个能获得短期满足感的机会时，有时它会向意志力寻求帮助。当大脑中的一切都在正常工作时，意志力会引导无益情绪解决问题或做好无益冲动管理。

这使得无益情绪可以更容易地处理再次发生的类似问题。

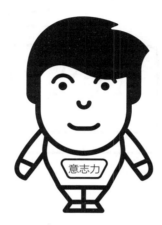

图 10-3　意志力

意志力起作用的整个指导过程如图 10-4 所示。

当意志力能够正常工作时，你的无益情绪会更倾向于表现平静，并且你应该更容易做到以下几点。

- 养成良好的饮食、运动和睡眠习惯。
- 成功管理压力。
- 尽量少花时间思考无用的想法。
- 建立并保持强大的自信水平。
- 专注、高效、有创造力并善于解决问题。
- 在高压下表现良好。
- 成为更好的领导者。
- 成为更好的团队成员。

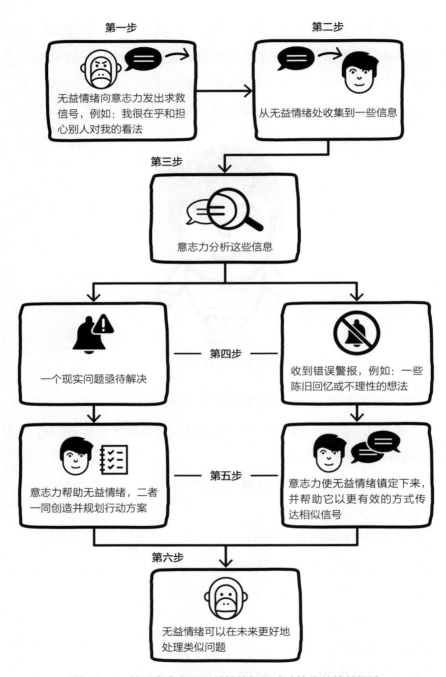

图 10-4　关于意志力和无益情绪如何成功协作的简单概述

更平静的情绪，造就出更好的自己。但是，正如我已经阐述的那样，现今世界给我们带来了许多新的挑战，可能会让我们不知所措。

- 我们很难遏制它，这可能对睡眠、休息和恢复产生负面影响。

- 社交媒体导致我们容易与他人的生活攀比，我们可能会过度自责。

- 我们被教唆与诱惑着去吃不健康的食物，购买我们本不需要的东西，提前透支我们并未拥有的金钱。

- 我们变得心不在焉，所以原本需要 10 分钟完成的工作现在却需要 20 分钟。被浪费的时间积少成多，一个星期下来，数小时的时间被白白浪费。

这些类型的问题导致了"无益情绪"和"意志力"之间出现无益的失衡。无益情绪会被过度激活，而意志力会很快被消耗殆尽。这使得一个人保持健康、快乐并处于最佳状态变得异常困难。

如果你想赢得这场学习战役，成为更好的自己，与此同时，帮助别人做到这一点，你的首要任务是让"无益情绪"和"意志力"高效地合作，在这两个强大的作用力之间找到更多的平衡。

为了帮你做到这一点，让我们更深入地挖掘大脑的内部运作方式。

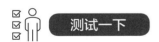

测试一下

如果有帮助的话，请写下"无益情绪"代表什么，以测试自己的记忆力！

第 11 章
能量感知大脑：控制注意力

显而易见的是，你的大脑中并不存在一个真正的灯塔！我之所以创造了这个故事，是想让一些复杂的过程更容易被理解。接下来，我将更细致地阐述它究竟是怎样工作的。

无益情绪和意志力大脑的作用区域

无益情绪会操控大脑的边缘区域。我将这些区域称为 APE（活动、感知和能量）大脑。这部分受到神经科学家保罗·麦克莱恩（Paul MacLean）提出的开创性"三位一体大脑"隐喻的启发。APE 大脑让我们把生存放在首位。

注意，我有时会交替使用"APE 大脑"和"无益情绪"这两个词。

意志力可以操纵前额叶皮层，或辅助注意力控制（HAC）大脑。我们可以用 HAC 大脑来管理 APE 大脑，以养成更好的习惯（图 11-1）。

能量感知大脑主宰我们的行为和思维方式

要了解更多关于 APE 大脑的信息，请大声朗读以下段落。

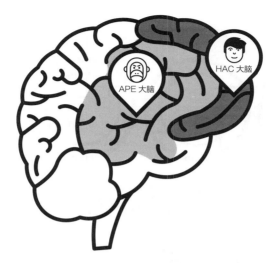

图 11-1　APE 大脑和 HAC 大脑在模型中所处的区域

> 研表究明，汉字的序顺并不定一能影阅响读，你完看这一段话，有没有现发汉字的序顺全都乱是的。

即使很多文字混在一起，其中的文字顺序有误，你仍然可以理解整个语句的含义。这是因为我们的大部分思想和行动（行为）都是无意识的。我们主要是靠猜测和预测。事实上，科学表明，我们至少有 98% 的行为是无意识或半无意识的，也就是说，它更多的是一种习惯。

你的大脑中相当于有超过一万亿个微小且运动着的生物单位，它们无意识地驱动着你的大部分行为和想法。

所以，你不需要有意识地阅读这段话，并花时间去处理每个文字的顺序。你的大脑会把每个字词当作一张图片来读取，这意味着即使有些字的位置不正确，这幅图片仍然是有意义的。

因为习惯使思考和做事更高效、省力，所以我们已经进化到可以依靠习惯去做出行为反应。这意味着，我们做大部分事情的时候，都不会先进行思考（图 11-2）。

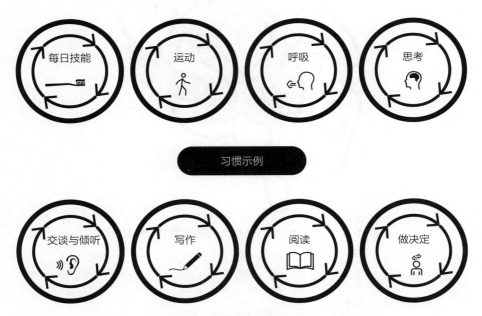

图 11-2　你所做的主要是习惯性的日常事情

我们的习惯主宰着我们的行为和思维方式。我们对世界的体验是由自己习惯关注的东西构成的。

我们的家人、朋友、同事有自己的习惯，同时，团队和组织也需要在习惯中运行。正如我前面所阐释的"神经可塑性"的整个过程，运行最多次的习惯形成了他们的主要习惯。

我们的一些习惯有助于我们保持最佳状态，而另一些则毫无益处。

生存的意义

智人已经存在了大约 30 万年。我们的原始本能，由我们的 APE 大脑驱动。在如今 21 世纪的生活背景下，这意味着我们生来并不是仅仅为了获得快乐和时刻保持最佳状态。

生命力

相反，我们生来的第一要义是生存。为了保持生命力，我们会优先考虑所有对之至关重要的事情。虽然对大多数人来说，食物、住所和温暖等在现今世界是理所当然会有的东西，但请注意，在新冠疫情期间，超市货架上的商品很快就被一扫而空了。

出于本能，我们也在担心自己的人身安全。当你听到一声巨响时、当有陌生人靠近你时，你会做何反应？在看完恐怖电影后，你可能会对黑暗中的阴影更加敏感。

感知

与生存密切相关的是，我们看重自己生活中其他重要的人对我们的看法——想想社会地位、朋辈压力以及社交媒体就能理解我说的是什么。与其他人的交流、合作以及结成同盟能够支撑我们活着。人类并不是地球上体型最大或最强壮的动物，但却是非常擅长团队合作的动物。团队合作一直是人类生存和成功的基础（也就是说，在历史上，如果被踢出团队或部落，你的生存机会就会大大减少，你传承基因的机会也是如此）。我们在生活中的成功可能与那些在我们生活中扮演重要角色的人对我们的看法密切相关。因此，我们常常会过分在意别人的看法。

能量

由于食物——我们的主要能量来源——并不总是唾手可得（即我们曾经是狩猎者和采集者，而不是超市购物者），所以我们尽一切努力来节约能量。这就是为什么我们有时宁愿坐着看电视，也不愿意锻炼身体，而且我们避免从事有智力挑战的工作。因为努力思考会消耗大量的能量！例如，执行一项熟练的任务比学习一项新技能所需的脑力劳动要少，自然消耗掉的精神能量也就更少。

我们甚至可以从自己的饮食结构中看到这一点。你的大脑知道，吃甜甜圈比吃苹果更省力高效。吃这两样东西需要同样多的能量，但甜甜圈中的卡路里含量更高。

生存习性

集体 APE 的结果就是我所说的"生存习惯"，包括以下案例：

● 担心过多。

● 不正确地自我批评或自责。

● 屈服于诱惑。

● 容易分心。

● 拖延症。

● 轻易放弃。

● 仓促下结论。

● 容易感到压力。

这些习惯的运作方式与其他习惯一样：练习得越多，效果就越好。例如，如果你想让自己更容易陷入忧虑情绪，你要做的就是多多练习忧虑，你就会成为"忧虑界"的世界冠军。这是因为，你练习得越多，大脑中与忧虑相关的神经元数量就会越多，它们的作用会通过练习而得到增强。

在学习这场战役里，由于我们在 VUCA 世界中面临的挑战，这些类型的习惯正逐渐形成一个较大的问题。这些无益的习惯意味着我们可能会过度自责，或在我们真正需要完成的事情上拖延。

事实上，这些习惯往往造成了一天 24 小时内最大的个人资源浪费。

如果它们是个人最大的资源浪费，那么它们也是对团队、企业或家庭单位最大的资源浪费。

回想一下黑白条形码。白线代表有益的习惯，黑线代表无益的习惯（即阻碍你获得幸福和成功的障碍）。

习惯是我们一切行为的基础：

- 我们的想法和感受。

- 我们吃了什么。

- 我们锻炼了多少。

- 我们的睡眠质量如何。

- 我们如何管理压力。

- 我们的信心水平。

- 我们的工作效率如何。

- 我们的创造力和解决问题的能力。

- 我们在压力下的表现。

- 我们作为领导者的表现。

- 我们作为团队成员的表现。

- 我们作为家长的表现。

无论是个人还是集体，如果我们想让自己经常处于最佳状态，就需要学习如何养成更多有益的新习惯。

养成新习惯的第一步被称为"智能自我观察"。每日 TEA 计划和每日 3：1 反思法都要求你进行智能自我观察。现在让我们再做一些观察。

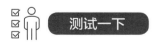

如果这样做有帮助的话，请写下 APE 和 HAC 分别代表什么，以此来测试你的记忆水平。

第 12 章
自我观察：系统化的个人反思

能量感知大脑测试

要想识别出你的无益习惯，我希望你做一些智能化的自我观察（图 12-1）。这只是意味着以一种集中和系统的方式思考自己，以便你能够准确地识别出自己的无益行为。这可能很难做到，因为人体天生就是按照习惯运行的。

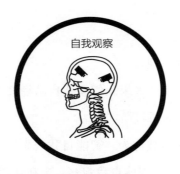

自我观察

图 12-1　自我观察就像打开监控想法和行为的摄像机

为了帮助你做到这一点，我创建了一个简短的"APE 大脑测试"。

它没有绝对正确或错误的标准答案，测试结果就是你现在对自己的看法。你练习 APE 大脑测试自我观察练习的次数越多，你就会越了解自己。我大约每月完成一次此类测试，以便使自己的大脑保持最佳状态。你做练习的次数越多，就会做得越好。

你可以从自己的角度出发，或代表任意你想帮助的人完成测试。从1 到 10 为每个陈述打分，其中 1 分表示"从不"，10 分表示"总是"。

注意：你的分数是多少并不重要。重要的是，你在思考自身，并确定自己的优势和需要改进的地方。不要过分考虑分数，只需要跟着自己的直觉走。你练习智能自我观察的次数越多，就会做得越好。

（1）我会反思自己的饮食、运动和睡眠状况，并计划每天在这些方面做出改进。分数：＿＿＿＿＿＿

（2）在一天结束的时候，我总是反思并强调自己哪些地方做得好，哪些地方明天可以改进。分数：＿＿＿＿＿＿

（3）每周结束时，我都会反思自己做得好的地方，并计划哪些地方下周该如何改进。分数：＿＿＿＿＿＿

（4）时不时地，我会思考自己的未来。我设定了长期、中期和短期目标，并集中精力实现主要目标。分数：＿＿＿＿＿＿

（5）我会定期更新自己的年度和月度日志，添加重要的工作内容和生活活动。分数：＿＿＿＿＿＿

（6）当我感到压力时，我能够意识到这一点并成功地管理和减轻压力。分数：＿＿＿＿＿＿

（7）我会监控自己的自信水平，并成功地在信心不足的领域建立起信心。分数：＿＿＿＿＿＿

（8）当认识到自己的情绪是无益的时候，我能够成功地控制它们。 分数：＿＿＿＿＿＿

（9）我成功地提高了自己的生产力水平。分数：_____

（10）我成功地花更少的时间纠缠于无益的想法。分数：_____

（11）我成功地提高自己作为领导者的表现能力。分数：_____

那么接下来我们需要做什么呢？

（1）圈出你认为对今天的小调整最有帮助的区域，以帮助你做到最好。

（2）写下一件你会做出的微小的改变来改进一些区域。

（提示：仅仅写"减轻压力"过于模糊，对你没有帮助。相反，要做到更加具体——例如，"在工作日结束时记录每日 3：1 反思。"）

（3）解释原因（例如，"这会让减压、关机、睡个好觉以及明天保持最佳状态变得更加容易"）。

如果你不确定如何改进所选区域，请不要担心，因为我将在本书的其余部分解释所有核心 APE 大脑测试的主题内容。

尽管本书是按阅读顺序书写的，但你可以跳到本书的前面部分以获得一些改进想法——前提是你保证会回到本书此处并继续阅读下去。我在下面列出了你可以了解到的有关每个核心 APE 大脑测试领域位置的更多信息。

- 我想改善自己的睡眠、饮食和运动情况。
- 我想优化自己的长期、中期和短期目标设定。
- 我想更好地管理压力。
- 我想增强自己的信心。
- 我想在有压力的情况下表现得更好。
- 我想提高自己的注意力和工作效率。
- 我想提高自己的领导能力。

如果你确实向前迈进了一步，请记住，习惯机制成功的关键是学习如何养成可持续的新习惯。知道自己需要做什么与真正去做是两回事。在本部分后续内容（步骤 2）和下一部分的开头（步骤 3），我将深入讲解如何养成更多新的可持续的有益习惯。

但首先，我想通过介绍"自我能量愿望清单"的概念来结束本章。

通过参加 APE 大脑测试，你将确定 APE 大脑目前给你的生活带来的最重大的挑战或问题是什么（如果你下个月再次完成一次 APE 大脑测试，分数可能会有所不同，因为你的生活环境和习惯可能会有所不同）。

你现在可能想要开始创建你的"自我能量愿望清单"。这是一份清单，列出了你希望养成的所有有用的小习惯，以及你希望根据 APE 大脑测试结果做出的改变。

制作自我能量愿望清单

在对你最有帮助的地方创建一个清单，例如在笔记本上，在 Word 文件里，或在手机便签上。

请记住，一次只能做出一个微小的改变或养成一个微小的新习惯，这才是在现实中有可能实现的目标。这样做是有原因的：没有人可以一次性做出自己想要做出的所有改变。

我列出了一个清单，其中记录了我多年来每天、每周和每月养成的习惯，这些习惯从"自我能量愿望清单"开始，现在已经成为我大脑中的"电缆"。

记住：学习知识，实践技能，最终养成习惯。

能量清单

日常

● 早上 6：30 跑步 30 分钟（如果这对你来说太难了，那你可以改为步行 5 分钟）。

- 练习核心力量——40 个俯卧撑和 40 个仰卧起坐（如果这对你来说太难了，你可以从做 1 个俯卧撑开始）。

- 拉伸。

- 在我的习惯机制应用中发布我的每日 TEA 计划。

- 促进意志力因素（例如，我看手机的次数减少一次、关闭手机应用程序、手机关机、一周不接触电视新闻、晚上不看电子邮件）。

- 每天喝两升水。

- 每天跑或走大约 12 千米。

- 在一天结束时进行积极反思或表达性写作。

- 完成我当天的"自我能量"目标。

每周

- 结构化地每周反思。

- 使用大脑状态法提前一周做好计划。

- 创建我的自我能量每周挂图。

每月

- 习惯回顾。

- "未来雄心勃勃的、有意义的故事"回顾。

- "团队力量领导力"回顾。

接下来，让我们想想当你完成 APE 大脑测试时，你的大脑会发生什么变化。

第 13 章
调动意志力抵抗诱惑，避免分散注意力

在我的模型中，前额叶皮层是 HAC 大脑，我们可以用它来管理 APE 大脑。我们认为 HAC 大脑部分是由意志力操控的。

意志力是我们对抗 APE 大脑的第一道防线，因为它使我们能够抵制诱惑（例如，吃太多的垃圾食品）和避免分散注意力（例如，频繁刷新社交媒体）。

使用意志力来操控 HAC 大脑，一般分两步。

第一步，定期进行自我观察可以帮助你认识到自己何时在思考以及做无益的事情，哪些事情使你更难达到最佳状态（例如，认识到自己有时过于自责了）。

第二步，将自己的注意力重新集中到那些对你更有帮助的事情上，这样可以使你更容易达到最佳状态（例如，专注于那些能让你的心态变得更积极的想法）。

我发现重新集中注意力的最有效的方法是书写想法，也就是说，制订一个书面的反思或计划（我将在第 22 章中详细说明）。

这两步完成之后的结果是得到复原力。因此，完成以上两个步骤，便可以得到增强耐力与复原力的结果。而这正是你在上一章完成 APE 大脑测试时所做的事情。你强调了自己的无益行为（通过回答测试问题），然后把注意力集中到做一些对自己更有帮助的事情上（例如，在每天结束时完成每日 3：1 反思，帮助你减压）。

和其他事情一样，复原力是可以通过学习获得和提高的。我们只需要适当地练习它。

较高的抗压能力可以使我们更容易做到以下几点。

- 建立更好的习惯。

- 更加健康。

- 更加快乐。

- 坚持下去。

- 有效管理压力。

- 增强自信心。

- 集中注意力。

- 提高效率，增进成效。

- 成为一个更好的问题解决者。

- 更有创造力。

- 在压力下表现得更好。

- 成为一个杰出的领导者。

当你用大脑来激活自己的复原力时，你实际上是在管理自己的情绪。如果你注意到不同的科学家用来描述情绪调节的术语时，你会发现情绪在这个过程中的作用是显而易见的。

- 社会科学家称其为情绪自我控制。

- 神经科学家称其为情绪调节。

无论用哪个词来描述这个过程，结果都是一样的：它帮助人们管理自己的情绪，使人们变得更有耐性和韧性。

自 20 世纪 60 年代以来，许多杰出的科学家对这一过程进行了研究，并收集了大量关于其重要性的有说服力的研究数据。

罗伊·鲍迈斯特（Roy Baumeister）教授是世界上广受尊敬和多产的社会心理学家之一。他的研究成果已经被其他学者引用了 20 多万次，他发表了 650 多篇论文，并出版了 40 本书。

如果你善于管理自己的情绪，他列出了很多你极有可能取得的成果。

- 在教育方面获得成功。
- 拥有更好的心理和身体健康。
- 感觉更快乐。
- 拥有更强的创造力。
- 更受他人欢迎。
- 享受更强大的婚姻和社会关系。
- 更受信任。
- 饮酒问题和上瘾现象减少。
- 减少犯罪的可能性。
- 虐待行为较少。
- 寿命更长。
- 享受生活中的成功。

简而言之，如果我们能够有效地管理自己的情绪，我们的心理会变得更有韧性。这使我们更容易把精力集中到做重要的事情上，真正变得更好。记住，情绪调节过程的第一步是区分有益行为和无益行为。我们使用意志力来监督自己的思想和行动，如果注意到自己正在做无益的事情，就可以调动意志力，开始有意识地把注意力转移到更多有益的事情上。

同样重要的是，意志力是一种有限的资源。这就是为什么我们需要利用行为科学的洞察力来养成强大的新习惯。稍后，我们将在下文中更详细

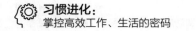
地讨论习惯问题，以及如何养成更加持久、更有益处的习惯。

现在，让我们更加深入地思考自己的情绪，并进一步了解意志力在调节情绪中发挥的作用。

第 14 章
情绪调节：增强学习驱动力

请注意！这短短的一章是关于科学的重头戏，但我尽量将这部分内容写得容易理解些，方便读者阅读。成为一名思维大师和首席习惯机械师的过程中的一大区别是，尖端领域科学是首席习惯机械师工作的基础。如果你了解自己在本书中学到的习惯养成技巧的科学基础，它们将更有力地帮助你和周围的人做出持久有益的改变。

现在让我们开始吧。

我更愿意用神经科学的术语来描述"HACing"，即情绪调节。

有效的情绪调节是健康和高效做事等方面的基础。熟练掌握它是成为一个习惯机械师的核心。芭芭拉·弗雷德里克森（Barbara Fredrickson）教授的工作使我相信，情绪是命令人们采取行动的直接生物信号。这意味着情绪驱动注意力，而注意力驱动学习行为（图 14-1）。

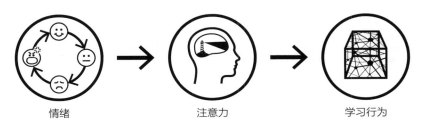

情绪　　　　　　　　注意力　　　　　　　学习行为

图 14-1　情绪会占用你的注意力并决定你学到和擅长什么

调节情绪是驱动学习能力的引擎。如果你想在学习这场战役中取胜，要做的第一件事就是把学习的超能力集中在改善情绪调节上。

有用和无用的情绪调节脑区（图 14-2）都可以通过练习得到加强。因此，我们都可以学习如何在调节情绪方面变得更好。好消息是，你已经开始通过使用习惯机械化工具这些方法（例如，每日 TEA 计划、每日 3 ∶ 1 反思、APE 大脑测试等）改进自己调节情绪的技能和习惯。

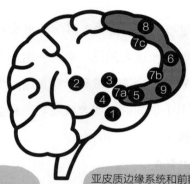

关键：
i. 前三点表示涉及你对情绪的无意识大脑区域；
ii. 第 1 ~ 7 点表示参与底层循环的大脑区域（它与本能如何控制人的感觉紧密相连，例如，一声突然的巨响往往会吓我们一跳）；
iii. 第 4 ~ 9 点表示参与"顶部-底部"循环的大脑区域，它与人的意识如何控制人的感情紧密相连，例如，做一个深呼吸会让你的情绪平静下来

亚皮质边缘系统和前额叶皮质区域参与情绪调节：
1. 杏仁体；
2. 丘脑；
3. 腹侧纹状体；
4. 海马体-副海马体；
5. 眼窝前额皮质；
6. 背内侧前额皮质；
7a. 亚属前扣带回；
7b. 吻侧前扣带回；
7c. 前扣带回；
外侧前额皮质系统：
8. 背外侧前额皮质；
9. 附外侧前额皮质

图 14-2 情绪调节系统神经图

情绪的科学

对参与情绪调节的特定神经回路的深入探究表明，情绪调节是一个连续的过程。

这种情绪调节方式称为显性情绪调节（或慢速），位于情绪调节的一端，需要有意识、努力地控制。

在连续体的另一端是无意识的，可能是不费力的调节，这被称为隐性情绪调节（或快速）。

快速（或隐性）和慢速（或显性）两个调节系统一起工作，以调节情绪。

最重要的是，这意味着我们可以将调节情绪的一些要素自动化。换句话说，把它变成有用的习惯。

如果这种解释仍然让人感觉模糊，请不要担心，因为了解科学的具体内容对于学习如何管理自己的情绪和成为一个习惯机械师来说并不重要。

我们现在将从更实际的角度考虑情绪调节。

情绪产生于你的思想和感觉的结合。管理自己情绪的第一步是更多地意识到它们。我们知道，HUE 的第一反应是使用"灯塔式搜索灯"来寻找并停留在威胁和问题上。但我们并不总是能完全清楚地意识到何时以及为何会发生这种情况，因此负面情绪状态可能会持续很久，甚至超过必要的时间。

为了更高效地处理这个问题，我们可以利用意志力来帮助自己进行自我观察。例如，在每天结束的时候，我们可以花一些时间来思考自己的想法和感受（情绪），以及它们是否有助于我们成为更好的自己。如果不是，我们可以采取行动。成功地调节情绪可能需要一些时间，但如果你积极主动，就会做得更快，并减少浪费在无益想法上的时间。

案例：从崩溃情绪中快速恢复的奥运冠军

克里斯蒂娜·沃格尔（Kristina Vogel）是一位曾经打破纪录的德国自行车运动员。她总共赢得过 11 个世界冠军，以及在奥运会上赢得了两枚金牌和一枚铜牌。她是一个真正的全球体育明星和冠军。

不幸的是，在 27 岁时，她在德国科特布斯的家中自行车场的一次训练事故中遭受了严重的脊柱和胸部伤害。2018 年 6 月的事件使克里斯蒂娜瘫痪了，她再也无法行走。事故发生后，她在英国广播公司体育网站的一篇文章中解释了自己的感受。

"我很快意识到我不能再走路了。"她说。

"眼泪无济于事，事实就是如此。我已经准备好接受与面对这个挑战，并将其发挥到极致。"

在她接受治疗的柏林医院举行的新闻发布会上，克里斯蒂娜描述了坠机后的那一刻。

她描述道："我对自己说'来三次呼吸'，然后我观察自己的状况，我看到自己躺在那里的样子。当我的鞋子被脱掉时，我就知道，自己走路会出现问题。"

"问'为什么偏偏是我？'这个问题是无济于事的。我想回到正常生活中去，而不是依赖各种各样的帮助，我必须利用自己在比赛中获得的这种力量来度过我的一生。"

2019 年，克里斯蒂娜接受了英国广播公司的后续采访。这次采访是由英国自行车运动大师克里斯·霍伊（Chris Hoy）爵士完成的。

在英国广播公司体育网站的一篇辅助文章中，霍伊写到了克里斯蒂娜对自己情况的看法。他解释了这位德国人是如何告诉他的：
"这是最艰难的挑战，但你会怎么做？躺在床上，什么都不做来度
过每一天吗，还是迎难而上，实现你能做到的？"克里斯蒂娜还说：
"我仍然很高兴能出现在这里，不然的话，我的情况可能比现在更糟
糕……可能我的手臂也不能动了。"

霍伊还概述了克里斯蒂娜"谈到了有新的目标和可以期待的新
生活"。她谈到，自己感到非常幸运，得到了来自世界各地伙伴的
支持，帮助她获得了一辆改装车、一辆新轮椅和一座新房子。这座
房子将建成一座平房，拥有更宽的门框和更方便进出的通道。

这就是世界冠军的例子，即有人可以对他们可以控制的事情负
责，并调节自己的情绪。换句话说，就是尽最大努力做到最好。

克里斯蒂娜成功地重新评估了改变她生活的事故的意义。她
开始思考事情本来可能变得更糟，并乐观地寻找积极的部分。她问
自己如何能够调整自己的个人目标。她还确定了自己仍有哪些运动
机会。

就像克里斯蒂娜一样，你也可以学会以一种对自己更有帮助的
方式来思考自己的生活环境。

有效利用积极和消极情绪表

还有一种了解自己情绪的有用方法。心理学家使用一种称为"积极和
消极情绪表"（PANAS）的工具来帮助人们监测和测量他们在特定情况下
的情绪和心情。PANAS 中的情绪如图 14-3 所示。

我将使用 PANAS 中的情绪来解释一个经历压力后的情绪变化的例子，并说明我们如何能够比想象中更多地控制我们的情绪。

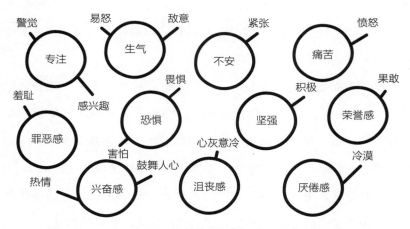

图 14-3　PANAS 中的情绪被组织为主要情绪和子类情绪

一个成功的情绪调节案例

想象一下，你参加了一场薪酬回顾会议。你非常自信并且一直在告诉朋友和家人自己会得到加薪。但在会议上，你被告知并非如此。在预期和实际发生的情况之间存在着重大脱节。无益情绪的自然后果是让你**生气**。

然后，你可能开始为让家人失望而感到**内疚**（没有办法给家人买新房子——你本打算搬到一个更好的学区）。然后，你会感到**恐惧**。你的家人会认为你让他们失望了吗？

上述反应是很自然的。如果你回想一下灯塔大脑模型，你就会回忆起，无益情绪的第一本能是纠结于威胁和问题。

然而，你可以进行干预。

第一步，你可以使用自己的意志力。首先，你可以用它来注意这些无益的想法和感觉。这将把你的情绪焦点从恐惧转移到你正在纠缠于负面的事实。这样做让你退后一步，找到合适的观点，这使你重新聚焦和重塑想法更容易。

第二步，然后你可以使用自己的意志力，在已经发生的事情中寻找有益的方面。例如，你现在知道该怎么做才能在明年获得加薪，或者你找到了一个更适合自己的工作场所。你开始对未来感到**兴奋**。你意识到，在遇到这次挫折后，你可以再次让家人感到**骄傲**。你开始感受到自己**强大**了许多。

这种情况可能在几天或几周内发生。关键是积极主动地管理自己的想法，并着力关注更多对自己有帮助的想法（我将在第 22 章和第 23 章中向你展示具体做法）。这样做将帮助你管理自己的情绪和思维，并对你的生活进行更多的控制。这是成功调节情绪的本质，也是成为习惯机械师的核心。

当我们遇到有压力的情况时，我们无法避免感到压力。但习惯机械师认识到，他们确实对自己的情绪状态有一定程度的控制，而且他们绝对比其他人有更强的控制能力。我的能量调控（刻意为成为更好的自己而努力）使我们有能力尽最大努力成为更好的自己。习惯养成者要承担起做这件事的责任。

主动地将你的注意力从无益的想法转移到有益的想法上，会节省你的时间。与其花几周时间纠结于无益想法，你可以在一天内处理好负面情绪，或仅仅需要一小时，甚至是几分钟。这样就更容易实现你的健康、幸福和业绩目标。

如果对你有帮助的话，花点时间做一些笔记，或者想一想，你是否擅长注意和管理无益情绪。

_____

_____

如果你是管理人员的话，花点时间做一些记录或者思考一下，你的下属是否擅长注意和管理自己的无益情绪。

_____

_____

平衡快乐和习惯机械化发展

幸福是什么？

我对幸福意味着什么的理解来自两个广泛的思想流派。

一个是所谓的**享乐主义方法**。这种方法侧重于通过追求快乐——通过体验积极的情绪，以及通过做那些让你在短期内感觉良好的事情避免痛苦、无聊与压力来实现幸福状态。

另一个被称为**幸福主义方法**。它的重点是推迟短期满足、追求更大、更有意义的目标。这有时意味着经历消极但有益的情绪，例如痛苦、无聊和压力。这可能意味着：抵制查看手机的欲望，以便集中精力写书；抵制无益情绪驱动大脑看下一集你最喜欢的电视节目的欲望，以便按时上床睡觉；让自己做每日、每周和每月的计划和思考练习，尽管这并不总是那么令人愉快，而且你的无益情绪驱使大脑更愿意做其他事情。

为了简单起见，我们将把享乐主义的方法称为**快乐**，而把幸福主义的方法称为**习惯机械化发展**。

为了获得幸福，首先我们需要我们的大脑工作状态良好。因此，我们需要拥有良好的睡眠、饮食和运动习惯（我们将在第 19 章中进一步详细介绍），并拥有积极的个人关系。

然后，我们需要在快乐和习惯机械化发展之间取得平衡。

为什么取得平衡很困难

无益情绪会对你对生活的参与度、成就感和满意度产生深远的负面影响。问题是，我们从事的活动是为了追求快乐（即幸福方程式的享乐部分），而从事的活动可能会加重无益情绪，这意味着我们可能会对它们上瘾，并养成对我们无益的习惯。我所说的上瘾是指我们继续这些行为，尽管这些行为对我们的健康、幸福以及成为更好的自我产生了负面影响。例如，你知道频繁查看手机对你没有好处，但你无法阻止自己的这种行为。

问题是，我们从这些经历中收获的快乐会迅速消失，而我们的幸福感又回到了体验前的水平，更糟糕的情况是，我们的幸福感甚至会变得更低。

因此，很多人追逐持续的良好（快乐）感受，导致他们在短时间内感到快乐，但在大部分时间里却深感不满足。

而且，想要一直感觉良好（快乐）并不总是与良好的睡眠、饮食和运动习惯，以及与其他人的良好关系相匹配。

什么会使你更快乐

为了维持幸福的感觉，我们必须要挑战自己，通过成为习惯机械师来成长。这意味着我们将经历突破自我极限程度的高潮和低谷状态。我们将暴露自己的弱点，但也会发现自身的优势。致力于这种目的性发展的人，会体验到成功的滋味和收获更高的幸福感。

挑战在于，无益情绪受到激励会驱动你去做那些有益于自己生存的事情，关注重要人物对自己的看法，并保存能量。因此，推动和挑战自身的成长这一过程可能是困难的，因为并不是所有需要你成为习惯机械师的工作都能让你得到即刻满足。你将不得不暴露自己的弱点，并不时地遭遇失败。这些想法对无益情绪来说都不具有任何吸引力，所以这些想法会受其抵制。

不快乐的状态会令人上瘾吗

无益情绪会对追求快乐（享乐主义状态）上瘾，而且它可以迫使你无法参与习惯机械化的发展活动（幸福主义状态）。这是因为挑战自我，尝试做得更好会暴露自己的弱点。因此，无益情绪会"劝说"你不要参与有挑战性的发展过程，或者"劝你"放弃，然后因为不尝试或遭到失败而将你狠狠痛击。因此，追求快乐是一回事，但在快乐和习惯机械化的发展之间取得良好的平衡是另一回事。

我相信，实现快乐和习惯机械化发展平衡的最佳方式是通过发展我们的情绪调节技能和习惯（即成为一个习惯机械师）。这使得管理无益情绪和实现真正的快乐变得容易很多。

提高自己的情绪调节能力

在本书的剩余部分中，我将向读者展示如何增强自己调节情绪的能力。我将通过向你展示如何分析自己的习惯并养成更多有益的习惯，以改善以下方面：

- 工作和生活间的平衡。
- 智慧习惯机械化。
- 做事的动力。
- 压力管理能力。
- 睡眠、饮食和运动习惯。
- 自信心。

- 在压力下的表现。

- 专注力和生产力。

- 领导力。

练习调节自己的情绪

调节自己的情绪可以使用我之前介绍的每日 TEA 计划或每日 3 ∶ 1 反思计划。如果你想学习更多简单实用的情绪调节工具，请继续阅读下去。我把这些称为"习惯机械化工具"。

我认为习惯机械化工具就像自行车的稳定器，它们旨在帮助你学习如何成为一个习惯机械师。当你将这些工具使用得越熟练，你养成的习惯就会越有益处，你对习惯机械化工具的依赖就会愈加减少。但是，当你注意到自己的习惯保持程度在下降，或你在经历生活中更具挑战性的时期时，这些工具将始终存在，供你使用。

恭喜你！你现在已经完成了第二步。

在你进入第三步之前，请花点时间注意（在习惯机械化语言和工具列表中）你到目前为止所学到的一切内容。

第 2 个步骤涉及的习惯机械化语言和工具

核心术语

灯塔大脑——一个简单的模型，帮助你了解大脑运作的要领，从而开始改善你的思维。☑

可怕的无益情绪（HUE）——住在你大脑中的一个想象中的角色，它能够让你产生忧虑情绪，让你难以发挥自己的最佳水平。☑

意志力——住在你大脑中的一个想象中的角色，它可以帮助你管理这些无益情绪。☑

APE（敏感感知能量大脑）——一个简单的首字母缩写，帮助你了解你的生存大脑和大脑的边缘区域。☑

HAC（控制对有益信息的注意力大脑）——一个简单的首字母缩写，帮助你了解自己的前额叶皮质。☑

自我观察——以专注和系统的方式反思和思考自己。☑

自我能量愿望清单——列出你希望养成的所有新的有益的小习惯。☑

即时享乐主义（快乐）——这主要是为了寻求短期满足和即时回报。☑

长远幸福主义（习惯机械师发展路径）——这侧重于推迟短期满足，有时须忍受痛苦、无聊和压力，以发展自己、获得成长和实现有意义的大目标。☑

自我反省工具

APE 大脑测试——快速地进行自我观察练习，帮助你反思自己的有用和无用习惯。☑

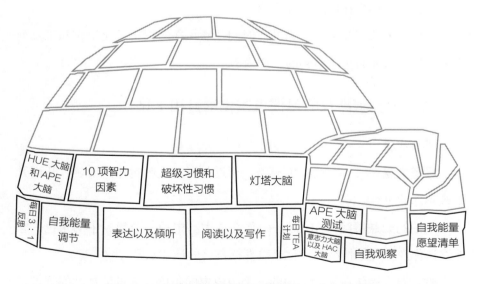

图 14-4　你的习惯脑科学的"冰屋"正在不断完善

步骤 3 习惯进化

掌控高效
工作、生活的密码

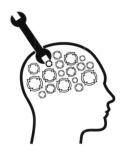

掌握习惯机械师技能

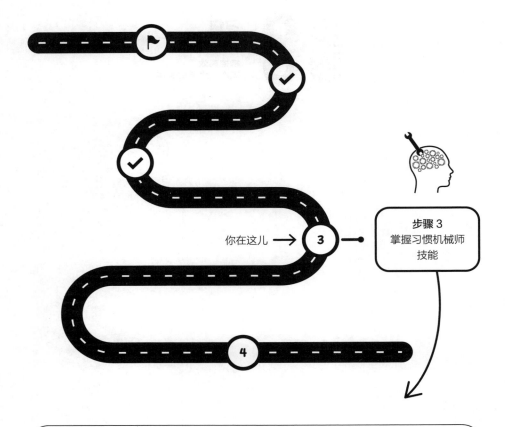

步骤 3
掌握习惯机械师
技能

你在这儿 →　3

第 15 章
训练意志力：依靠书写强化记忆

与其总想着去"管理情绪"，我建议你不如换一种思考方式：我正在训练我的意志力，它会变得日益强大，更好地武装我的 HUE 大脑。

你将意志力训练得越好，你就越能够事事做得更好。其原因在于强大的意志力能够帮你养成和保持好习惯，98% 以上的日常行为都会慢慢演化为习惯。

同样也别忘了，在你的"灯塔大脑"中有一个"训练小屋"，你的意志力就"居住"在这个小屋里，夜以继日地学习和研究，只为了让你成为更好的自己。

接下来，本书会为你提供一些简单实用的向导，教你如何使用习惯机械化工具。这些工具是为了帮你做更好的自己而设计的。在步骤 4 里，你还会得到一套首席习惯机械化工具，学会使用之后你就可以去帮助他人了。

这些简单实用的工具能帮你建立每日习惯、每周习惯、每月习惯，这些习惯都会助你获得更好的自我感受，从而做到更好。

想象一下，将这些向导和工具储存在你大脑中"训练之屋"中的架子上，这样，当你的意志力想要利用它们来帮助你的 HUE 大脑时，它们就是随时可用的。

在步骤 3，你将学习如何利用习惯机械化工具来完成如下事情：

● 进一步提升你的习惯机械化能力。

● 提升你平衡生活和工作的能力。

● 提升你学习和改变的能力。

● 为你做事情的动机"充电"。

● 分析你的习惯。

● 帮你在下述领域养成新的习惯：

　■ 睡眠

　■ 饮食

　■ 运动

　■ 精力管理（我称为"激活"）

　■ 压力管理

　■ 自信心

　■ 专注力

　■ 工作效率

　■ 问题解决能力和创新能力

　■ 在压力之下正常表现

　　这些工具的核心在于书面计划。它们将帮助你打破当前行为的无意识性，从而建立更好的习惯。如果你已经开始使用每日 TEA 计划或每日 3∶1 反思等工具，那么你已经体验到了书面计划的巨大能量。

　　人的短期记忆只能维持 30 秒，而 HUE（可怕的无益情绪）大脑是非常强大的。举例来说，你给自己设定了一个"不要看手机"的目标，但因为你没有将这个目标写下来，毫不夸张，你很快就会忘了这个目标，你会发现你还是频繁地拿起手机。将一个目标写下来，会促使你以一种更强大的方式来实现它。用科学术语来描述，这相当于将你的大脑新皮层的"开关"打开。这种方式让你更有可能坚持你的目标，并反过来提高你调节情绪的能力。

我平时会把计划写在我的工作手册、日记和我的习惯机械师计划中，我也会在笔记本电脑或手机备忘录里键入这些计划，语音备忘录或录音我也尝试过，但我发现这不如写下来有效，但我也知道，一定也有人认为使用语音备忘录比书写记录更有用，因人而异。

多尝试几种不同的方法，然后找到最适合自己的方法就行。

现在，就让我们思考如何燃烧自己的激情，充分调动自我驱动力吧。

第 16 章
构建未来故事冰屋：提升动机并自我驱动

在 2015 年度高尔夫球大师赛准备期间，运动装备巨头耐克发布了一条电视广告，广告片里有职业高尔夫球明星泰格·伍兹（Tiger Woods）和罗里·麦克罗伊（Rory McIlroy），广告将内容聚焦于麦克罗伊从一个年轻人逐渐成长为一名成功的职业高尔夫球手的经历，它强调了在麦克罗伊的成长过程中，泰格·伍兹是他的一个持续而稳定的影响因素和灵感来源。

9 岁时的麦克罗伊甚至还曾写信给泰格·伍兹，称一个来自北爱尔兰的年轻的高尔夫球手正在追随他的脚步。

想要成为高尔夫球世界冠军的这一动机，在帮助麦克罗伊成为世界顶级高尔夫球手的路上起到了重要作用。

这对普通人来说是个好消息，每个人都能利用动机的力量帮助自己实现目标。

善用动机：开创目标设定系统

如果你想要成为习惯机械师，养成好习惯，那么一个好的动机对你来说至关重要。

"动机"通常被定义为"努力的方向和强度"。

这使目标设定成为动机的基础，当我们设定一个目标时，我们就会调整努力的方向，凝聚精力去实现这个目标。

想象一下瞄准靶心投掷飞镖的过程，靶心代表你的目标，飞镖代表你的努力，目标的重要程度会决定你为了投掷飞镖付出的努力有多少（图 16-1）。

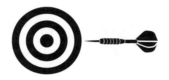

图 16-1 设定目标可以更轻松地将你的努力和精力集中在正确的方向上

完成 APE 大脑测试或许能够突出生活中某个你想要改变的特定领域（例如，睡眠、压力管理、工作效率等），但是，一旦你瞄准了某个特定领域去改变，你往往会问自己：

我真的能在这个领域里取得进步吗？

答案是：是的，你能。学习能力就是你的超能力，你可以学着去改善生活中的任意一部分，在第 5 章我解释过其中的原因，而我会在第 26 章对此做更深入的阐释。

接下来你又会问自己另一个问题：

我在这个领域里取得的进步，值不值得我付出这些努力？

为了帮你找到这个问题的答案，我想给你讲一个对你来说非常有用的故事，这是一个关于成功人士的故事。

案例：我们能从 J. K. 罗琳身上学到什么

在欧普拉·温弗瑞（Oprah Winfrey）的一档深度采访节目中，

《哈利·波特》（*Harry Potter*）的创作者 J. K. 罗琳（J.K. Rowling）讲述了她是如何树立一个成为畅销书作家的长线目标的。

J. K. 罗琳在采访中介绍了早些年自己生活的各种艰辛，但她扛住了命运的考验，并最终迸发了一个关于一名年轻巫师的故事创作灵感。但 J. K. 罗琳的创作故事并没有就此进入顶峰，她仍然要不停地与坎坷的命运抗争，在最终与一家出版机构签订出版合同之前，她遭到了 12 家出版机构的拒绝。当《哈利·波特》被广泛认知为有史以来十分畅销的童书及被拍成十分卖座的系列电影时，人们才发现了 J. K. 罗琳的了不起之处。

J. K. 罗琳的故事强调了行为动机中的核心部分：极具意义感的目标对于人们坚持奋斗和实现目标大有裨益。

一些研究机构的研究成果表明，许多世界上非常成功的公司都共有一种被称为"宏伟、艰难和大胆的目标"，这是吉姆·柯林斯（Jim Collins）与杰里·波拉斯（Jerry Porras）在他们的著作《基业长青：企业永续经营的准则》里提出的概念，它指的是那些清晰、长远、充满野心的目标。如果我们的目标不够清晰，那么持续努力和充分发掘自我潜力都将是万分困难的事。

运用宏伟目标来调动积极性的成功人士还有很多，他们有一个共同点，那就是从来不让别人来掌握或支配自己的命运，而是始终都保持着积极主动，控制着生活中所有的可控因素。

● 亨利·福特（Henry Ford），福特汽车公司的创始人，他的目标是让汽车成为所有人都能买得起的消费品，而不只是富人。

● 从孩提时期开始，麦克罗伊就为自己的未来设定了清晰的目标：成为一名职业高尔夫球手，并赢得每一场大师赛的冠军。

- 企业家埃隆·马斯克曾发布了一份关于他将如何制造电动跑车并为其提供清洁电力的基础设施的蓝图，10 年后，他做到了。
- 网球姐妹维纳斯·威廉姆斯（Venus Williams）和塞雷娜·威廉姆斯（Serena Williams）成为有史以来的最佳球手绝非偶然，她们同样是在很小的时候就对自己的未来职业有着清晰的规划。

但总体来说，对未来有清晰的规划是一回事，如何实现目标又是另一回事了。真正的问题在于，我们的 HUE 大脑只关心接下来 10 分钟之内的事，而不是未来一年内即将发生的事，更不是 10 年内会发生的事。

为了让制定并连接短期目标、中期目标和长期目标变得容易些，我开创了一个特殊的目标设定系统，我称为"FAM 故事"，目的在于提升人们对于积极情绪的掌控度。

巧用未来故事法：掌控积极情绪

美国作家和学者乔纳森·歌德夏（Jonathan Gottschall）将人类称为"讲故事的动物"，他相信人类已经习惯于讲故事。从神经生物学视角来看，我们都能明白故事对个人和社会非常重要，因为它们很容易被大脑记住。

我们的大脑中有强大的自传体记忆中心，那些有开始、中间和结束的结构式知识和记忆很受大脑喜欢。

对于一个普通人来说，一个信息列表和一个包含这些信息的故事比起来，哪个更容易被人脑记住呢？无数的调查研究告诉我们，答案是后者。这就是为什么那些研究考试的人们被鼓励创造记忆宫殿和助记术（也就是为记忆单词编写一些关于单词的故事）。

习惯机械师创造了大量关于人们未来生活的积极的故事，因为故事能有力地帮助人们创造改变，实现目标。

FAM 故事法的基本原理

当我们观察一个成功人士时，我们首先注意到的是他最擅长做的事，而不是成功背后那些一年年的艰苦训练、为了做到优秀而付出的那些努力。我们只能看到犹如巨大的冰山露出水面的那一小部分，对水面之下的情况一无所知。

为了对你的故事（你的未来）多一分掌控，接下来我会教你如何建造自己的 FAM 故事冰屋（图 16-2）。

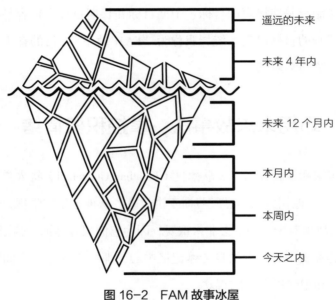

遥远的未来

未来 4 年内

未来 12 个月内

本月内

本周内

今天之内

图 16-2　FAM 故事冰屋

FAM 故事冰屋可以帮助你理解以及更好地控制日常习惯对你的健康、幸福和在未来表现的影响。

要建造自己的 FAM 故事冰屋，你需要思考以下问题。

● 首先，认真考虑你的目标到底是什么，对自己未来一段时间内（如 10 年内）想要取得的成绩进行量化，这是冰屋的屋顶（也就是遥远的未来），如果这个步骤听起来令人感觉无从下手，不用太担心，接下来我将引导你去想出一些好点子。

● 然后，你需要考虑为了实现这个巨大的长线目标，在未来 1 ~ 4 年内你需要付出哪些努力。这一步还是相当于冰山露出水面以上的部分。

● 接着考虑未来一年内你需要实现什么小目标，这部分已经相当于冰山在水面以下的部分了。

● 接着考虑未来一个月内你需要实现什么小目标。

● 接着考虑未来一个星期内你需要达成什么小目标。

● 最后思考今天之内你需要完成什么目标，这是冰屋的最底部。

我会给你详细的指导，帮你创建自己的 FAM 故事冰屋，你可以根据实际需求对其进行无数次修改。

FAM 故事法的优点

1. 掀起积极浪潮

FAM 故事法可以在大脑内"掀起一股积极浪潮"，这一过程会让我们付出的努力和精力都有的放矢，同时也能帮助我们集中注意力去了解短期内需要完成的任务，以便更好地为实现长期目标做好准备。

2. 追踪进度

设定一些结构化的目标会更方便我们对进度进行追踪，这也能让每个人在享乐主义（快乐）和那种基于理性和积极的心态的幸福感（习惯机械师发展）之间找到平衡。

世界领先的创意专家、哈佛大学心理学教授特蕾莎·阿马比尔（Teresa Amabile）开创了"进展原则"（The Progress Principle）这个术语，这也是她出版的一本书的书名。她在书里强调，如果一个人的日常行为能帮助他朝着一个有意义的目标取得进展，那么他将会获得更好的自我感受。同时，阿马比尔教授还向我们展示了任何微小的成功或进展都能让我们在面对挑战时更容易坚持下去。而另外一些研究也表明，造成工作倦怠的原因并不是加班，而是在那些无法带来个人进步的工作上耗费过多的时间。

如果我们感觉不到努力能带来相应的进展作为回报，压抑感和疲倦感就会把我们吞没。相反，如果我们能够清晰地感知到在生活中不断地取得进展，那么我们会感到更快乐、更充实、更有动力。

3. 调节压力

设置一个目标并对人们为之付出的行动进行监控，会使我们在出错时更容易进行重置和重新校准。如果设置正确，目标是很好的压力管理工具。如果你的目标设置得太具有挑战性或太容易，你可以相应地调整它们——因为目标并不是一成不变的。

4. 预测未来

目标能创造自我实现的预言。华特·迪士尼（Walt Disney）有句著名的话："如果你能梦想，那么你就能做到。"哥伦比亚大学的罗伯特·莫顿（Robert Merton）教授的研究也表明，一个人只要相信自己能做到一件事，那么他对于完成这件事就会多几分胜算。莫顿的自我实现预言理论对人们研究人类行为有着深远的影响。

FAM 故事能量

在高尔夫球界有一个著名的案例，对于我们理解 FAM 故事的作用很有帮助。

自从英国女子高尔夫球公开赛成为重大赛事之后，在 2018 年，乔治娅·霍尔（Georgia Hall）赢得了该项比赛的第 3 名。赛事结束之后，乔治娅复盘了她的一部分 FAM 故事，她说："我 9 岁时的目标是赢得英国公开赛。我很高兴。"

乔治娅的父亲兼球童韦恩·霍尔（Wayne Hall）在评论时也强调了这一点。他说："从乔治娅 7 岁时起，我们就在梦想着这一刻的来临，她从没有间断过为了英国公开赛进行推杆练习，现在这个梦想终于实现了。"

通过赢得公开赛，乔治娅实现了她的梦想。她的父亲也讲述了女儿如何通过 FAM 故事的方式一点点地取得进步："她 9 岁的时候就获得了 36 个差点❶；10 岁的时候，这个数字是 10；然后，在她 11 岁的时候创下了现在仍然保持的课程纪录。接着她入选了英格兰队，并从那时开始有所进步。"

韦恩还透露，他女儿的目标是在上一个赛季（即 2017 年）赢得公开赛冠军。但她的失败并没有对她的职业生涯产生致命的影响。相反，她重新调整好状态，并再次投入新的努力中。韦恩解释说："无论对于她还是我们来说，这都是一场最大的比赛，我们都竭尽全力地去争取了，去年，我们获得了第三名。"

乔治娅的成功强调了一件事，人的目标并非一成不变，如果事情的发展没有按照我们的计划来进行，目标会让我们学会如何灵活地调整方向。

乔治娅的经历告诉我们，目标不必太死板僵化，制定目标时轻松灵活显然要比死板僵化的益处更多。

---

❶ 差点是一个高尔夫球员通过在一家球场或几家球场打球后被给予的一个评比数字。差点有两个组成因素，一个是球场难度，另一个是打球者在该球场的成绩。球场难度由专业人员对球场做出评估后设定。球场的天然条件，例如果岭难度、水障碍、沙坑难度、树林分布及大风等，都包括在球场难度值内。打球的成绩则是该球员在该球场取得的成绩。要取得一个正式的差点需要 10 轮 18 洞的成绩。——译者注

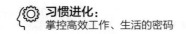
来做个测试吧？

> 如果你觉得有帮助的话，可以试着写下来 FAM 表示什么，来测试一下自己的记忆力如何。

开创你自己的 FAM 故事

为了帮助你更好地思考未来，请对下面的问题写下你自己的答案：

1. 是谁给了你灵感？写下那些具体的名字

谁（排名不分先后）曾让你的思考过程"灵光一现"？

- 父母

- 兄弟姐妹

- 祖父母

- 家人

- 同事

- 改变社会的大人物

- 科学家

- 诺贝尔奖得主

- 企业家

- 你的导师

- 作家

- 体育冠军

- 政界领袖

- 获得过超高成就的人

● 音乐家

2. 为什么这些人能影响你

描述得具体些，分析他们有哪些共同点和个人特质。

● 奉献

● 持久性

● 自我牺牲

● 果断

● 欲望

● 职业道德

● 成功

● 宽容

● 进取

● 追求优秀

● 创新

● 幽默感

● 可信赖

● 韧性

● 态度

● 勇气

3. 选出 3 ~ 8 项能让你获得良好的自我感觉的事

● 娱乐

● 帮助他人

● 自我发展

● 放松

● 做充满意义的工作

- 展示幽默感

- 献出自己最好的部分

- 在工作和生活中找到最佳平衡

- 实现目标

- 专注于一件事

- 有决心

- 坚强面对挑战

- 有韧性

- 表现出合适的态度

- 取得个人进步

- 勤奋

- 成为可靠的人

- 宽容

- 健康饮食

- 科学睡眠

- 表现出良好的自控力

你也可以写下这个列表里没有的领域。

4. 为什么真正去做这些事情对你来说如此重要？做完这些事，能够帮助你达成什么结果

---

5. 写下或选出 3 ~ 8 项你的最大优势

一些能够帮助激发你思考的好主意包括：

- 成就感

- 奉献精神

- 欲望

- 持久性

- 自我牺牲

- 积极的态度

- 冷静

- 职业道德

- 善于反思

- 成功

- 幽默感

- 宽容

- 勤勉

- 可靠

- 追求卓越

- 个性化

- 创新

你也可以写下列表里未提出的那些事项。

6. 写下你人生中到目前为止，或一年内所取得的最重要和最难取得的成功

_____

_____

7. 简单阐述一下你是如何坚持不懈以确保自己取得这些成就的

_____

_____

利用"未来故事框架"：创建你自己的未来故事

在我开创的这些习惯机械师工具里，有一个叫"FAM 框架"。

这个工具能帮助你创建自己的 FAM 故事冰屋，并在冰屋的屋顶（代表你的长期目标）和地基（代表你的现状和你开始朝着自己的主要目标努力所采取的一个个小步骤）之间建立起连接。

概括来讲，它能让你从以下主题出发去思考未来和当下：

- 在遥远的未来，我想要实现什么目标？
- 为了实现我的未来目标，在接下来的 4 年内我应该怎样去做？
- 为了达成以上目标，在未来一年内我要完成什么？
- 为了达成以上目标，在未来一个月内我要完成什么？
- 为了达成以上目标，在未来一星期内我要完成什么？
- 为了达成以上目标，今天我要完成什么？

有时，我们可能会不愿对一个重大的、长期的目标做出承诺，但 FAM 框架的美妙之处在于，它允许我们灵活行事。我们可以随时改变目标，因为它并不需要一成不变。

我鼓励每个想要做到最好的人定期思考自己的长期目标。每隔 4 ~ 8 个星期，我都会停下来用 FAM 框架对我的 FAM 故事做一次复盘。我的 FAM 故事目标因生活环境的改变而改变。我的目标有时变化很小，有时变化很大。最重要的是，我正在进行一个有目的的思考和规划过程。这有助于我了解自己，并思考如何才能做到最好。这些就是习惯机械师的工作原理。

案例：向比尔·盖茨学习

▼

微软创始人、亿万富翁、慈善家向我们提供了一个很好的例证，证明树立长期目标是非常有价值的。在奈飞公司（Netflix）的 3 集纪录片《解码比尔·盖茨》（*Decoding Bill Gates*）中，盖茨向我们讲述了在少年时代，他是如何与好友肯特一起不断地展望未来，并对目标逐渐树立起愿景的。

"我们会坚持对自己未来的 5 年做出详细的计划，"盖茨说，"肯特对商业兴趣浓厚，因此他一度要求我阅读《财富》杂志。"

盖茨还补充说，他和他的朋友讨论了不同的职业道路、每个职业的报酬类型，以及不同行业的人对世界有什么样的影响。他们都相信自己将会在未来取得伟大的成就。

完善你的 FAM 框架

正如盖茨和他的朋友一样，你也可以运用 FAM 框架中的问题来开启关于未来的头脑风暴。你可以开始创造自己的未来、你的雄心壮志，还有很多有意义的故事（图 16-3）。

FAM 框架问题

我希望你始终记住的是，你对于以上那些问题的回答，以及你为自己设定的目标都不是一成不变的，在对你有利的前提下，可以随时对它们做出灵活的调整。

1. 在未来中期或长期的一段时间（比如说 10 年）里，什么是你最想做的或者最想拥有的

以下这些词会让你对未来展开思考：

- 地位
- 家庭

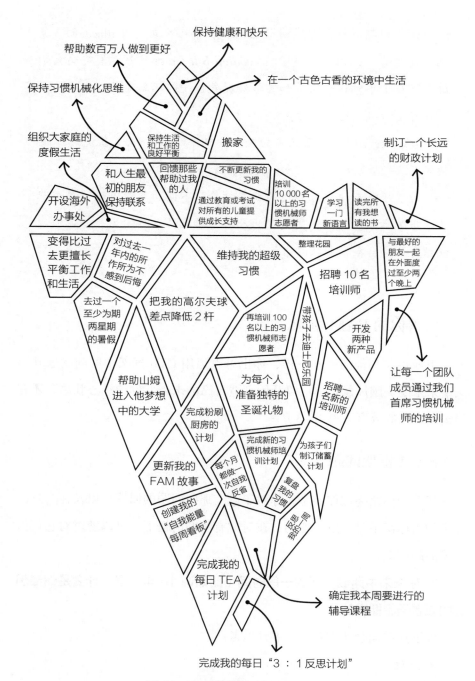

图 16-3　被填满的 FAM 故事冰山

- 财产

- 朋友和社会关系

- 健康

- 故乡

- 金钱

- 角色与责任

- 工作

> **小提示**：如果你还是不确定，那么可以想一想哪一种未来是你不想要的。

　　树立一个长期目标其实是一件耗时的事情，做这件事的目的也不是制订一个多么完美的目标，而是启发思考并开始一段旅程，去弄清楚你想要的那个未来和想要成为的那个自己究竟是什么样子的。你只需要记住，任何你写下来的东西都是可以改变的。

　　你应该去设定一些看起来不太现实的目标吗？

　　我会，因为我发现，即使完不成这些目标，始终保持一个较高的期待对我来说是有好处的。这意味着，与没有那么多野心的状态相比，设定较高的目标能让我获得更高水平的幸福感和成就感。这是我在不断地练习中的收获。

　　你需不需要复制我的方法？

　　不需要！你需要制订一种最适合自己的方法。只有通过不停地尝试才能找到最适合你的目标类型。目标是一个强大的工具，但要学会如何有效地使用它们，这需要大量的试错。

你需要问自己 5 次"为什么"。

为了让你的长期目标更有意义也更有力量，试着去弄清楚"为什么"你想要实现那些目标。要做到这一点，一个有效的方法是问自己 5 次"为什么"。

比如，如果你想要在事业上有所提升，那么你就可以问自己一个"为什么"答案可能会是"我想要赚更多的钱"。

你可以接着提问："为什么要赚更多的钱？"答案可能会是"因为我想要住进更大的房子里"。

接着提问："为什么需要住进更大的房子里呢？"答案可能会是"因为我想让我的孩子可以在一个属于自己的花园里玩耍"。

下一个你要问自己的问题可能会是："为什么你需要一个自带花园的房子，并且让孩子在其中玩耍？"回答可能会是："因为我了解到充足的户外活动对于孩子的健康发展非常重要，我想要一套带户外活动场地的房子。"

当你问完 5 遍"为什么"，你会对自己的目标和野心所建立起来的深层原因形成一个清晰的认知。你想要实现一个目标的原因越是有意义，这些原因就越会充满力量，越能帮助你去坚持和努力，并最终取得成功。

现在让我们回到自己的 FAM 框架问题。

2. 为了让你的中期或长期目标可行，在未来 4 年内你需要实现什么目标

---

3. 为了实现 4 年内的目标，在接下来的一年内你需要实现什么目标

---

4. 写下 5～8 件能让你在本月内获得更好自我感觉的事

把这些事项作为你本月的优先事项。同时，你也可以写下你想要把它们设为优先事项的**原因**，这对于你厘清思路可能也会很有帮助。

---

5. 写下 3～5 件你为了完成本月目标而提高优先级的本周事项

把这些当作本周的优先处理事项，与此同时，写下为什么完成这些优先事项对你会非常有益。

当你开始认真思考自己的 FAM 故事冰山的底部时，你需要使用自己从 APE 大脑测试（第 12 章）中获得的关于自己的见解。这将帮助你开始了解自己现有的习惯，以及在你开始成为习惯机械师的过程中可能有助于你做出改变的那些习惯。我将在第 17 章教你如何进行深入的习惯分析。

6. 列出 3～5 件为了实现本周目标你今天需要完成的任务

将这些作为你今天的优先事项（例如：每天多吃一片水果；午餐后散步 5 分钟；在做那些需要全神贯注的工作时，关掉手机和电子邮件）。使用其他习惯机械工具，如每日 TEA 计划和每日 3∶1 反思，将帮助你实现这些目标。

现在，关于你想要的那个未来，你已经逐渐构筑起自己的故事轮廓，为了帮你继续构建并重新整理这个故事，我创建了一系列简单的问题和一些回答提示。

（1）通过问自己 5 次"为什么"来赋予你的目标更多意义。

（2）为了实现自己的每周目标，你是怎么付出努力的？用区间 1 ~ 10 分来打分，你给自己的努力打多少分？

（3）时刻提醒自己：改变的可能随时都在，因为你有天赋，也有努力。

（4）定期更新自己的 FAM 故事（如每隔 4 ~ 8 个星期更新一次）。

（5）你能把自己的短期目标和日常习惯与你的未来目标联系起来吗？

（6）写一个"失败故事"（如什么样的未来是你不想要的）。

（7）仔细思考你的"失败故事"，把它当作不断发展和完善自己的 FAM 故事的一面镜子。

在第 16 章中你学到的习惯机械师计划工具

FAM 故事：帮助你创立、连接、阶段性复盘和更新你的长期、中期和短期目标的工具。☑

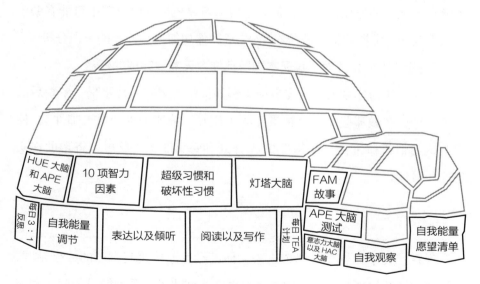

图 16-4　你的习惯脑科学的"冰屋"正在不断完善

134

在下一章，我会带你近距离观察你的习惯是如何发挥作用的，以及介绍我们的"TRAIT 习惯循环"，以帮助你识别出你的 APE 大脑引起的那些最重要的挑战。

第 17 章
习惯循环模型：反思并养成
超级习惯

"正是经历了那些黑暗中的苦难，你才得以站在聚光灯下。"（*It's what you do in the dark that puts you in the light.*）这是运动装备品牌安德玛在一个电视广告中的金句。

这个金句是对世界纪录打破者美国游泳运动员迈克尔·菲尔普斯（Michael Phelps）的贴切形容。那时他正在为 2016 年里约奥运会进行艰苦的冬训，那也是他最后一次出现在奥运会赛事中。

那场奥运会，菲尔普斯共获得 5 枚金牌和 1 枚银牌。

这支电视广告强调了在实现长期目标的过程中，日常习惯扮演着不可或缺的角色。

接下来让我们一起思考习惯和目标是如何建立起联系的。

日常习惯决定长期目标

你实现 FAM 故事的能力取决于你的日常习惯。

不妨从另一个角度来思考你的 FAM 故事冰山，想象你来到了 FAM 故事冰山的侧面，冰山的尖端代表你的长期目标，此时位于你的右侧。

冰山的底部位于你的左侧（图 17-1），它代表着当下（今天，此时此刻），以及你为了实现长期目标而需要养成的习惯。

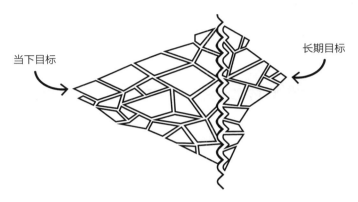

图 17-1　用于展示时间线的 FAM 故事冰山横切面

我们都需要努力养成更有益的习惯，首先，从改善睡眠、饮食和运动等基本习惯开始。

然而变化多端的现代世界让这些有益的习惯不容易被养成并保持，我们需要不断地为此努力。为了帮助你确定哪些习惯会让你达到最佳状态，让我们更深入地思考一下习惯是如何运作的。

首先需要记住，习惯在我们的生活中无处不在，明确这一点非常重要。

你也许会想起一个数据——98% 以上的人类行为，无论是思想还是行为，都可以归结为习惯，这组数据来自加利福尼亚大学伯克利分校的乔治·莱考夫（George Lakoff）教授的研究和工作成果。

这个数据意味着，我们每天所做和所想的绝大多数事情都是一种习惯。同样重要的是我们也要认识到，无益思维可能同样是一种习惯。

美国心理学奠基人威廉·詹姆斯（William James）在他的著作《心理学原理》（*The Principles of Psychology*）的第一卷中有一句话能够帮助我们

很好地理解习惯如何强有力地影响我们的日常生活：

"我所关于世界的经验来自习惯驱使之下的所做和所想。"

不过，好消息是，你可以运用习惯机械师的自我能量调节工具来改变自己的习惯（有目的地成为更好的自己）。

习惯循环模型：驱动行为的核心

为了帮你更详细地思考习惯的工作原理，我创立了 TRAIT❶ 习惯循环理论（图 17–2）。

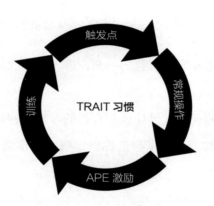

图 17–2　TRAIT 习惯循环

我所知的其他习惯模式并没有触及真正驱动我们行为的核心，而 TRAIT 习惯循环做到了，因为它是基于尖端科学的。它一次又一次地帮助人们养成新的习惯，并且这些习惯是非常有能量和可持续的。

下面，我来详细介绍一下 TRAIT 习惯循环。

---

❶ TRAIT 是 Trigger、Routine、APE Incentive 和 Training 的首字母缩写。——编者注

T 代表触发点

触发点是这个循环中的第一环，它提醒我们该做什么，但它通常不问结果是好是坏。

所有的触发点都是被情绪驱使的，因此，情绪调节非常重要。但由于情绪是一种无法具象化和量化的东西，我们并不总是用这些术语来看待它，而是更多地诉诸感觉、想法、气味、声音或视觉景象等。智能手机是有史以来最强大的触发设备之一，它提供了无尽的视觉、听觉和物理触发点，并且总是与我们形影不离。

还有一个有趣的例子，想象一下你走进一家咖啡厅，当点饮料时，你会看见一些吸引 APE 大脑的高能量的诱人食物被很有策略地摆放在前台。而你去咖啡店的原因可能刚好是因为感到精力不足，所以，你会冲动地购买含糖饮料。

R 代表常规操作

在我解释"R"之前，我想先解释一下"AI"（TRAIT 习惯循环里的），因为常规操作在 TRAIT 习惯循环里即将变得更有意义。

AI 代表 APE 激励机制

APE 大脑是人类行为背后真正的驱动力，因此，与生存、维持和提高社会地位以及节省能量相关的习惯很容易建立起来，因为这些因素对 APE 大脑是最有价值的。例如：

刻板印象与"维持生存"的本能紧密相连

人类能在 1/10 秒内判断一个人是敌是友，例如，我们通常会对一个初次见面的人做出一种快速判断，并且这种判断往往是准确的。

思维习惯有时会纠结于"重要人物如何看待我"这一问题

我们会无意识地花很多时间去思考生活中那些重要人物如何看待自己，这种思维定式往往会导致焦虑和过度反思。

思维习惯还与"节能"紧密相连

当人们饥饿时，会默认选择那些高热量的食物，也会拒绝为得不到快速结果的事情耗费能量；你也许会为了避免运动而驾车去一个步行即可到达的地方；你也许会停止那些耗费脑力的工作，而转向不需要耗费脑力的事项，例如不继续撰写报告而去玩手机，因为玩手机更节能。

更多关于"R 代表常规操作"的信息

触发点后面总是有常规操作紧随其后。你所采取的行动，或者你的想法，是对触发点的本能或近乎本能的反应。例如，你的手机发出震动声（触发点）时，你会查看它，看到你的伴侣发来的消息，然后回复（常规操作）。该常规操作就是由 APE 激励驱动的。你会很快给出回应，给你的伴侣留下好印象。这可能是一种潜意识的尝试，你试图管理伴侣对你的看法（也就是 APE 中的 P，例如，通过快速回复，你向他表示了他对你的重要性）。

有时，APE 大脑可以从一种习惯中获得不止一种奖励。想象一下，当你在听演讲时，你的电话在桌子上嗡嗡作响。你的常规操作通常是停下来查看一下自己的手机，因为看手机与继续专注于听演讲比起来消耗的能量要少得多（APE 中的 E）。手机收到的可能是一条来自朋友的信息，这条信息让你自我感觉良好，"奖励"了 APE 大脑中的知觉部分（APE 中的 P），也就是说，你的朋友一定是喜欢你的，因为他在花时间给你发信息。

T 代表训练和强化

你越是重复一个习惯，你的大脑中专注于这个习惯的神经元就越多，更多的神经元投入其中意味着这个习惯循环会更加富有能量，执行起来也更加容易。

APE 大脑友好型习惯

每个人都有能力养成新的习惯，但这种能力是一把双刃剑。一方面，这是有益的，因为你可以养成更多新的有用的习惯。另一方面，它可能是有害的，因为你也会养成更多的毫无用处的习惯。在 VUCA 时代，在"学习战争"（在第 6 章中曾提到的概念）中，后者变得比以往任何时候都更容易养成。

APE 大脑友好型习惯，通常对人们的现代生活没有帮助，但却更容易被养成，因为 APE 大脑是习惯养成过程的核心。这些对 APE 大脑友好的习惯会让人上瘾，这意味着，尽管它们对你的健康、幸福和表现有负面影响，但你还是会继续这样做。它们可能会成为我之前提到的"破坏性习惯"（第 8 章）的种子，因为它们将人类许多无益的习惯或行为释放了出来。

请看以下例子。

例子 1

触发点：感觉饥饿。

常规操作：吃不健康但美味的零食。

APE 激励：身体迅速获得能量。

强化：如果重复这种行为足以养成一个无用的习惯，你的体重会增加，你会对自己感觉越来越糟，健康风险也会增加。

例子 2

触发点：对错过你最喜欢的电视节目感到沮丧，因为你需要上床睡觉。

常规操作：熬夜看下一集。

APE 激励：看下一集比上床睡觉需要的精力更少，且情绪回报更高。

强化：如果重复这种行为，养成一种无用的习惯，你就缺乏足够的睡眠，进而导致第二天的疲劳，接着是工作效率降低、锻炼减少，然后你会吃更糟糕的食物，健康风险继续增加。

例子3

触发点：在做一项具有挑战性的工作时感到无聊。

常规操作：玩起了手机。

APE激励：玩手机比完成工作需要更少的精力，而且有更高的情绪回报。

强化：如果重复这种行为，养成一种无用的习惯，你的工作效率会降低，你会花更长的时间在工作上，并且你会更容易分心，也会悲哀地发现想要表现得完美变得更加困难。

例子4

触发点：对工作中的一些琐事感到烦恼。

常规操作：抽根烟。

APE 激励：快速而高效地缓解压力。

强化：如果这种行为的重复次数够多，足以养成一个无用的习惯，你的健康风险就会增加，你的牙齿会被染色，口臭也会找上你，最糟糕的是你染上了烟瘾。

例子5

触发点：工作压力大。

常规操作：买醉。

APE 激励：快速而低能耗的放松方式。

强化：如果这个过程成为一个无用的习惯，你的睡眠质量首先会变得更差，而低质量的睡眠可能会导致更糟糕的大脑功能和第二天更高的压力水平。反过来，这可能会使大脑在工作中的表现变得更糟糕，进而诱导你吃垃圾食品，因为它会让你在短期内感觉良好。所有这些现象都会导致健康风险增加。

例子 6

触发点：生闷气。

常规操作：买很多新衣服。

APE 激励：让别人改变对你的看法的快速而低能耗的方式——这样做能让你好受许多。

强化：如果你经常重复这一系列操作，养成一个无用的习惯，你会逐渐债台高筑，从长远来看，你对自己的感觉将变得更加糟糕。

例子 7

触发点：你收到了一封来自上司的邮件，他在邮件里对你的工作给予了非常负面的反馈，而你的 APE 大脑认为你被针对了。

常规操作：陷入自责。

APE 激励：APE 大脑让你察觉到自己的社会地位（他人如何看待你）正在遭受攻击。

强化：如果你经常重复这种行为从而养成一个无益的习惯，你会对他人如何看待自己这件事变得越来越敏感，变成一个"专家"，专门"寻找"来自他人的轻视，或是一种被我称为"感知威胁"（perception threats）的东西，同时也变成一个擅长自责的"专家"，而这些最终会对你的精神健康造成威胁。

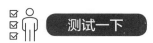

测试一下

如果你愿意的话，可以写下 TRAIT 中的英文字母分别代表什么，来测试一下自己的记忆力如何。

思考题

如果你认为这样做对你有帮助的话，何不也使用 TRAIT 框架把自己的一些不良行为习惯写出来？

触发点：

常规操作：

APE 激励：

强化：

习惯机械师的反思工具

深度习惯反思

现在，你对习惯的作用有了更多的了解，你可以开始更详细地分析自己的习惯，并做我所说的"深度习惯反思"练习，这些基于你之前完成的 APE 大脑测试。

记住，习惯是 FAM 故事冰山的基础。如果你的习惯无助于实现自己每日、每周和每月的目标，你就会失败。创造更多有益的习惯会让你更容易进步、成功和成长。

为了让你了解本月养成哪些新习惯对你有帮助，请为以下陈述打分，区间分数为 1 分到 10 分，其中 1 分代表"从不"，10 分代表"总是"。在真正引起你共鸣的陈述旁边添加注释或具体示例将是个非常有用的方法。

（1）我总是向情绪投降，并且容易冲动行事。得分_____

注释：_____

（2）我会做一些令自己后悔的事。得分_____

注释：_____

（3）我经常草率地下结论。得分_____

注释：_____

（4）当遇到困难时，我经常表现得毫无原则、无法坚持。得分_____

注释：_____

（5）我往往没有坚持完成一项任务的原则性。得分_____

注释：_____

（6）我待在自己的舒适区里，这让我难以凡事做到最好。得分_____

注释：_____

（7）我难以抵制退出的诱惑。得分_____

注释：_____

（8）如果不能马上获得奖励，我就不会持续工作。得分_____

注释：_____

（9）事情搞砸之后，我往往会陷入自责。得分_____

注释：_____

（10）由于我的过度自信，我得到了一些毫无用处的结果。得分_____

注释：_____

（11）我常为自己的不良行为找借口。得分_____

注释：_____

（12）我不强迫自己离开舒适区，因为我不想失败。得分_____

注释：_____

（13）我不愿为工作成果负起自己相应的责任。得分_____

注释：_____

（14）我因为没有按照预期标准完成任务而令人失望。得分_____

注释：_____

（15）我经常为那些我无法控制的事情而焦虑。得分＿＿＿＿

注释：＿＿＿＿＿＿＿＿＿＿＿＿＿＿＿＿＿＿＿＿＿＿＿

观察一下你的分数，寻找最高分数和与之相关的习惯。现在，试着写下一个典型的习惯，比如："当我犯错时，我会过度反思自己。"如果你不知道该写什么，不要担心，我很快会帮助你更详细地思考自己的那些无益习惯。

＿＿＿＿＿＿＿＿＿＿＿＿＿＿＿＿＿＿＿＿＿＿＿＿＿＿

＿＿＿＿＿＿＿＿＿＿＿＿＿＿＿＿＿＿＿＿＿＿＿＿＿＿

＿＿＿＿＿＿＿＿＿＿＿＿＿＿＿＿＿＿＿＿＿＿＿＿＿＿

＿＿＿＿＿＿＿＿＿＿＿＿＿＿＿＿＿＿＿＿＿＿＿＿＿＿

超级习惯

读到这里，你已经反思了不少自己的坏习惯，现在我想重提我在第8章里提到过的一个概念：超级习惯。

通过和一万多人一起在韧性思维之下工作，我不断地观察到一系列的核心习惯（超级习惯）看起来要比其他习惯更能帮助人们变得更健康，也更幸福，同时能让我们做更好的自己。

当人们养成超级习惯，生活中的其他方面将会随之变得轻松，因为超级习惯触发了其他的有益习惯或行为，这些好的习惯让人们能够管理自己的 HUE（可怕的无益情绪），因此，个人成长的方式（习惯机械师发展）对于感知幸福和满足至关重要。

超级习惯让人们的以下改变或收获变得容易：

（1）为了提高大脑的工作效率而改善饮食、睡眠和运动情况。

（2）更高的压力管理能力。

（3）不再花太多时间在一些无用的思考上。

（4）更专注于激发自己的工作效率、创造力和问题解决能力。

（5）树立并保持强大的信任度。

（6）在压力之下表现得更佳。

（7）能够提高个人和团队表现力的更好的领导能力。

以上这些都是建立在对生活和工作的良好平衡之上的。

找到自己的超级习惯有助于更好地挖掘潜能。

我已经培养并不断完善自己的超级习惯数年了，随着成为习惯机械师的能力不断提升、不断地养成更多的有益习惯，我的超级习惯会随之自然发生变化。

以下是我目前保持的超级习惯，以及每个超级习惯所触发的其他有用的习惯或行为的简单概述。这些行为或习惯可能听上去很简单，但它们都是我通过多年的习惯机械师训练和反复试验才逐渐养成的。需要记住的是，在"知道这些事情很有帮助"和"把它们变成习惯"之间，有一条巨大的鸿沟。

每日习惯

（1）晨跑：晨跑可以激活我的大脑，意味着我能更清晰地思考，更专注、更高效地做事。晨跑也能触发健康的饮食习惯，同时有助于我坚持日常锻炼，使我晚上入睡变得更容易，跑步还能帮助我控制体重。

（2）完成我的每日 TEA 计划：这让我更容易在一天中得到最大的收获，同时触发了我养成的一些保持高效率的习惯；完成每日 TEA 计划能让我在一天结束的时候感觉更好，并帮助我更好地管理工作和生活之间的平衡。

（3）午饭过后散步 5 分钟，专注在呼吸上：这能帮助我管理压力，下午的工作也能高效地按时完成，更好地平衡工作和生活，也能睡个好觉。

（4）结合当天的书面总结，制订第二天的计划：这能帮助我管理压力，查看所有事项的进度，建立充分的自信，按时完成工作，唤醒我的睡前习惯，帮我睡个好觉。

每周习惯

每周总结回顾，并为下一周制订计划，这可以激活我的做事动机，提高做事效率，提升能力，还能帮助激活我的日常超级习惯。

每月或双月习惯

（1）复盘并更新我的 FAM 故事：可以提高我做事的积极性、效率和自信心，帮助激活我每天或每周的超级习惯。

（2）完成对团队能量领导力的自我评估（本书第 4 部分会做出呈现）：这能提高我的领导能力；帮助企业、团队和我充分地发挥潜力，同时也能帮助激活我的每日或每周的超级习惯。

生活就像大海一样有潮涨潮落，我们努力做到最好的过程是一条漫长的旅途。这意味着，我的超级习惯也不是一成不变的，因为我也在不断探索如何才能做到最好。此外，随着生活中不断发生的一些变化，我可能不得不调整我的一些超级习惯，这样它们才能在我的新生活环境中更好地为我服务（例如，每天去办公室坐班还是远程工作）。

你没有必要现在就立刻去了解自己的超级习惯，随着时间的推移，你会自然而然地发现它们。

发现超级习惯的第一步是养成对你来说更有帮助的习惯，同时努力向习惯机械师迈进，这本书就是帮助你做到这一点的。

因此，接下来我想让你完成一项练习，这个练习旨在帮助你开始识别自己的有用习惯，这些习惯有些已经被你开发出来了，但另一些你仍需要有目的地去养成。

有益习惯反思

"有益习惯反思"建立在人们从深度的习惯反思中学到的东西之上，目的是帮助人们思考自己那些毫无用处的习惯。从这个角度来说，对前文中的深度习惯反思得分和注释内容进行思考就显得很有意义。

你可以按照下面这份指南来完成自己的有益习惯反思。

仔细阅读以下 13 种陈述，根据以下 3 种（a、b、c）表示程度的选项，结合自己的实际情况，在每种陈述后面做出相应的标记：

a. 非优先事项

b. 我已经做得很好

c. 我需要做到更好

（1）我对自己的饮食、运动和睡眠进行了复盘和评估，我认为我应该在这些方面做出改善。

□ a　□ b　□ c

（2）在一天结束之前，对自己这一天做得很好的事项和第二天可以改善的事项做出复盘。

□ a　□ b　□ c

（3）在每周结束的时候，思考哪些事项进展顺利，并计划下周如何改进对我很有帮助。

□ a　□ b　□ c

（4）有时，认真思考我的未来，制订短期、中期以及长期的目标，对于更好地集中精力、有效地实现未来目标非常有帮助。

□ a　□ b　□ c

（5）规律地更新月度和年度大事年表，以便添加一些和工作或生活相关的活动到日程表里。

□ a　□ b　□ c

（6）意识到自己处在压力之下，同时也能意识到自己有化解压力的能力，这对我来说很有帮助。

□ a　□ b　□ c

（7）监控我的自信心水平，并且在一些信心不足的领域重新建立起信心，对我来说非常有帮助。

□a　□b　□c

（8）意识到自己有了无益情绪，并且能够将它限制在一个可控的范围内，这对我来说很有帮助。

□a　□b　□c

（9）为了提高效率而成功地制订了一个计划，这对我来说很有帮助。

□a　□b　□c

（10）如果能成功地计划在我想改进的领域改善我的学习和表现，那对我来说将很有帮助。

□a　□b　□c

（11）如果能成功地计划在压力之下改善我的学习和表现，那对我来说将很有帮助。

□a　□b　□c

（12）如果能够计划好我的一天来提高效率，这会对我很有帮助。

□a　□b　□c

（13）学习如何成为一个更好的领导者，这对我来说很有帮助。

□a　□b　□c

现在，复盘结束，你给所有打了"c"的领域一个优先级较高的分数（1分代表优先级最低，10分代表优先级最高）。

如果有帮助，你可以写下自己得到的一些反思，记下你已经养成的那些让自己的生活变得更轻松的习惯。与此同时，你也要开始考虑，你可以养成哪些有益的新习惯来取代无益习惯。

记住，你暂时还不需要强调自己的有益习惯，随着时间的推移，你的"习惯机械化商"的提高，一些有益习惯自然就会出现。为了揭开超级习惯的神秘面纱，养成更多的有益习惯是第一步。

_____

_____

_____

_____

_____

自我能量愿望清单

通过反思你的习惯，你会发现你的 APE 大脑面临的那些重大的挑战或问题。现在，你可能希望将自己发现的所有重要习惯都添加到"自我能量愿望清单"中（你在第 12 章中就已经开始创建此列表了）。

请记住，一次只做出一个微小的改变，或者只养成一个微小的新习惯，这才是现实的。没有人有能力一次性彻底改变他们的行为，改变是一个循序渐进的过程。

在第 17 章中学到的习惯机械化语言和工具

核心术语

TRAIT（触发点、常规操作、APE 激励机制、训练）习惯循环：一种独特的习惯模式，帮助人们理解习惯如何发挥作用。☑

自我反思工具

深度习惯反思：一种深度练习，用来帮助你识别哪些习惯对你来说用处最大。☑

有益习惯反思：一种练习，旨在帮你辨别究竟哪种习惯对你来说最有

帮助，最值得养成。☑

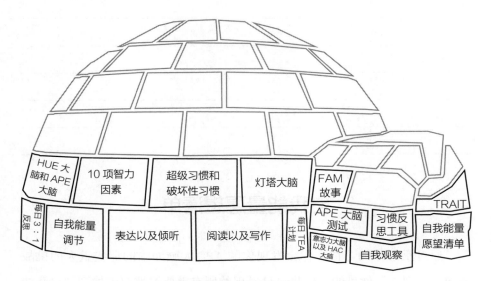

图 17-3 你的习惯脑科学的"冰屋"正在不断完善

接下来我们将一起探索以行为科学为基础的九大行动要素框架如何快速推进习惯养成进程。

第 18 章
九大行动要素：养成
可持续的习惯

对所有人而言，养成新的好习惯并不容易。如果你还没有意识到这一点，那可以看看美国前总统巴拉克·奥巴马（Barack Obama）的故事。值得一提的是，奥巴马不仅是第一位非洲裔美国总统，还是 100 多年来美国第三年轻的总统。

哥伦比亚广播公司新闻节目显示，奥巴马在宣布监管美国烟草业的新法律后不久就回答了媒体的提问。一名记者问了他几个关于吸烟习惯的问题：你每天抽几支烟？你当着别人的面抽烟吗？

在世人看来，奥巴马是一位优秀的政治家，一位能力很强的领导人，也是一个强大的榜样。但就连他也承认，戒烟是一场"斗争"。"我会不会忍不住又开始抽烟呢？"他说，"有时候确实会。"

他补充说道："我会说我戒烟成功了 95%，但有时候我确实会忍不住，就像那些去戒酒互助会的人一样……戒烟这件事得一直抗争。"

本章将探索科学道理，挖掘简单的实践步骤，帮助你养成可持续的新习惯，让你更轻松地做到最好。

被诱惑打败的意志力

改变我们的习惯（人类行为的基础）是很复杂的。由于我们不理解改变行为的科学原理，所以经常失败。

在准备养成任何新的生活习惯时，我们一般会通过"口头劝说"来改变行为，这是我们与生俱来的技巧，但这个技巧有缺陷。

我们注意到自己的坏习惯，就会告诉自己我真的得改了。比如我们会对自己说："我太容易自责了……不能再这样了。"我们甚至会告诉别人自己想改掉这种无益行为。

想让别人改变某种行为时，我们也一样会口头劝说。我们可能会说："我觉得你要是能准时出席会议那就太好了，因为这对团队绩效有利。"但是即使别人同意你的建议，也并不能帮助他养成新的习惯，从而改变他的行为。

行为科学给出的解释很明了：这种改变习惯的传统方法过度依赖意志力。光靠想做出改变是不足以养成新习惯的。要想做出可持续的改变，就得利用行为科学的洞察力创建一套精确的循序渐进的方法。

人们用意志力改变行为，以此抵制旧习惯。以下是一些这方面的例子。

触发点和 APE 激励：你意识到自己有想看手机的冲动，这意味着必须转移注意力，让自己赶紧完成一项重要工作。这就是 HUE（可怕的无益情绪），我们会受 APE 激励的驱使寻找短期满足感。把手机放在视线内会触发你看手机的欲望。

常规操作：用意志力来调节情绪，控制住诱惑不看手机，以此创建新习惯。也就是说，想看手机的时候就表现出不看的决心，把注意力放在手头的工作上。

但如果仅仅依靠意志力，那你可能还是会被诱惑打败，你可能还是会忍不住看手机。

虽然意志力能让我们养成新的好习惯，但它能力有限，所以我们要将意志力与行为科学结合起来，确保能真正养成新习惯。

九大行动要素框架

为了帮助人们调节情绪，强化习惯养成过程，我借鉴行为科学的最新见解，创建了"九大行动要素"框架。我使用该框架及其提出的200多种策略来帮助客户实现个人和团队变化（团队变化：整个团队或整个企业的习惯养成计划）。本章节我将展示如何使用简化版框架来帮助你养成新的长期习惯。

九大行动要素相互关联，每一种都与TRAIT（触发点、常规操作、APE激励、训练）习惯回路相联系。以下简要概述九个要素（后续有更详细的解释）。

1. 习惯机械思维要素（APE 激励）

习惯机械思维要素如图18-1所示。

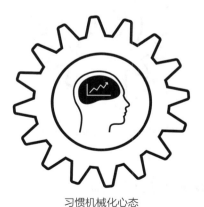

习惯机械化心态

图 18-1　正确的心态至关重要

2. 大脑状态优化要素（训练、APE 激励）

大脑状态优化要素如图 18-2 所示。

大脑状态

图 18-2　大脑需要做好准备

3. 微小变化要素（APE 激励）

微小变化要素如图 18-3 所示。

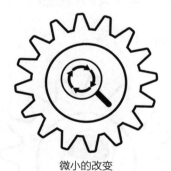

微小的改变

图 18-3　一次只改变一小步

4. 个人激励要素（APE 激励）

个人激励要素如图 18-4 所示。

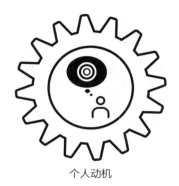

个人动机

图 18-4　改变的原因有意义，改变就会更容易

5. 个人知识和技能要素（常规操作）

个人知识和技能要素如图 18-5 所示。

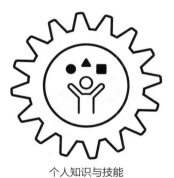

个人知识与技能

图 18-5　养成新习惯往往需要学习新东西

6. 社区知识和技能要素（惯例）

社区知识和技能要素如图 18-6 所示。

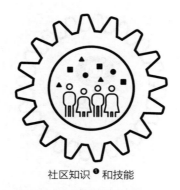

社区知识❶和技能

图 18-6　更容易学会的秘诀

7. 社交影响要素（APE 激励）

社交影响要素如图 18-7 所示。

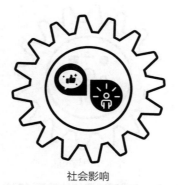

社会影响

图 18-7　更容易做到的秘诀

---

❶　当我们谈到"社区知识"时，指的是一个社区中所共享的知识和信息，这些知识
　　和信息经过共同学习、分享和传承而形成。它可以包括社区的价值观、传统、历
　　史、文化、技能和资源等方面的知识。这种知识不仅是个体所拥有的，更是一种
　　社区所拥有的共同财富。——译者注

8. 奖罚要素（APE 奖励）

奖罚要素如图 18-8 所示。

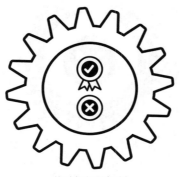

奖励与惩罚机制

图 18-8　奖励鼓励行为，惩罚抑制行为

9. 外部触发要素（触发点）

外部触发要素如图 18-9 所示，九大行动要素的结合的有效性（图 18-10）。

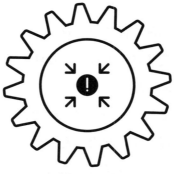

物理的和可量化的

图 18-9　被触发去做某件事

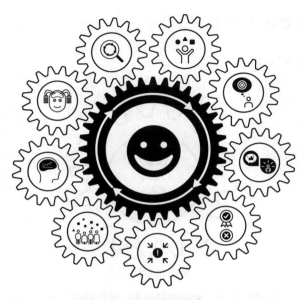

图 18-10　激活九大行动要素更容易养成并维持新习惯

认识九大行动要素

许多想法和行为对我们的健康、幸福和状态不利，我将其称之为简单行为，比如吃甜甜圈、过于频繁地看手机和过分责怪自己。这些行为与 APE 大脑相适应，由人类的本能驱动，这些本能让我们维持生命、实现并保持社会地位，储存自我能量。但也正是这些简单行为让我们在学习这场战争中逐渐焦躁，逐渐被支配。

不利消息是，如今最利于我们变得更好的思想和行动指的是我提到的那些复杂行为，比如好好睡觉、健康饮食、充分锻炼、情绪乐观，以及成为杰出领导者的愿望。APE 大脑其实不太适应这些行为，因为这些要求我们学习新知识、新技能，成为习惯养成专家，也可以说是习惯机械师和首席习惯机械师。

下述九大行动要素正不断影响我们的行为（无论是好是坏），但我们大多都没有意识到。为了帮助你更好地控制自己的想法和行为，以下将展示如何使用这九大行动要素。

我以学习开车为例，来深入讲解如何使用九大行动要素帮助我们养成新的好习惯。开车和我们想要进步的许多事情一样是复杂行为。当然，你有没有学会开车对理解这个例子并没有什么影响。以下通过学习开车的例子来介绍九大行动要素及其影响。

1. 习惯机械师心态

心态就是信念，就是我们相信的东西。人拥有习惯机械师心态，就能通过练习来改进任何事情，并努力做到最好。具有 APE 大脑思维的人认为他们只擅长某些事情，不能做出改变。如果我们不相信自己能学会开车，没打算在这件事上投入精力，那我们肯定学不会开车。所以，要想学会开车，就得有习惯机械师的心态。

2. 大脑状态优化

简单地说，大脑有没有准备好学习对养成新的好习惯也会有影响。如果你睡眠不足去学开车，你的大脑状态不对，无法集中注意力，那也学不到什么有用的东西。同样，如果你压力大或者心情差，学习起来也会更困难。记住：情绪影响注意力，而注意力影响学习。

如果你想学习新东西，那么你要让大脑保持良好状态。

3. 微小的改变

这一要素与我们想要改变的规模有关（例如，减重 6 千克，每晚早睡一小时，成为公司最佳领导）。简单地说，我们可以改变行为，但每次只做一个微小的改变。如果我们学习新东西，分阶段地学，一次做出一个微小的改变，那么效率就会很高。例如，我们花很长时间学习开车，其间养成了数量惊人的新习惯，这些微小的习惯相互关联。我们学习开车并不是单纯坐进车里，马上就懂得怎么开车。

由此来看，为了更好地利用这一要素，我们得努力积累微小的变化和进步，而不是妄想一步登天。以下是其他一些例子。

- 想减重 6 千克？那我们先减 0.5 千克。

- 想每晚早睡一小时？那今晚先早睡一分钟，明晚再增加到五分钟，以此类推。

- 想成为公司里的最佳领导者？先养成微小的新习惯，从而提升自己的领导力。

在这本书中，我特意交替使用了"微小"和"小"。

4. 个人动机

如果你能将改变或养成一个习惯与生活中更大、更有意义的目标联系起来，那改变或养成这个习惯对你而言就会更加容易。这也是之前我提议你创作一个自己的 FAM（未来雄心勃勃而有意义的）冰山故事的原因之一。

比如学习开车，你可能是因为工作需要，或者要送孩子上学，或者想成为同龄人中第一个拿到驾驶证的人，或者有其他一些原因促使你需要学习开车。如果能把这种改变和更大的目标、梦想和愿望联系起来，那么我们就能获得动力，从而更容易坚持走完这条艰难的改变之路。

5. 个人知识和技能

吃个甜甜圈，我们不用学新知识、新技能就能做到。但是对于掌握一些复杂行为而言就得学新东西，比如学习开车、增强信心、改善睡眠、提高生产力等。

6. 社区知识和技能

向家人、同龄人和社区的人学习哪些知识和技能可以帮助我们？学习开车时，如果你爸爸或妈妈会开车，那对你会很有帮助。要是你想养成更好的压力管理习惯，身边有一个懂压力管理的同事对你会很有帮助。

之所以把我们的经验见解简单化，是因为这样这些见解能更好地在同事、家人以及在习惯机械社区之间分享。在你周围了解习惯机械工具和语言的人越多，他们就会越来越强大。

7. 社会影响力

那些我们仰望的人、我们尊敬的人会对我们的 APE 大脑产生强烈影响。要知道，APE 中的 P 代表感知。我们希望他们喜欢自己，内心就会揣摩这些人对我们的看法如何。比如在学习开车的时候，如果父母说开车不用限速或者不用买汽车保险，那么他们就不是我们学习开车的好榜样。

8. 奖惩

奖励和惩罚会对我们的 APE 大脑产生很大影响，包括社交奖惩、内在奖惩和外在奖惩。比如，开车开得好会受到奖励，开得不好会受到惩罚；开车开得好就能通过驾驶考试拿到驾驶证（奖励）；长期无事故驾驶能让你的汽车保险费更低（另一种奖励），但超速驾驶就会被罚款、被扣分、也要交更多的保险费，超速驾驶次数多了还会被吊销驾照（也就是惩罚）。我们可以用奖励和惩罚来帮助自己养成新的好习惯。

9. 外部触发器

当今世界，外部触发因素可以是实体的也可能是虚拟的。智能手机是有史以来最强大的外部触发器之一。开车过程中有很多触发器：速度仪表盘显示行驶速度，路中间的线告诉我们开车分左右，人行横道提醒我们停车。所有这些都是触发器，这些触发器往往代表着奖励和惩罚。关于这一点，我稍后会做更多解释。

想象每个要素都是开关，你可以打开或关闭。如果打开每一个开关，要素就能起作用，就能更轻松地养成新习惯。但如果关闭开关，那每个要素都会对你不利，养成新习惯会更困难。学习如何打开每个开关是一项基本的习惯机械技能，读完本书你会做得更好。

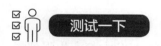

如果它有帮助，写下九大行动要素，看看你的记忆力有多好！

激活九大行动要素

如何培养习惯机械师心态

读本书时你已经在培养这样的心态了。首先，你在学习基于科学的洞察力，这些洞察力表明你的能力并非止步于此，你能改变和提高自己。其次，你在学习如何养成新的微小的好习惯的过程中就能直接感受到自己有积极的改变。例如，如果你经常进行"每日 TEA 计划"，我想你已经到达成功的彼岸了。这些能让你更有信心掌握改变自己的行为，这些改变会让你感觉更好、表现更好。

如何才能学会优化自己的大脑状态

首先使用以下章节中分享的经验。

● 第 19 章——改善睡眠、饮食和运动习惯

● 第 21 章——提高你的行为激活能力

● 第 22 章——改善压力管理

● 第 23 章——更加自信，让大脑平静

● 第 25 章——增强专注力，提高工作效率

这些见解能让你成为优化大脑状态的专家，从而更容易养成新习惯，成为更好的自己。

你能提醒我把注意力放在微小的改变上吗

能。本书的习惯机制自我反省和计划工具中就提到了这一点，每日 TEA 计划就是很好的例子。

怎样才能增强个人动力

为了帮助你增强个人动力，本书讲解了如何使用 FAM 故事（第 16 章），已经帮助其他成千上万的习惯机械师激发其动力。

在习惯机制、自我反省和计划工具中嵌入重要的动机理论，称为自我决定。我将在"文化建筑师"（第 32 章）中深入解释该理论，以及如何使用这一理论。

如何学习知识和技能帮助自己养成目标习惯

如果你想养成新习惯来实现以下结果，我在本书的其余部分展示如何

实现。

- 改善饮食、运动和睡眠，从而改善大脑健康和表现。

- 改善压力管理。

- 少想没用的东西。

- 专注于提高效率、创造力和解决问题的能力。

- 建立和保持强大的信心。

- 提高抗压能力。

- 增强领导力，提高个人和团队绩效。

将这些见解转化为社区知识和技能（第六个行动要素），分享你学到的东西，鼓励其他人成为习惯机械师。

如何才能了解有关使用社会影响因素的更多信息

在"首席习惯机械师应该掌握的技能"部分（步骤4）中，你将了解更多以下信息。

- 人们如何影响彼此的行为和习惯。

- 如何通过成为团队领导者来更好地影响他人。

- 如何培养其他团队领导者，使其积极影响团队、小组或组织中其他人的行为。

如何了解有关使用奖励和惩罚要素的更多信息

在本书的自我反省和计划工具中，有很多刻意构建的"奖惩系统"。然而，本书篇幅有限，无法解释所有这些细微差别。但我确实想浅谈人是如何有意识地创建奖惩系统来帮助自己养成新习惯的。

"胡萝卜（奖励）加大棒（惩罚）"应该是解释这一要素的最流行短语，但这个短语过分简化了脑内复杂的运作机制。正如之前所言，TRAIT

习惯回路中的 APE 激励部分会驱动你的行为，因此考虑奖励和惩罚时，我们得思考什么对 APE 的大脑有益，什么有害。前面章节中详述了适应 APE 大脑的习惯，举例介绍了 APE 激励的部分基本知识。描述 APE 激励的关键词包括"使用更少能量""即时回报"和"能量效益"，这是理所当然的，因为你的大脑就是为了节省能量而设计的。现在我们更深入地挖掘一下，了解 APE 大脑还发现了什么有益的东西。

熟悉的奖惩制度

认识到影响我们日常生活的奖惩制度很重要。例如，开车时为什么不超速驾驶？这个问题可能有以下几个答案：

● 我要做一个负责任的公民。

● 我不想因为超速被罚款，这有增加汽车保险金额的风险。

● 被吊销驾照很丢脸。

可能你的答案是以上几种答案的结合，或者有别的答案。总体来说这些答案分为三类：

（1）内在——它让我感觉如何（例如做个负责任的公民让我感觉良好）。

（2）外在——我会得到什么（例如更便宜的汽车保险能帮我省钱）。

（3）社交——人们会怎么看我（例如吊销驾照可能会让人们对我的印象更差）。

你的某个答案可能属于不止一个类别。例如，做个负责任的公民让你感觉良好（内在），还能让其他人认为你是一个好人（社交）。

奖惩制度旨在鼓励人们以对社会有益的方式行事，以法律法规的形式存于社会中。行为准则在学校、企业和其他团体中的作用都是相似的。例如，上班就会得到工资作为报酬（奖励）。

企业向你推销的产品和服务中也内置了奖惩制度。据说，所有的产品和服务都可以分为三大类：

（1）健康。

（2）财富。

（3）人际关系。

如果你购买了产品或享受了服务，那它就会给你带来如上至少一个要素（奖励），但如果不购买就什么都没有（惩罚）。

了解这一点很有用，它能让你反思哪些法律、规则、产品或服务（或奖惩制度）影响过或正影响着你的行为，而哪些又没能影响到。此外，你还能想想为什么某些奖惩制度对你的行为比其他制度影响更大。这能帮助你开始思考如何更好地利用奖励和惩罚来养成新习惯。

成就的秘密科学

进步和成就既有回报，也有激励作用。例如，如果你节食的同时发现体重下降了，那么你会更容易坚持下去，因为取得成就（或进步）的感觉会让你的大脑受到多巴胺的刺激；但是如果你发现体重反而增加了，那你放弃的可能性就大大增加了，因为你感觉不到自己为改变所做的努力有什么回报。

简单地说，你觉知到自己的进步，就能得到大脑的奖励（长期分泌多巴胺，让你感到愉悦），没有感觉到进步就会受到大脑的惩罚（多巴胺水平降低，情绪变差）。

实际行动

设定微小的目标——设定容易实现的微小目标（记住微小的因素），更容易实现，更容易取得进步，让你感觉良好，从而继续前进。例如，今晚早睡 10 分钟、今天多散步 5 分钟、每天多做 1 个仰卧起坐、在每天结束时写下当天的一个积极因素。坚持微小的改变能给你打下基础，取得更大的成就。例如，每周减重 0.5 千克，很快体重就会减轻很多；每晚早睡10 分钟，最终每周能多睡 1 小时；每天多走 5 分钟，慢慢地每周能多走几千米；每天多做一次仰卧起坐，很快每天就能做到 20 个；每天积极反思一次，最终会形成更积极的人生观。

跟踪你的进步——设定目标、回顾目标能让你更清楚了解自己的进步。此外，如果你发现没有达到预期的结果，那么可以调整目标让它们更容易实现，创造一些积极的变化势头。

本书介绍了很多习惯机制工具，可以帮助你监控自己的进步。以下这张图我称之为"我的每周力量挂图"（图 18–11）。这张图的目的在于帮助自己给未来一周制订计划。每周开始的时候，我都会把它填好，贴在冰箱上。

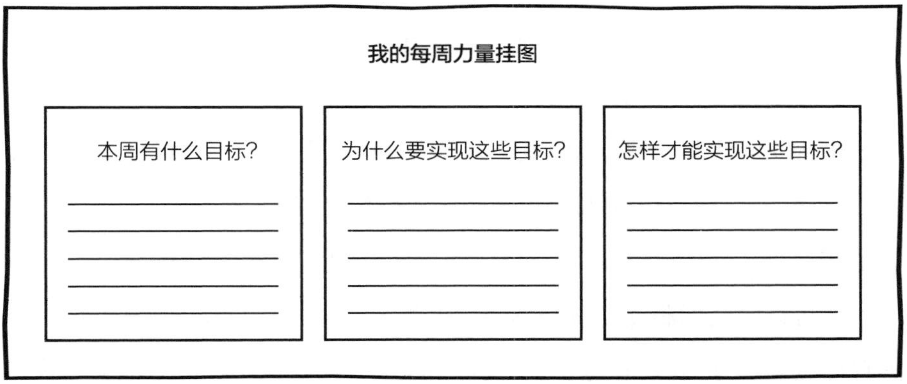

我的每周力量挂图

| 本周有什么目标？ | 为什么要实现这些目标？ | 怎样才能实现这些目标？ |

图 18–11　我的每周力量挂图

这张图内置了奖励和惩罚系统，这是它的工作原理。

（1）首先，列出本周的目标。

（2）其次，回答问题："为什么要实现这些目标？"

（3）再回答问题："怎样才能实现这些目标？"

（4）每天实现了的设定目标就打√（失败了就打 ×）。

（5）目标是要尽量连续打√，创造一个"√连胜"（意思是每天都能打√）。

（6）争取创造新的连续纪录（例如我之前的个人记录是3天不间断，现在我正努力争取4天不间断）。

（7）最后，打破你最长的纪录，不断创造新的纪录。

游戏化

通过使用像"我的每周力量挂图"这样的东西设计自己的奖惩制度。当然，你还可以自由发挥（比如点赞、积分、徽章、排行榜，等等）。可以参考你最喜欢的游戏、应用程序、餐馆和品牌，看看它们是用什么技巧或方法吸引你一次又一次地使用它们的。

使用的其他技术包括：

- 稀缺性（打折、限时购买、买一送一、名额有限）。

- 不可预测性（打赌、刮刮卡、玩彩票、产品掉价）。

- 损失（害怕错过，打破最长时间的连续纪录，如果你取消订阅，就会失去所有的私密数据，计时器引导着你不要错过这个绝佳的优惠）。

在学习这场战役中，所有这些策略都是与人的本性为敌的。

你对这些奖惩制度了解得越多，你就越能利用它们来培养那些能够帮助自己做到最好的习惯。因此，我希望这些介绍性的奖惩见解能够为你提供一个良好的起点。

我怎样才能了解到更多有关使用外部触发因素的信息

事实上，如果你已经亲手制作了每周力量挂图，那么你已经掌握了一些外部触发因素的信息。这个挂图就是一个外部触发因素（如果你把它打印出来并贴在一个显眼的地方就更是如此）。像所有强大的触发器一样，它可以兼作奖励和惩罚系统。

以智能手机为例

有史以来设计的最强大的外部触发器是什么？我认为是智能手机和手

表。这是因为它们被刻意设置了奖励和惩罚，而且你总是随身携带它们。英国广播公司（BBC）新闻编辑詹姆斯·里维尔（James Reevell）的一篇报道详细介绍了电话公司为了让我们痴迷于他们的设备而使用的一些科学手段。他将重点放在几个领域。

当你在等待别人回复短信时出现的"对方正在输入"（等待提示）

这是为了诱发一个小的压力和多巴胺反应（多巴胺在预期奖励时释放）。它与我上面提到的"不可预测性"游戏化想法有关，它也被称为"可变奖励"。

社交媒体应用程序上的"点赞"按钮

这直接反映了 APE 大脑对其他人有多喜欢我们的潜意识担忧。

信息通知红点

通知的小点是红色的，这是因为我们大多数人都习惯于将红色与危险、停止和注意联系起来，所以看到红点会在你的大脑中产生一点压力反应，迫使你采取行动（例如，现在请检查信息，因为它可能是一条重要信息！）。

测速相机彩票

具有增压奖励和惩罚系统的外部触发器的另一个很好的例子是凯文·理查森（Kevin Richardson）的测速相机彩票想法。测速相机本身已经拥有了强大的奖励和惩罚系统机制，但理查森在此基础上做了更进一步的改良。他想为遵守限速规则的人提供额外的奖励。

它是这样运作的：超速者被罚款，钱进了彩池；如果你遵守限速，那么，你的详细信息也会被记录下来，你将进入抽奖环节，并有机会赢取超速者支付的部分罚款。

热门触发因素

当我十几岁的时候，我在一家大型的快餐公司工作。那时候，人们必须亲自到餐厅买汉堡和薯条。现在情况不是这样了。现在，人们可以坐在沙发上使用应用程序在家订购餐品。因此，快餐公司的广告，无论是在电视上还是在互联网上，都成了心理学家所说的"热门触发因素"。

请记住，触发因素是习惯循环的第一部分。它们能够提醒你该做什么。但是有些触发因素比其他触发因素的效果更好。

在我的年少时代，一家快餐公司的电视广告可能会让我想起自己喜欢的它们旗下的食物。但这不足以迫使我起床，走出家门，然后走到距离最近的一家连锁分店去买食物。这太费劲了。

但这些新广告是热门触发因素，因为它们提醒你的 APE 大脑现在该做什么（通过智能手机订购一些食物），你可以立即在手机上下单，食物将在 30 分钟内送达到你手中。

另外需要注意的是，公司会不断更改广告以保持新鲜感——否则它们会变得乏味且对你的 APE 大脑而言不再那么有趣。

请记住，大脑喜欢有趣、令人兴奋的新事物。以下是热门触发因素的其他一些示例：

● 你的手机在口袋里嗡嗡作响。

● 冰箱里的一块巧克力蛋糕（你饿的时候看的地方）。

● 提醒你系上安全带的警报声。

我为什么要告诉你这些？热门触发因素对你的行为将产生极大的影响，如果你能意识到它们，就会更容易让它们为你所用。例如，如果在你试图完成一项工作时，你的手机一直让你分心，那就把它关掉，并放在视线之外。如果你想在每天开始时创建一个每日 TEA 计划，请把它打印出来，并把它放在你第一时间会看到的地方（例如，你的办公桌上）。

另外，让你的热门触发因素保持新鲜度。例如，我为自己的一些客户创建了定制的月度计划书。每个月我的设计师都会制作一个新的计划表封面，使这个计划表对使用它的人来说更加有趣和有吸引力。

如果你计划同时使用九大行动要素，那么你在养成新习惯方面就会更加成功。为了帮助你做到这一点，我制订了"习惯养成计划"，稍后我将向你展示如何使用它。

在第 18 章中学到的习惯机械化语言

核心术语

九大行动要素框架——旨在让你轻松使用行为科学的最新洞察，来养成可持续的新习惯。☑

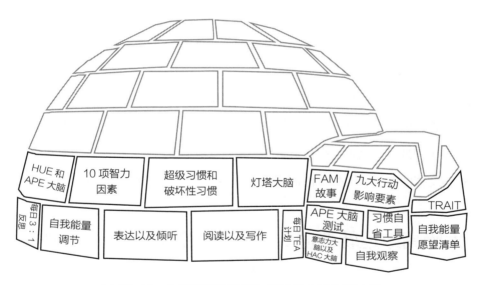

图 18-12 你的习惯脑科学的"冰屋"正在不断完善

但首先我们要看看你如何开始建立更好的饮食、运动和睡眠习惯，以促进你的大脑健康和表现。

第 19 章
养成新习惯的开始：重视饮食、运动和睡眠

2015 年，连续打破纪录的网球大满贯得主诺瓦克·德约科维奇（Novak Djokovic）在温布尔登网球公开赛前接受了一次采访，内容精彩纷呈。德约科维奇向每日电讯报记者西蒙·布里格斯（Simon Briggs）解释说，他使用了自我观察技巧。

因此，布里格斯建议德约科维奇在肩膀上安装了一个类似于小型闭路电视摄像头的设备，这可以帮助他进行自我观察，并改掉那些无益习惯。塞尔维亚王牌选手显然很喜欢这个形象，并同意他一直监测自己的负能量和那些被浪费掉的潜力。从本质上讲，他使用"照相机"来智能地监控自己的行为。

大脑高效运转的源头：良好的饮食、运动、睡眠习惯

现在我们对九大行动要素有所了解，我们将用它来帮助你培养更多的有益习惯。

第一步

养成更多的有益习惯的第一步是瞄准和确定你想改善的习惯（图 19-1）。

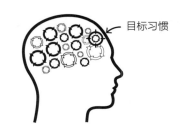

图 19-1　从一个目标习惯开始着手

不良的饮食、运动和睡眠习惯对你的健康状况、幸福体验和行为表现产生的影响都将是毁灭性的。如果你在这三个方面均有无益习惯，你的大脑将无法正常工作，这使你很难尽最大努力做任何事情，因而无法达到最佳状态。

大多数人可以对这三个方面中的至少一个方面做出改进。因此，这往往是人们养成新习惯的开始。

第二步

养成一个新的有益习惯的第二步是考虑养成习惯所需的知识和技能（图 19-2）。有些培养习惯的知识和技能可以适用于养成任意习惯，而其他一些则是针对特定的习惯。

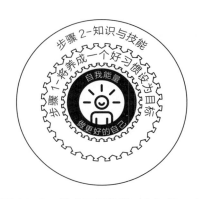

图 19-2　养成习惯的第一步与第二步

养成良好的饮食、运动和睡眠习惯的实践方法

我们的饮食、运动、睡眠习惯对获得健康以及取得成功至关重要。有益的饮食、运动和睡眠习惯有助于维持海马体运转，它是人脑产生新细胞的主要部分。这些新细胞对于帮助我们进行压力管理、取得良好表现以及学习新事物非常重要。若饮食、运动和睡眠状况不佳，则会导致海马体受损。这使我们管理压力和实现持续性高效工作变得更加困难。

保持锻炼和合理膳食也有助于大脑释放一种叫作脑源性神经营养因子（BDNF）的蛋白质。这种蛋白质有助于脑细胞生长发育，因而我们可以管理压力，并事半功倍地学习更多知识。有益的饮食、运动和睡眠习惯是以下方面的基础。

- 更好地管理压力。
- 减少思考无益想法的时间。
- 集中精力提高生产力、创造力以及解决问题能力。
- 建立并保持强大的自信水平。
- 在压力下表现良好。
- 具有更好的领导力，提高个人和团队表现。

良好的饮食、运动和睡眠习惯（以下简称 DES 习惯）是工作与生活平衡的基础。现在，既然我们已经对良好的 DES 习惯对大脑功能的重要性——它是健康、幸福与行为表现的基础——有了一个大致的了解，我们就可以更深入地探讨每个领域了。

饮食：我应该吃什么

良好的饮食可以增强大脑的功能表现。你可以阅读许多关于饮食如何影响你的肠道和大脑表现的精彩书籍。在这里，我想分享一个简要的见

解，它涵盖了很多内容，而且简单易懂。

英国广播公司广播员和电视主持人斯蒂芬·诺兰（Stephen Nolan）了解到，食用垃圾食品比例高的不良饮食习惯是如何影响我们的心理健康的。他发现垃圾食品会损害我们的大脑，而不仅仅是心脏和身体。

诺兰自己承认，他一直在与自己的饮食和体重做斗争。几年前，他制作了一个电视专题节目，在一期节目中，他前往纽约会见了国际营养精神病学研究会的首席科学家费利斯·杰克卡（Felice Jacka）教授。

他了解到，不良的饮食习惯会让大脑产生一些毫无益处的变化，如果我们想让大脑正常运作，就必须给大脑提供充足的营养。

诺兰的研究表明，大量摄入垃圾食品意味着海马体接受的脑源性神经营养因子较少。简而言之，缺乏这种蛋白质会使海马体萎缩，而大脑萎缩是抑郁症的标志之一。

同时，诺兰了解到如下一个最新实验。在一周内，一组健康男性只被允许吃垃圾食品。一周之后，这组人都出现了认知或大脑功能衰退的明显迹象。

因此，在考虑饮食结构问题时，你应该把其对大脑的影响放在优先位置。你的大脑需要能量、构件和抗氧化剂的组合才能正常工作。

改善饮食促进大脑功能的 4 种方法

（1）摄取正确量的能量

虽然大脑只占你整体体重的 3% 左右，但它却要消耗全身所需 20% 的氧气和 25% 左右的葡萄糖。最好是吃复杂的碳水化合物，它能缓慢地释放葡萄糖，例如，绿色蔬菜、全谷物或全麦面包、全麦面食和糙米、红薯、豆类、扁豆和豌豆等。

（2）把脂肪酸纳入考虑范围

大脑是一个富含脂肪的器官，所以它需要欧米伽-3 和欧米伽-6 这样的脂肪酸才能正常工作。通常情况下，我们吃了太多的欧米伽-6（家禽、鸡蛋、坚果、谷物、全麦面包），但没有摄入足够的欧米伽-3。为了提高你摄入的欧米伽-3水平，可以吃金枪鱼和鲑鱼等冷水鱼，以及鲭鱼等油性鱼类。猕猴桃、大豆、菠菜、亚麻籽、奇亚籽和核桃也是欧米伽-3的来源。

（3）停止购买垃圾食品

这里有强有力的证据表明，垃圾食品会迅速损害大脑功能——正如诺兰的研究中所详述的那样。

（4）摄入大量的抗氧化剂

拥有过多"自由基"[1]会对大脑功能造成损害。然而，一组被称为抗氧化剂的分子可以用来对抗"自由基"的负面影响。橙子、其他柑橘类水果、红辣椒、杏仁、菠菜、红薯和西兰花都含有抗氧化剂。

总结

你吃的东西可以对你的健康、表现和养成新习惯的能力产生积极或消极影响。为了帮助大脑正常运作，请考虑如何将富含以下成分的食物纳入健康均衡饮食习惯中。

- 复合碳水化合物。

- 脂肪酸欧米伽-3和欧米伽-6。

- 抗氧化剂。

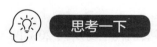

如果有帮助，请利用这些见解做一些笔记，以帮助你改善自己的饮食。

---

[1] 自由基：具有未成对电子的化学物质，非常活跃并具有高度反应性。在许多化学反应和生物过程中起着重要作用，可以对细胞和组织造成损伤。——编者注

体育锻炼：为什么运动很重要

运动可以改善大脑功能。有时我们误解了"锻炼"这一词的含义，并没有意识到仅仅是日常走路也是一种运动。

我们都应该认识到，任何形式的体育活动（尤其是步行）都是有益处的。我们可能都会认识到，在现代生活中，我们很容易久坐不动和变得身体僵硬。

根据分子神经科学家约翰·梅迪纳（John Medina）教授的说法，人类通过进化得到现在这具身体，是为了四处走动和解决问题，而不是坐着不活动！但是，在现代社会生活中，久坐行为正在增加，这一定是存在问题的。

锻炼可以提高你的脑力，提高分泌脑源性神经营养因子这类蛋白质的水平。它也使你的大脑更容易产生有益的注意力控制，并且有以下好处。

● 调节无益的想法。

● 让人感觉更好，更有动力。

● 更有效率和生产力。

● 学习、发挥创造力和解决问题。

● 提高个人能力和领导表现力。

同样重要的是，要认识到不同类型的运动对我们的大脑产生的影响不同。以下是一些例子。

● 举重和力量训练与复杂的思维、推理和解决问题有关。

● 有氧运动被认为可以增强记忆力。

● 高强度间歇训练有助于调节欲望、成瘾情况以及食欲。

● 瑜伽能够影响部分大脑回路，它们能够促进调节情绪。

● 白天的户外运动（例如散步）可以改善你的情绪，因为自然光有助于激活大脑化学反应，并使人感觉良好。相反，低水平的自然光会激活"季节性情感障碍"（SAD）。

提高我们的运动水平

你应该做多少运动以及要做什么类型的运动？可以从研究你所在国家或地区的运动指南来着手，作为一个好的开始。我最熟悉的指导方针是英国的准则——也就是我居住的地方。在这里，政府为不同年龄段的人推荐不同的量和类型的运动。这些建议包括有氧运动和强化肌肉的细节运动。请务必查看适合自己年龄段的建议。

以下是一些要点速览，为你提供思考和借鉴。

骨骼和肌肉

英国政府建议，成年人每周进行三次肌肉强化训练。例如：

- 举重。
- 使用阻力带。
- 做以自己体重为基础的运动，如俯卧撑和仰卧起坐。
- 从事体力劳动，例如修剪草坪。

流汗

重要的是，你的运动要让你出汗。快步走是一个很好的方法，它可以做到让你出汗。

有许多应用程序和身体活动追踪器，可以作为触发和追踪有益运动水平的有效方法。此外，如果你正在使用追踪器，要注意"许可效应"。这意味着人们在追踪自己的能量摄入情况时体重增加，因为他们低估了自己能量的摄入量。例如，有些人可能做了一次燃烧250卡路里❶的步行运动，

---

❶　1卡路里 =4.18 焦耳。——编者注

180

然后用一个巧克力松饼来奖励自己。他们可能并没有意识到这个松饼含有450 卡路里的热量！

避免久坐

运动科学家会告诉你，如果每天久坐，可能会让你丧命！身体结构完成进化的人类并不适合现代社会所需要的这种工作方式，即长时间坐着。为了解决这个问题，人们正在使用站立式办公桌和采用"步行休息"等策略。我甚至更进一步，直接买了一台跑步机工作站！

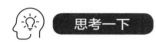
思考一下

如果有帮助的话，请利用这些见解做一些笔记，以帮助你改善自己的运动情况。

睡眠：睡眠不佳的影响

如果你想改善工作和生活中的心理健康状况、幸福感、业绩和领导力，请从改善睡眠开始。

把你的睡眠想象成银行存款余额。如果你在每天或每周结束时没有投入足够的"睡眠资金"，你的健康将最终"破产"。睡眠不足对每个人都会产生严重的消极后果，特别是对于那些专注于发挥自己潜力的人以及那些其他人所依赖的人，其影响会更加显著。

《我们为什么要睡觉》（*Why We Sleep*）一书的作者马修·沃克（Matthew Walker）博士说："我们在社会、组织、经济、身体、行为、营养、语言、认知和情感上都依赖于睡眠。"

科学家认为睡眠有两个核心功能：可以清除白天在大脑中积累的毒素，并巩固记忆和学习。如果睡眠被剥夺，则会产生一些令人惊讶的后果。

（1）睡眠不足使我们难以学习和成长。睡眠不足使我们更加健忘，因为它扰乱了记忆储存功能。而且它对我们产生新脑细胞的能力有负面影响。在这动荡、不确定、复杂且模糊的花花世界中，能够快速学习是一个基本的竞争优势，因此，我们做任何使学习或解决问题变得更加困难的事情，都是对宝贵时间的一种浪费。

（2）不良的睡眠习惯会导致更高的压力水平。睡眠不足有可能会损害部分 HAC 大脑，我们大脑中的这一部分可以帮助我们调节情绪，从而使自己保持冷静、逻辑性以及理智。这使我们更难以抑制自己的原始本能，所以我们在睡眠不足的情况下更容易做一些让自己后悔的事情，或对自己说一些消极的话。

（3）睡眠不足会影响我们的判断和决策。这包括对睡眠本身重要性的判断。麦肯锡（Mc Kinsey）在 2015 年的一份名为《睡眠不足的结构化代价》（*The organizational cost of insufficient sleep*）的报告中强调指出，46%的企业领导者认为睡眠不足对他们的领导力影响不大。与此同时，其中83% 的领导者认为他们的集体没有花足够的时间来教导高知名度、具有高职位要求的人，让他们了解睡眠的重要性。这些令人困惑的见解表明，这些领导者睡眠不足，无法做出明智的判断。

（4）不良的睡眠习惯被认为会增加前额叶皮层疾病的发病率，如阿尔茨海默病。最近一期的《新科学人》（*New Scientist*）杂志在封面上写道："为什么睡眠不足会扼杀你的大脑"。它所采用的研究表明，不良的睡眠习惯是如何对大脑健康产生长期的负面影响的。

睡眠质量和时长

睡眠质量和时长都是需要考虑的重要因素。为了帮助你进一步了解自己的睡眠质量，我创造了"睡眠电梯"的比喻。你的睡眠电梯在 5 个级别上行驶。当睡觉时，你在这 5 个级别之间上下移动。

第 5 级：你是清醒的。

第 4 级：你从清醒状态进入快速眼动睡眠状态。

第 3 级：你从快速眼动睡眠进入"第 1 阶段非快速眼动睡眠"状态。

第 2 级：你从第 1 阶段非快速眼动睡眠进入"第 2 阶段非快速眼动睡眠"状态。

第 1 级：你从第 2 阶段非快速眼动睡眠进入"第 3 和第 4 阶段非快速眼动睡眠"状态，它也被称为"慢波睡眠"状态。

你从第 5 级开始，慢慢下移到第 1 级，然后慢慢回升到第 4 级，依此类推，如此反复。当你睡觉时，你会在"睡眠电梯"中上下移动。在夜里回到第 5 级是很自然的事情，这意味着你会醒来。

最难实现的睡眠状态可能是第 1 级。但是你的目标应该是在自己的"睡眠电梯"中每晚至少 3 ~ 4 次进入第 1 级。

虽然每个人对睡眠的需求不尽相同，但现代科学表明我们每晚的平均睡眠需求如下：

- 如果你的年龄在 3 ~ 5 岁，每晚平均睡眠需求是 10 ~ 13 小时。
- 如果你的年龄在 6 ~ 13 岁，每晚平均睡眠需求是 9 ~ 11 小时。
- 如果你的年龄在 14 ~ 17 岁，每晚平均睡眠需求是 8 ~ 10 小时。
- 如果你的年龄在 18 ~ 64 岁，每晚平均睡眠需求是 7 ~ 9 小时。
- 如果你的年龄在 65 岁以上，每晚平均睡眠需求是 7 ~ 8 小时。

但这不代表你仅仅需要平均水平的睡眠时间，因为你是独一无二的，有独特的需求。

因此，做一些个人研究，来计算出你每天需要多少睡眠时间才能达到最佳状态。就我个人而言，我设定的是一周的理想目标（例如，大约 55 个小时）。这意味着如果我晚上睡得不好，我可以在周末补觉，也可以在一周内的工作日用小憩片刻来补充睡眠。

改善睡眠的 18 种方法

我已经尝试了所有的想法，其中许多已经成为我日常睡眠习惯的一部分。一如既往，这里没有任何规定，但我鼓励你尝试一下各种方法，看看哪种对你最有效果。

（1）发展一致的睡眠模式。你起床的时间会影响你入睡的时间。如果你某天早上睡过了头（如周日早上），那么当天晚上（如周日晚上）你可能就很难早早入睡。保持有规律的睡眠习惯对于良好、稳定的睡眠很重要。随着弹性工作成为常态，这可能更具挑战性。我知道保持长期的一致与规律性总是很难实现，有时睡懒觉对我们有所帮助（给你的大脑充电）。但是，以保持一致为目标将使你更有可能做到这一点，并改善你的睡眠情况。

（2）锻炼。白天做足够的运动可以帮助你在晚上睡得更好。

（3）谨慎对待咖啡因。相关数据显示，睡前 6 小时内摄入咖啡因对睡眠有负面影响，使睡眠难以达到第 1 级。

（4）减少酒精摄入量。尽管酒精有时可以使你快速入睡，但需要注意的是，它会降低睡眠质量。这将有可能导致第二天的大脑功能变差，压力变大，以及能力水平下降。

（5）喝酸樱桃汁。一项针对成年人的研究表明，每天喝两杯酸樱桃汁的人每晚能多睡 34 分钟。还有研究表明，酸樱桃含有丰富的褪黑激素，这是一种有助睡眠的激素。

（6）睡前少吃点儿食物。睡觉之前少吃一点儿碳水化合物或者喝少量富含蛋白质的饮品有助于睡眠。

（7）补充能量的小睡。利用短暂的小睡来补充睡眠对你是有帮助的。你可以研究一下自己的节奏，找出最适合你的小睡方案。我发现 15 ~ 20 分钟的小睡是最佳的，但不要用小睡来代替正常的睡眠。

（8）屏蔽社交媒体和电子邮件。睡觉前浏览社交媒体和电子邮件会让你感到焦虑，从而让入睡和得到高质量的休息变得更加困难。

（9）监控你的电子设备使用时长。手机、平板电脑、笔记本电脑等设备发出的亮光会让你的大脑认为现在是白天而停止分泌褪黑素，这是一种能够助眠的激素。因此，我建议你睡觉之前 1 小时就关上这些设备，并且不要把这些设备带到床上去使用。

（10）调暗灯光。灯光能释放一种信号，让大脑认为这是白天，因此，当你想要休息的时候，提前 1 小时调暗灯光。

（11）保持身体有适当的水分。脱水会让入睡变得更加困难，也会降低睡眠质量，平均来说，男性被建议一天饮水 2 升，而女性则被建议每天喝水 1.6 升。需要注意的是，咖啡因和含糖饮品有使身体脱水的作用。

（12）控制环境温度。睡眠可由体温下降直接触发，如果卧室的环境温度过高，就会导致入睡变得困难，睡觉之前洗个温水澡可以暂时使体温升高，然后在体温逐渐下降的过程中，你会体验到睡意。

（13）将"重返睡眠"培养为常规操作。很多人都有半夜醒来的经历，并且往往会挣扎着重新入睡，这会形成一种无益的习惯，想要打破这个不好的习惯，你需要对自己进行深入了解和研究，去找到最适合自己的重新入睡程序。

（14）营造合适的睡眠环境。人类的本能是：在黑暗并且安静的环境下，在全身放松的状态之下会更容易入睡，你需要确保卧室环境和你的入睡策略能同时满足以上三点，例如有些人在入睡之前会佩戴眼罩来隔绝光源，以辅助睡眠。

（15）为自己配置最适合的床、枕头以及床垫。你睡在什么样的平面上，这对你的睡眠质量影响很大。如果你和伴侣睡在一张床上，那么这张床是否够大？床垫的舒服程度是否足够能让你整晚睡个好觉？这方面值得你花时间去做点有用的投资。

（16）使用习惯机械师的压力管理工具和自信心建立工具。有时，人们之所以会有睡眠问题，是因为脑海里有太多无用且四处游离的纷乱思绪。在第 21 ～ 23 章，我将介绍一些习惯机械师工具，帮你在每天晚上睡前给大脑放松，成功提高睡眠质量。

（17）使用睡眠贴片。越来越多的研究表明，睡觉时用嘴贴有好处。这样做的主要作用是迫使你用鼻子呼吸。通过鼻子呼吸对健康和大脑功能的好处，与之相关的很多报道都写得非常有趣，这也是我目前正在研究的领域。

（18）戒烟。吸烟对你的睡眠可能产生负面影响，一定要提高警惕。研究认为，尼古丁所含有的精神活性成分对于高质量睡眠具有破坏作用。

创建一个进入睡眠状态的常规操作

通过我个人的一些研究，我发现做以下事情对于提高睡眠质量很有用。

- 每天晨起跑步 25 分钟，如果不想跑步，就用散步代替。
- 利用一天中的散步休息来进行补充锻炼，让我在一天结束或睡觉时有疲惫的感觉，从而更容易入睡。
- 一天喝足 2 升水。
- 每天下午 4 点之后不再喝咖啡。
- 用一些有效的书写来完成我的工作，帮助我厘清一天中哪些事情进行得比较顺利，而哪些事情第二天可以改进，并重新定义我遇到的任何困难（在本书的后半部分，我将对这些技巧做更为详细的讨论）。
- 一日三餐不吃太多，也不吃得太重口味，睡前少吃东西。
- 睡前 1 小时停用平板电脑、手机等一切电子设备，坚决不把这些设备带上床。

- 睡前 1 小时，调暗卧室的灯光。
- 睡觉之前在床上读 20 分钟书，直到睡意出现。

 思考一下

如果有帮助，请写下一些关于以上这些见解的笔记，也许能帮助你改善睡眠。

有助于养成饮食、运动以及睡眠新习惯的知识与技巧

每当我们试图改善自己的 DES 状况时，必须记住一点：稳定、微小的变化可以促进强大的新习惯的养成和重大的行为改变。我们不应急于求成，追求过快改变过多习惯。

当你想要（在你生活中的任何领域）成功做出任意改变时，以下两个重要的概念和基本思路将会对你很有帮助。

尽你所能，做到最好：与其他任何人相比，我们对自己的健康状况和表现情况都要拥有更多的控制权。例如，如果你准备好进入高质量的睡眠状态，那么，与没有为睡眠做任何准备相比，做足准备使你更有可能拥有好睡眠（但是，这也并非绝对的）。例如，你无法避免被家人叫醒这种情况的发生，但你至少可以控制自己恢复入睡的习惯。

同样，虽然你不能控制同事制造一些让你不开心的事情，但你可以控制自己的反应以及管理自己的情绪。

提前计划：我们的 APE 大脑如此强大，而且拥有巨大的优势和潜力，我们必须制订计划让它充分发挥作用。例如，如果我们知道在烹饪美食的餐厅里，我们会受到不健康、高热量食物的诱惑，我们就应该制

订一个具体的计划来帮助自己做出更健康的选择（例如，带一份打包好的午餐）。

为了让你更容易对自己可以控制的事情负责，并提前做好规划，我创建了一系列的习惯机械化工具。这里有一个工具叫作"SWAP（自我观察、目标、计划）循环模式"（图 19–3）。

要开始建立任何新的习惯，包括睡眠、饮食和运动，你可以遵循这个简单的 3 步程序：

第 1 步——自我观察。

第 2 步——目标。

第 3 步——计划。

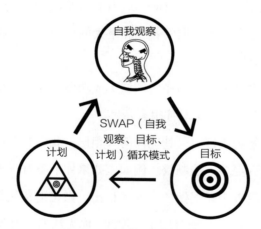

图 19–3　SWAP 循环模式

下面我们讲述该过程的工作原理。

第 1 步——自我观察

HAC 大脑位于前额叶皮层，我们可以通过自我观察来启动它（回顾一下本章开头的德约科维奇的例子）。

我们的大部分行为只是一种习惯，所以进行聪明的自我观察是一种很强大的技能，你可以用它来识别并开始改变自己的坏习惯。我们不需要像德约科维奇那种从事高强度训练的运动员那样，费尽心思进行精准的自我观察。我们只是需要在这方面做得更好一些。

为了更聪明地进行自我观察，我们可以使用我所说的"P2❶量表"（图19-4）。P2 是一个缩写，意思是"从差（1 分）到完美（10 分）"。它帮助我们了解到，我们所做的任何事情既不是一无是处的，也并非完美无缺。事实上，我们处在某种统一体的某处，循环往复。

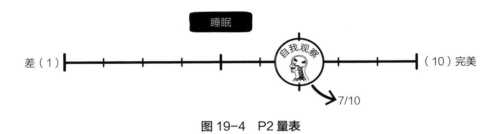

图 19-4　P2 量表

要了解如何使用 P2 量表来帮助你进行自我观察和养成新习惯，下面我会告诉你如何开始一个 SWAP 循环。首先，进行自我观察，观察对象是你的 DES（饮食、运动和睡眠）。

- 用 1 分（差）到 10 分（完美）的等级来对自己昨晚的睡眠进行评分。得分_____
- 对你过去 24 小时内的饮食进行评分。得分_____
- 最后，评价一下你在过去 24 小时内的运动情况（步行计数亦可）。得分_____

---

❶ P2 是"Poor to Perfect"的缩写。——编者注

第 2 步——目标

接下来，你需要创建一个目标。

以我自己为例（我的目标）：我打算在睡眠方面下功夫。我的分数是7 分（满分 10 分）。我希望今晚能达到 7.5 分的睡眠分数。为了实现这个目标，我今晚要多睡 10 分钟（与昨晚相比）。

要创建你的目标，首先要突出你想在未来 24 小时内努力的 DES 三者中的某一领域。

记住，我们一次只能做一个微小的改变。选择对你最有帮助的领域（如饮食、运动或睡眠）进行努力，并且这不一定会是你的最低分。

被认真写下来的良好的目标，必须具体（使用时间和地点），陈述积极的行动（用"我会"取代"我不会"），并且可以衡量（使用数量）。而类似"多睡觉""多做运动"或"吃得更健康"这些目标都太模糊了，并不会对你有什么帮助。

要记住，从小事着手（例如，不要以多睡 1 小时为目标，而是从多睡10 分钟开始，然后逐步增加）。给自己的改变增加一些动力！

读完以上内容，你也可以尝试花 1 分钟给自己未来的 24 小时制订一个小目标，可以是睡眠、饮食或运动中的任意一种。

第 3 步——计划

最后一步是制订一个详细且可操作的计划来帮助你实现自己的目标。

如同目标一样，好的计划应该是具体的以及可衡量的（例如关掉我的手机、午餐时吃一块水果、提前一站下公交车以加强锻炼）。而一个糟糕的计划是"早点儿睡觉"，这过于模糊，没有任何帮助作用。

我强烈建议你制定一个至少包含 3 个部分的计划。这是因为 APE 大脑非常强大，如果没有一个全方位多层面的计划，你失败的可能性就会增加。

我今晚多睡 10 分钟的计划是：

第 1 部分，下午 4 点前停止饮用咖啡。

第 2 部分，晚上 9 点前将笔记本电脑和手机关机。

第 3 部分，晚上 10 点前躺在床上看书。

图 19-5 所示为好的与差的 SWAP 例子：

✔ **好习惯示例**

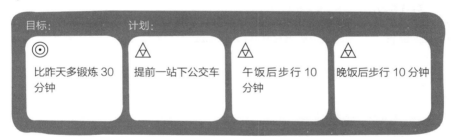

✘ **坏习惯示例**

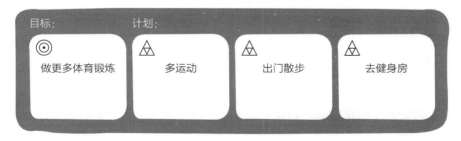

图 19-5　创造 SWAP 示例

回顾一下本章前面的部分分享过的改善饮食、运动以及睡眠状况的技巧，以帮助你制订一个有力的计划。

第 1 部分

第 2 部分

第 3 部分

在第 19 章中学到的习惯机械化语言和工具

核心术语

DES——饮食、运动和睡眠的简单速记。☑

规划工具

SWAP（**自我观察、目标、计划**）——一种帮助你开始养成任何新习惯的简单工具。☑

为期 7 天的"饮食、运动、睡眠"SWAP 工具——帮助你每天都养成更良好的 DES 习惯。☑

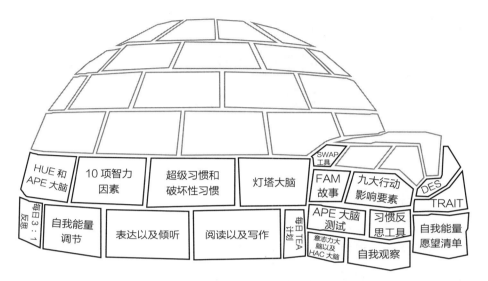

图 19-6　你的习惯脑科学的"冰屋"正在不断完善

接下来，我们将探讨如何保持良好的饮食、运动以及睡眠习惯，并介绍一个简单的计划，你可以使用它来激活九大行动要素，在自己生活的任何方面均养成可持续的新习惯。

第 20 章
制订习惯养成计划：轻松做出积极改变

奥运会金牌得主乔纳森·布朗利（Jonathan Brownlee）将他家的暖房改成了所谓的"暖气室"。他说这样一来室温能高达 37 摄氏度，他就能"在涡轮自行车训练器上挥汗如雨"。

乔纳森是从墨西哥回来后才打算改造房子的。当时他在墨西哥比赛，赢了就能卫冕世界冠军。但是在离终点还剩 700 米的时候，他筋疲力尽，双腿失去了控制。他放慢了速度，从跑到慢跑，他在离终点线 200 米远的地方止步，看起来完全走不动了。同在赛场上的哥哥——两枚奥运会金牌得主、世界冠军阿利斯泰尔·布朗利牺牲了自己的获胜机会，抓住他的胳膊，带着他冲过了终点线。

乔纳森没有获胜，也没能卫冕世界冠军。他反思了自己失败的原因，认为是自己在高温下的表现力不够。

于是他不遗余力寻找着解决办法。他去看医生，接着和英国军队一起接受训练，了解如何才能在极端条件下争取最佳表现。

由于墨西哥天气炎热，导致乔纳森无法达到最佳状态，这也证实了他平时的训练并没有那么有效。他的训练计划没能解决九大行动要素（尤其是墨西哥炎热的天气如何影响其大脑状态），因此他没能让自己做好准备，发挥出自己的潜力。

如果你想尽可能养成可持续发展的新习惯，发挥自己的潜力，那你需要考虑全部九大行动要素。让行为科学服务于你，而非与之对抗，那么你就能更轻易地在生活中做出积极改变。

本章将展示如何将九大行动要素付诸实践，从而帮助你不断系统地养成可持续习惯。

同时激活九大行动要素

交换周期包含了习惯形成过程的第 1 步和第 2 步，因此要想做出任何积极改变，建立交换周期是个很不错的方法。

第 1 步，认识到需要养成某个新习惯。

第 2 步，考虑养成新习惯所需的知识技能。

但是，为了更好地帮助自己养成新习惯，还需考虑第 3 步——使用九大行动要素创建"习惯养成计划"（图 20-1）。以下是具体步骤。

本章将以"养成更佳睡眠习惯"为例，展示如何制订习惯养成计划。首先，想一想九大行动要素及其与睡眠的关系。

想象你要养成一个更好的睡眠习惯，然后看看下面九大行动要素能怎么帮到你。

1. 习惯机械师心态

希望你现在已经很清楚自己的大脑不是一成不变的，是可以做出改变的（比如你能养成更好的睡眠习惯）。

2. 大脑状态

选择在一天内最有意志力的时候（比如早上）完成 DES 交换周期计划。

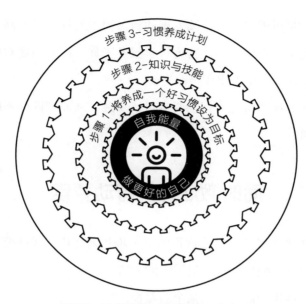

图 20-1　习惯养成过程的 3 个步骤

3. 微小变动要素

交换周期中的目标设定原则是"微小、明确"（比如今晚比昨晚多睡 5 分钟）。这能有效提高成功概率，让你更容易看到自己发生一些积极变化势头。

4. 个人动机

为什么要改善睡眠习惯？是担心自己长期的大脑健康，还是让自己在工作时更有效率从而加薪？把改善睡眠习惯和自己的长期目标以及 FAM 故事联系起来。

5. 个人知识和技能

现在你明白了为什么睡眠很重要，也懂得了如何改善睡眠。下一步就是把交换周期看作一个工具，通过它应用自己的新知识和技能。交换周期转得越快，你收获的就越多。

6. 社区知识和技能

和他人分享自己关于改善睡眠的新知识和技能，不仅能让自己加深理解，还能帮助他人养成好习惯。

7. 社会影响力

社会影响力是一种双向影响力。如果我们帮助自己的家人、同事、朋友等，他们会受到我们的影响。同样，如果想养成新的睡眠习惯，那你也得鼓励家里人这样做（也就是鼓励他们养成自己的睡眠习惯），这样一来你能更轻松地养成新习惯。

8. 奖罚

第二天有重要的工作，你前一天就想着今天要睡个好觉。如果睡得好，你就会得到"奖励"（感到精神振奋、蓄势待发），但如果睡得不好，就会受到"惩罚"（感到昏昏欲睡、精神懈怠）。把你改变的动因和自己的个人动机及 FAM 故事联系起来。无论怎样，确定变化是否成功从而提供奖惩对你很有裨益。

9. 外部触发器

外部触发器是指周围触发行为的物理和数字提醒。你可以设置闹钟提醒自己该上床睡觉了。完成 DES 交换周期也是个触发因素。最后，家里人都努力养成更佳的睡眠习惯也会是个很好的触发器。

习惯养成的"绊脚石"：极度无用情绪

制订习惯养成计划前，需要考虑极度无用情绪阻碍你做出积极改变的可能性。为了协助你完成这一点，本部分搭建了特殊的习惯机械反射工具，名为"极度无用情绪如何阻碍改变"。

极度无用情绪如何阻碍改变

使用该工具之前你最好是已经选定了要养成的习惯，但如果还没有确定的话，该工具也具备洞察力，能帮你理解极度无用情绪是怎么影响你，如何阻碍你进行积极改变的。

以下 15 条陈述了为什么极度无用情绪可能阻止你养成新的好习惯，诱使你保持现有的坏习惯。同意则在后面的括号中打√，不同意则打 ×。

（1）新的好习惯不能在短期内给我回报，那我很难养成这个习惯。（　　　）

（2）当前的坏习惯让我短期内感觉良好，但以后可能会后悔，我还是觉得值得保留这个习惯。（　　　）

（3）新的好习惯养成很困难，放弃它能让我在短期内更舒服。（　　　）

（4）感觉越来越难的时候，放弃也无可厚非。（　　　）

（5）养成新习惯很无聊或让人沮丧，那么放弃更好。（　　　）

（6）比起长期的成功，我更喜欢短期的良好感觉。（　　　）

（7）周围的人还保持着以前的坏习惯，我养成新的好习惯会让他们对我有不好的看法。（　　　）

（8）我明明练习了一会儿，但是还是做不好，那我肯定永远都做不好。（　　　）

（9）我没礼貌不是我的错。（　　　）

（10）要是尝试养成新习惯结果失败了，大家都会议论我的，所以我不能这样。（　　　）

（11）虽然我知道养成新习惯对自己更好，但是这会让我看起来很奇怪（比如工作累了离开办公桌出去走走，休息一下）。（　　　）

（12）承认自己尚有不足会让我觉得自己很软弱。（　　　）

（13）今天没做好没关系，明天再养成好习惯也来得及。（　　　）

（14）要是我想养成新的好习惯，结果失败了，那我就是个失败者。（　　　）

（15）大家都有坏习惯，我怎么就不能有呢？（　　　）

现在看看你打√的句子。详细写下你觉得极度无用情绪阻止你养成新的好习惯的原因或方式。以此句开头："我的极度无用情绪可能会阻止我……"

_____

_____

_____

_____

制订你的专属习惯养成计划

最后，制订一个习惯养成计划（图 20–2），帮助你激活九大行动要素（让他们为你服务，而非与之对抗）。

如果你已经选好了要养成的习惯［比如第 19 章所说的饮食、运动、睡眠计划中的 SWAP（自我观察、目标、计划）中的目标］，那么以下问题将让你事半功倍。如果还没有选好，这些问题同样具备监测能力，能帮助你理解建立可持续的新习惯都需要做些什么。

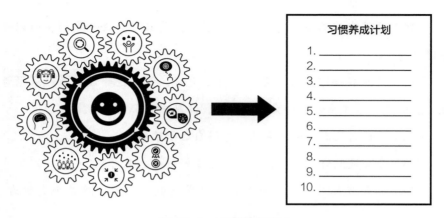

图 20-2　习惯养成计划

写下你的答案。

（1）写下自己想要养成哪个新的好习惯，务必小而具体（你的目标）。

_____

_____

　　示例：今晚比昨晚多睡 10 分钟（而不是像 "多睡点觉" 这样的模糊
描述）。

（2）写下你目前正在做的事情（指坏习惯，而非想要养成的好习惯）。

_____

_____

　　示例：熬夜看电视，没有按时睡觉。

（3）写下是什么提醒或触发了这个坏习惯。

_____

_____

　　示例：一直有新内容可以看（电视点播），很有趣，而睡觉很无聊。

（4）写下你要怎么提醒自己（触发自己）每天坚持新习惯。

_____

_____

示例：使用"每日DES交换计划"，把它贴在冰箱上，提醒自己每天按计划完成。设置闹钟提醒自己上床睡觉。

（5）写下养成新习惯需要哪些新知识和技能。

_____

_____

示例：自己做些研究，更好地了解影响睡眠质量的因素，了解对抗这些因素的技巧。

（6）如果新知识和技能有帮助，写下在哪里、怎样获得所需的新知识和技能。

_____

_____

示例：重读第19章的"睡眠"一节。

（7）详细描述自己为什么要养成这个新习惯。

_____

_____

示例：更能让自己每天状态达到最佳，工作表现出色从而升职。

（8）谁能帮助你养成新习惯？（理想状态一般是对方也在同时养成相同或相似的习惯。）

_____

_____

示例：我的家人。还要让他们使用"每日DES交换计划"。

（9）养成新习惯后你能得到什么？这种获得感可以是内部的、外在的，也可以是社交上的。

_____

_____

示例：让我感觉更好，浪费更少时间，高效率工作更长时间，能花更多时间和爱的人待在一起。

（10）不养成新习惯的代价或惩罚是什么？

示例：与第9点所述所有情况相反。

我想说我做好了成为一名习惯机械师的准备，也做到更好了。这并不容易，而且需要巨大的勇气。很多人没有这个准备。我并非指责他们，只是我们处于一场学习战争中，做好准备的人的胜算很大。

但你是不同的——你积极主动，并全力以赴做更好的自己。你正在掌控自己的未来，你要为自己的健康、幸福和表现负责。记住，完美不是目标。我们的目标很简单，就是每天都自我感觉更好、做得更好。

分析自己的习惯时，你可能不喜欢自己所看到的一切。别担心，不是只有你是这样。挑战自己，让自己做得更好，努力成为一名习惯机械师。如果你能一次改变一个小小的习惯，坚持不懈、不断尝试、不断试验，你肯定能收获更好的结果！

在第 20 章中学到的习惯机械化工具

规划工具

习惯养成计划——养成新习惯时，该工具能助你激活九大行动要素。☑

自我反省工具

极度无用情绪如何阻碍改变——该工具能帮你反思极度无用情绪是如何影响你的，怎么阻碍你养成新习惯。

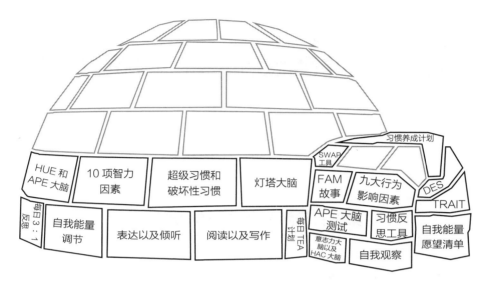

图 20-3 你的习惯脑科学的"冰屋"正在不断完善

接下来看看激活管理——培养新习惯的过程中，激活管理与 DES 一样重要。

第 21 章
管理激活水平：成就最佳自我

案例：新西兰全黑队的心理韧性

新西兰全黑队❶可以说是人类历史上非常成功的橄榄球运动队之一。他们100年内的胜率约为77%。近期这一比例为80%。2015年10月，他们成为第一支连续卫冕橄榄球世界杯的球队。

那场世界杯赛后，许多媒体着重报道全黑队如何利用集体和个人的心理韧性应对球场上的挫折和挑战并最终获胜。

全黑队强大的韧性并非队员天生就具备的，而是通过刻意养成心理技能培养出来的。2000年至2009年，似乎是因为压力过大，全黑队遭遇了几次重大滑铁卢。这种韧性就是在这几次失败后形成的。

全黑队尝试发展一种注重个人品格和杰出领导能力的文化，其座右铭之一为"更好的队员让全黑队更好"。他们在场上的主要策略就是"保持蓝色脑袋"（保持冷静），这也是最佳的状态，避免经常无用且让人恐慌的"红色脑袋"（不能保持冷静）。这是全黑队智慧的自我观察过程。通过该故事你可以学习如何使用类似方法来管理所谓的"激活"。

---

❶ 新西兰全黑队是新西兰的国球——橄榄球的国家队。——编者注

本章将介绍激活的概念，展示如何主动管理你的"激活水平"。

认识激活

激活的力量

全黑队的蓝色脑袋和红色脑袋也可以叫作激活。如果你想发挥潜力做到最好，那么你必须学会调节精神状态，管理身体活动。

激活（图 21-1）是本书提出的一个概念，目的是让人们更轻松地管理自己的睡眠、放松／休息时间、注意力和压力水平。

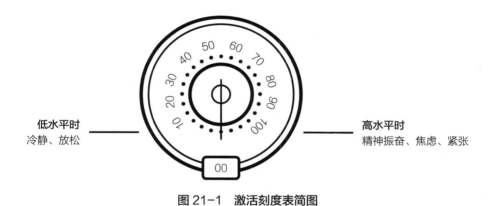

图 21-1　激活刻度表简图

要想健康快乐、获得成功，不仅要优化 DES 习惯，还要培养更好的"激活管理"习惯。上述因素相辅相成，达到正确的激活水平能帮助你更快养成 DES 习惯，而养成更好的 DES 习惯能让你更轻易达到最佳激活水平。

要想在以下各方面养成好习惯，激活管理必不可少。

● 改善饮食、运动和睡眠，提高大脑表现力。

● 提高压力管理能力。

- 减少无用的思考。

- 专注于提高生产率、创造力和解决问题能力。

- 建立并保持强大的信心水平。

- 增强抗压能力。

- 增强领导力，提高个人和团队绩效。

以上诸多要素让你更能平衡工作与生活。

"激活"是什么意思

想象一个从 0 到 100 的刻度表（图 21-2）。

刻度表中的 0 表示没有生命数值。数值较低表示感觉困倦、平静或放松。高数值代表精神振奋、兴奋或紧张。心跳剧烈的时候刻度可能达到100。

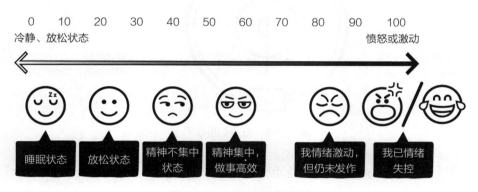

图 21-2　不同的激活水平

了解自己对不同任务和活动的理想激活水平，拥有足够的知识与技能来控制激活，是健康、幸福和表现的核心要素（想象一下，激活数值到100 了逼自己睡觉的感觉）。

通过多年来对自己的激活水平做的个人研究，我已经计算出做不同任务和活动需要的理想水平。如下所示：

- 睡眠——数值为 1 ~ 5。
- 放松 / 关机——数值为 10 ~ 20。
- 数值为 30 ~ 50 更容易分心，面对需要完成的困难工作更拖延。
- 进行重要工作——数值为 55 ~ 60。
- 发表演讲——数值为 65。
- 精力充沛到能打橄榄球——数值为 80 ~ 85。

你的最佳水平和我的不尽相同，但我相信会有很多相似之处。

评估理想的激活水平

简单的自我观察练习能帮你了解自己的日常活动水平。记住，自我观察是 SWAP（自我观察、目标、计划）的第一阶段。

如果不能百分之百确定答案，也不要担心。不确定的时候就凭直觉去做。越多考虑激活水平，就越能了解哪种激活水平最适合你。

第一步，写下你认为自己现在的激活数值。

然后站起来，现场上下跳跃 5 ~ 10 秒。再写下你的新激活数值。

小贴士：站起来走动可以迅速提高你的激活水平。

第二步，写下你认为今晚深度睡眠所需的理想激活水平（比如 1 ）。

第三步，想想你实现正确的睡眠激活水平的难易程度。从 1（难）到 10（易）对此排名。

要想在工作中表现出色，需要达到一定的激活水平。一般来说，人们在激活数值为 50 左右才能高效工作，本书将其称为"理想的工作激活水平"。

写下你理想的工作激活水平（比如 55）。

对你而言，持续这种理想工作激活水平难度如何？从 1（难）到 10（易）对此排名。

 思考题

如果此方法有用，写下你学到的有关激活水平的笔记。

促进学习的不同激活水平

"激活"会对你生活的各方面有积极或消极影响。你有没有试着读过一份复杂的报告，感觉文字在眼前弹跳，但是大脑里一片空白？

出现这种情况的问题在于激活水平不够。警觉是集中注意力的第一步——不警觉就很难从复杂的报告中提取信息。因此，要尽可能提高自己在某项任务上的注意力、学习能力和表现力，第一步就是了解何种激活水平最适合该任务。

如果要读完一篇复杂的文章，你觉得应该达到何种理想激活水平（数字），写在该处。对我来说，是_____。

你的理想工作激活水平应该在某个范围浮动，而不同学习任务在不同时间内所需的理想激活水平也不同。所以，无论是在早上、中午还是傍晚做任何事，重要的是了解自己（对于不同的任务和活动）的理想激活水平，让自己尽量达到理想的水平。第 25 章将详细解释大脑状态，展示如何创建"意志力故事"，从而强化你每天的注意力。

提高表现力的不同激活水平

激活也可以用作表现力。例如，要达到一定激活水平（如 65）才能提供出色的演示文稿。

据报道，新西兰橄榄球运动员在训练和比赛中会有意识地进行激活管理。橄榄球是一项体能运动，其中一些技巧需要高强度的表现力。比如，成功做一个橄榄球铲球动作需要极高的激活数值（如 85）。要是激活数值太高的话（如 99），你可能因犯规被罚。

然而其他橄榄球动作（比如做一次完美的点球）需要的激活数值就低得多，可能只要 50。

因此，不同的活动有不同的理想激活水平。你需要不断切换以提高自己的表现力。

放松激活水平

除了考虑学习和表现力的理想激活水平外，放松的理想激活水平也很重要（比如休息或放空）。睡眠是给大脑充电的终极手段，但是放松活动对大脑也很重要。本书将这些活动称为"非睡眠充电"。

研究表明，许多人没有最大化利用放松和休息时间，导致大脑无法正常充电。明明休息一段时间你应该感到精神振作、精力充沛，但很多人却越休息越累。

此处的障碍物是极度无用情绪。这种情绪会为你不断搜寻威胁和问题，或找一些愉悦新奇、刺激有趣的事情。这些活动需要更高水平的激活数值，但是我们给大脑充电时需要的激活数值却远低于此（如休息的时候玩手机、和别人聊天，或者担心无法控制的事情并非给大脑充电的好方法）。

想想休息时间该达到的理想激活水平，让自己头脑平静从而给大脑充

电（例如，休息时间我会将自己的激活水平降低到 20）。把这一水平列为
自己最佳非睡眠充电水平。

写下你的最佳非睡眠充电激活水平：＿＿＿＿＿＿

高效管理自我激活水平

面对不同的任务，面对一天中的不同时间，观察自己、认识所需的激
活水平（目标）是激活管理成功的第一步。你还需要计划让自己的理想激
活水平成为现实。

为了帮助你制订更好的计划，本节将从介绍与激活有关的大脑化学物
质开始探索激活管理背后的脑科学。

正确掌握基础知识——科学激活

大脑活动是由电脉冲或叫作神经递质的化学信使产生的。神经递质可
以帮助你进行激活管理。

谷氨酸和 γ-氨基丁酸是与激活有关的两种重要神经递质。谷氨酸刺
激大脑，而 γ-氨基丁酸能减缓活动。还有另外三种神经递质特别重要。

5-羟色胺能控制大脑活动，降低激活水平。

去甲肾上腺素能让你达到专心工作、学习和练习所需的激活水平。

多巴胺能让你注意力紧密集中在所学的东西上。多巴胺的显著功能之
一就是让你快乐，它也像大脑的存储键，是我们吸收新知识的关键要素。

成功管理 DES（饮食、运动、睡眠）能为大脑分泌正确的化学物质，
能让这些化学物质最大化正确运作。这就是为什么你需要注意培养良好的
日常 DES 习惯，因为这样你就能更容易管理激活水平。

以上介绍了激活管理需要的基础知识，接下来展示在激活管理计划中

可以使用的特定技术和工具。

呼吸管理

呼吸管理对于提升或降低活跃度而言是最佳技巧。

提升激活度与通常所说的战斗或逃跑反应密切相关。这一系列活动是由大脑 HPA（下丘脑–垂体–肾上腺）轴针对压力作出的反馈。

20 世纪 70 年代，哈佛大学赫伯特·本森（Herbert Benson）教授撰写了《放松疗法》（*The Relaxation Response*）一书，讲述了如何成功管理战斗 / 逃跑反应。

本森表示，呼吸是我们最能控制的战斗 / 逃跑因素。通过降低呼吸频率，可以放缓心率、降低血压、放慢新陈代谢、缓解肌肉和精神紧张。因此我们可以利用降低呼吸频率来降低激活水平。

同样，增加呼吸频率能提升心率、提高血压、加速新陈代谢、加强肌肉和精神紧张。

因此，要增加活力可以加快呼吸，或做一些使呼吸加速的活动。

要想控制好呼吸，先得了解思维是如何工作的。想一想，你的思维分为两个不同但相互关联的部分：自言自语和心理意象。

控制自己的思想

什么叫控制自己的思想？为了理解这一点，先思考一下全黑队在比赛中是如何控制其激活水平的。前全黑队球员布拉德·索恩（Brad Thorn）是有史以来最成功的橄榄球运动员之一。他在 22 年的职业生涯中赢得了 20 个主要冠军头衔，其中包括一次世界杯。

在《独立报》的一篇文章中，时任全黑队主教练的格雷厄姆·亨利（Graham Henry）透露，索恩曾对自己的情绪进行有效降温。他往自己身上倒了瓶水，于是他在赛场上从毫无益处的"头脑发热"状态（如激活水平为 90 ~ 100）降到了有利的"头脑冷静"状态（如激活水平为 50 ~ 80）。

人们常常会形容体育赛事中运动员心里有火、血管和头脑中有冰，不能让这团火把关键的冰融化掉。因此，往自己身上泼水是索恩确保自己的"火"不会融化"冰"的方式。

我们能从中学到什么

我们需要意识到索恩下意识地做了个决定，他往自己头和脸上浇了水，这样能帮他达到更有利的思考状态。索恩就像个黑客，他有意"侵入"了自己的大脑，调节了自己的情绪。

为了了解索恩的思维，剖析我们学习的经验，我们需要深入挖掘"自我对话"，也就是脑海里的显性意识。

自言自语和焦点词语

为了督促自己，我们会对自己说："明天之前得完成这份报告。""我好累，得早点睡。""那个甜甜圈看起来很美味，我一定要尝尝！""我现在很生气，得往头和脸上浇些水让我冷静下来。"

上述话语表示你在自言自语。

要想有效控制激活水平，肯定得控制好自言自语。为了帮助自己更高效地思考，我们会刻意使用"焦点词语"。比如我告诉自己要"专注"并"继续做下去"，这样能提高自己的活力。告诉自己"专注呼吸，放缓速度"则能让你减少活动、身体放松。

如果你无法控制自言自语，那你可能会告诉自己一些负面的信息，比如"我很紧张""我没用"，或者晚上躺在床上告诉自己，要是没有睡个好觉明天就完蛋了。这些话没法帮你控制激活水平，反而会触发压力反应

（第 22 章将详细阐述"压力反应"）。好消息是，你能通过练习提高对自言自语的控制能力，本书后续部分会讲到具体方法。

心理意象与焦点画面

除了自言自语，我们还会利用焦点画面或心理意象进行思考。心理意象是思维的重要部分，也是你会经常用到的工具。

例如，想一下你家的前门。在没有任何视觉刺激的情况下，你能在脑海中看到相应的画面。

而视觉上，你不断地在现实看到的东西（如面前的书本）和脑海中的画面之间来回切换。

有意利用画面帮助自己有效思考称作"焦点画面"（focus picture）。比如，有意地放慢呼吸时，想象脑海中的激活刻度盘数值越来越低，降低自己的激活水平。而想象激活刻度盘数值升高则能提高激活水平。同样，想象自己躺在宁静的海滩上能让自己放松，而想象以前让自己心烦的人则会让自己情绪激动。

无法控制脑中画面的时候，你可能会看到最坏的情况，这样一来没法帮助你控制激活。好消息是你可以通过练习提高自己对心理意象的控制力，后续会讲到具体方法。

索恩的自言自语与心理意象

我们无从知晓索恩往身上浇水时在想什么。但是他很可能是结合运用了自言自语（焦点词语）和心理意象（焦点画面）。以下绘制了关于其思维过程的假想例子。本图是为了让你了解如何更好地使用焦点词语和画面进行激活管理。

首先，索恩很机灵，他做了自我观察发现自己没有处于正确的激活水平（图 21-3）。于是他自言自语："你得甩掉红色脑袋，转为蓝色脑袋。"

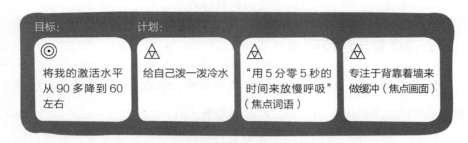

图 21-3　索恩的假设目标和计划

其次，在自言自语的同时，他的脑海里也在想象激活刻度盘，注意到它的数值攀升得太高了。

接着他可能设定了一个目标，对自己说："我得让自己的激活水平从 90 多降到 60 左右。"这里的激活数值 60 成为其目标。

最后，为了改变激活数值他做出了计划，第一步就是往自己身上倒了瓶水。

倒完一瓶水之后，就该控制呼吸了。

他应该使用了"集中"的放松技巧，旨在通过降低呼吸频率、柔软身体实现自我放松。这种技巧要求首先以舒适的姿势站着或坐着，保证身体的重量平均分布在左右两侧。

索恩站着，为了达到他心里的中心位置（焦点画面），他背靠柔软的软垫墙，确保双腿伸直而平靠在墙上。接着他可能自言自语（焦点词）从而专注于放缓呼吸至 5 ：5 的呼吸模式——呼气 5 秒、吸气 5 秒，重复该步骤并与自己交谈。

他可能告诉自己用鼻子吸气，将空气吸进肺里，然后用"轻松""放松"这一类词缓解肩颈肌肉紧张。最后他可能在脑海中想象了激活刻度盘，呼气时集中注意力让刻度盘从 90 多降到 60 左右。

上述一系列步骤可能发生在 60 秒内。由于索恩练习过激活管理，无论是理论知识、实践技能还是日常习惯，这对他来说是相当轻松的过程。

当然，我知道坐在办公桌前的你不可能往自己头上浇水，所以你不用亦步亦趋学这个例子。以下会展示如何将这些想法应用到日常生活中。

 思考一下

如果上述内容对你有帮助，请写下所学的关于呼吸管理的笔记，重点是利用焦点词语和画面进行激活管理。

案例：索恩的激活管理

想想索恩在 TRAIT 习惯循环中的激活管理。

触发器是他识别出自己的红色脑袋状态。

他习惯使用自言自语和心理意象来放缓呼吸，放松身体，并往头上和脸上泼冷水。

他的 APE 动机是，这个习惯能让他表现更好，得到相关奖励——如赢得橄榄球世界杯比赛。

最后是训练效果，索恩针对该习惯练习得越多，对他而言就越简单。

以灯塔型大脑为背景，可以想象索恩使用该技术将其意志力转移到最有利事件上。练习得越多，意志力就越能促使极度无用情绪注意到有利想法。

索恩的例子展示了呼吸管理、自我对话和心理想象对于成功激活管理的重要性。

挖掘激活管理技能：最佳激活水平和日常激活水平

白天如何自我监控激活状态

为了帮助你有效将日常任务和活动与正确的激活水平相匹配，本书构建了"最佳激活水平审查"习惯机械工具（图 21–4）。

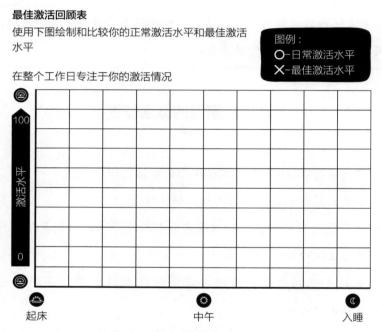

最佳激活回顾表
使用下图绘制和比较你的正常激活水平和最佳激活水平

在整个工作日专注于你的激活情况

图例：
〇-日常激活水平
✕-最佳激活水平

激活水平
100
0

起床　　　　中午　　　　入睡

图 21-4　**最佳激活水平审查空白模板**

你可以采用该图表跟踪比较自己日常的正常激活水平和最佳激活水平。如果你时而在办公室工作，时而居家办公，你可以分情况分别创建单独的表格。

完成你的最佳激活审查
该工具将帮助你了解更多关于你的最佳激活的信息。水平刻度代表一天——从早上醒来到晚上睡觉，垂直刻度显示从 0 到 100 的激活级别。

我用了一个自己的个人案例来帮助你理解"最佳激活审查工具"（图 21-5）是如何帮助我改进激活管理的。首先，我在图表里绘制了不同的 〇 以标记自己的正常激活水平。

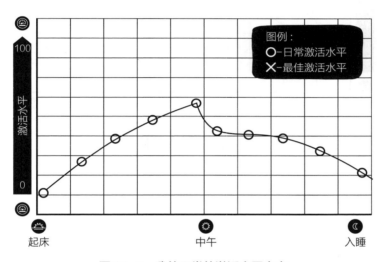

图 21-5　我的正常的激活水平审查

在改进激活管理前，我早上醒来到中午，激活水平逐渐上升，达到大约 60。午餐后回落较快，感觉并不理想。

画出正常激活曲线后，用 × 画出一天中最佳的激活水平（图 21-6）。

通过这种方法能确定一天中最大的激活挑战时间段（早上和午餐后），以此改善激活管理。第 25 章将通过每日"意志力故事"详细解释如何改善激活管理。以下将分享具体的激活管理技巧，可以立即使用。

如何提高夜间激活管理水平

确定了每天最大的激活挑战后，在呼吸管理、焦点词语和画面的基础上，本节将深入挖掘激活管理改进技能。

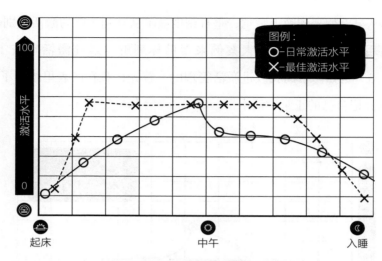

图例：
○-日常激活水平
✕-最佳激活水平

激活水平
100
0

起床　　　　　　中午　　　　　　入睡

图 21-6　我的最佳激活水平审查

比如睡眠，想睡觉的时候需要降低激活水平。想想第 19 章睡眠电梯的比喻，睡眠有 5 个层次，你在这 5 个层次之间移动，就像电梯在建筑物的 5 层楼梯间上下移动一样。

从级别 5（清醒）开始，慢慢向下移动到级别 1（慢波睡眠），再回到级别 4，依此类推。睡觉时，你在睡眠电梯里上下移动，因此晚上回到 5 级（清醒）也不无道理。

接下来思考如何减少这种移动从而确保更好的睡眠质量。

不要让科技无意中提高你的激活水平

为了将激活水平降低到足以入睡，大脑需要释放足够的有助睡眠的激素，即褪黑素。褪黑素的释放受光控制。白天，褪黑素量低，而发光的屏幕也会降低褪黑素水平，如智能手机、平板电脑或笔记本电脑发出的光。

看这些设备除了会降低褪黑素水平，还可能让你兴奋，增加神经递质，如去甲肾上腺素和多巴胺。它还可能给你压力，增加与战斗 / 逃跑反应相关的激素，如皮质醇。无论哪种方式，看这些设备都会影响你达到理想的睡眠激活水平。

因此，达到睡眠激活水平的第一步是在睡觉前一小时关闭电子设备，不要在床上使用它。

合理利用温水

用温水（比如洗澡）可以帮你降低睡前的激活水平。体温降低能促进睡眠，温水冲浴后身体的表面温度会降低，有助于降低激活水平并促进睡眠。

使用焦点词语和焦点画面

你还可以使用焦点词语和画面来降低睡前激活水平。在脑海里想象激活刻度盘是直接降低激活水平的好办法，通过想象焦点画面、使用焦点词语帮助自己放缓呼吸。调整 4 ∶ 7 的呼吸模式（或者任何适合自己的呼吸模式），告诉自己慢慢吸气 4 秒，感觉肚子像气球一样膨胀，然后慢慢呼气 7 秒，感觉肩膀和脖子放松。这样做的同时你可能会看到脑中的激活盘数值越来越低。重复此操作直到达到需要的激活水平。观察自己，了解何种呼吸模式最适合自己。

还有一种使用焦点词语和画面间接减少激活的方法：专心回忆一个满是积极记忆的假期。焦点词语就是从头到尾自己讲述假期发生的事情，而焦点画面就是回忆那个假期的场景，就像看电影一样。可以使用类似的方法，但要专注于你最喜欢的散步上。

以下要素也可以帮你降低激活水平：

- 确保卧室凉爽、安静、昏暗。
- 注意每日咖啡因摄入量。
- 白天喝足够的水以防止脱水。
- 学习渐进性肌肉放松。

渐进性肌肉放松

渐进性肌肉放松是一种放松技巧，主要在睡前或床上使用，目的是系统放松身体的不同肌肉。比如从脚上的肌肉群开始，一直放松到脖子和头部。

一次专注放松一个肌肉群，通过有意识收缩和放松肌肉，能缓解肌肉的紧张。自言自语（焦点词语）和意象（焦点画面）在这一步很重要。我们从右手开始学习如何做到这一点。首先自言自语，告诉自己握紧拳头。接着告诉自己张开手，放松，想象手像羽毛一样轻。放松手指后，注意力来到右小臂，再次告诉自己尽可能地收紧此处肌肉，然后放松它，依此类推。循序渐进地进行系统放松，瞄准身体中不同的肌肉，直到整个身体都感到放松，此时你成功降低了自己的激活水平。

如何改进日间激活管理

如果你实现了良好的睡眠激活水平，那么你的睡眠应该不错，早上控制激活就会更加容易，想象一下午饭之后，自己努力达到理想的激活水平。

你觉得自己午餐后的激活水平应该是 40，但是理想数值却是 60。因此你的目标是让数值更规律地提高到 60。

以下是一些激活管理技巧，借助它们可以提高你的午餐后激活水平。

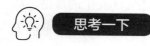 **思考一下**

如果上述内容对你有帮助，睡前请写下你所学到的有关降低激活水平的笔记。

食物

思考一下午餐吃的食物会如何影响你下午的活力。血糖指数（GI），主要衡量含碳水化合物的食物提高血糖水平的速度。GI 指数高的食物被称为高 GI 食物，而低 GI 的食物虽含糖，但糖分提升血糖速率较为缓慢。

白面包、白米饭、土豆、巧克力棒和含糖饮料这样的高 GI 食物会让你的激活水平迅速达到峰值，但很快激活水平就会降低，让你备感疲倦、反应迟钝。

而全麦面包、坚果、部分水果蔬菜等低 GI 食物，则通过缓慢保持血糖指数，实现更稳定的激活水平。

锻炼

午餐后锻炼也会增强你的活力。无论是走一小段路，还是去健身房做比较剧烈的运动，锻炼都能帮你增强基本活力，增加脑中的化学物质，如多巴胺和脑源性神经营养因子，能帮你在下午时段增强注意力。

自言自语与心理意象

与前面提到的睡眠习惯相似，你还能通过自言自语与心理意象提高激活水平。

在脑海中想象激活刻度盘数值不断升高（焦点画面），同时自言自语（焦点词语）帮助自己增强呼吸模式。使用身体触发器也有效果，比如站起来、握紧拳头。通过练习找到一种策略帮助自己快速增强活力。这种技巧实施起来简短而迅速，如果办公室里有同事在工作，还是保持安静吧。

音乐

我们还能利用背景音乐管理激活水平。不要直接听音乐，而是给工作加个背景节奏和韵律。比如熟悉的古典音乐最能帮助我专注于有挑战性的工作。

如何改进激活管理的表现

想象自己为一项体力任务而振作，比如做演讲或参加运动。有时你需要提高激活水平，从而让自己在此类活动中达到最佳状态。

思考一下

如果你认为对自己有帮助，请写下一些笔记，详细说明你在如何更好地管理激活水平方面学到的知识。

本节中介绍了许多增加或减少激活水平的见解和技巧。好的 DES 习惯能帮助我们进行激活管理，这意味着你更能有效地集中精力、学习、表现和放松。

接下来将讲到，良好的激活习惯对压力管理、自信、专注、高效、抗压、出色领导力的重要性，还能帮助自己成为习惯机械师和首席习惯机械师。

在第 21 章中学到的习惯机械化语言和工具

核心术语

激活水平——这是本书中提出的一个概念，方便你理解和管理能量水平、警觉度和焦虑感。☑

焦点词、焦点画面——使用这些技能能帮你控制自己的思想。☑

规划工具

最佳激活水平审查——帮助跟踪、比较和改进白天激活水平的工具。

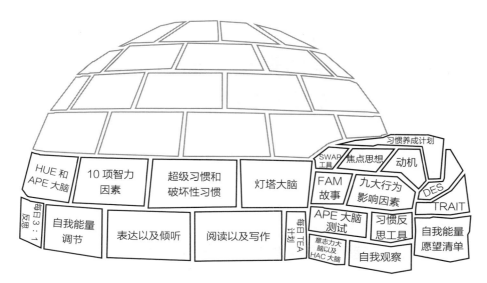

图 21-7　你的习惯脑科学的"冰屋"正在不断完善

接下来谈谈如何更好地管理压力，如何减少胡思乱想的时间。

223

第 22 章
压力管理：更好地控制极度无用情绪

案例：在压力中重建信心的杰西卡

备战2008年北京奥运会期间，一位英国运动员杰西卡在训练中右脚三处骨折。她伤势严重，不仅错过了北京奥运会，还被告知可能无法再以职业运动员的身份参加比赛。

为了能继续跳远，她不得不更换起跳脚。对于一名职业运动员而言，这就好比换了只手写字，还必须用那只不习惯的手写出世界上最好看的字。也就是说，杰西卡在做一项她从没做过的事情：左脚跳远。如果不学会，她收到的资助会减少，她也无法成为世界最佳七项全能运动员。一周前，她还预备在2008年奥运会上夺金，结果下一周医生就告诉她她可能没法比赛了。那段时间她信心崩溃，对未来充满巨大的担忧和焦虑。

但她并没有屈服。她坚持了下来，找到了新的精神力量。杰西卡努力调节压力，重建信心。过程并不容易，但她不断深入，持之以恒。

结果怎么样呢？2009年8月，杰西卡在柏林世界锦标赛上获得七项全能金牌。2011年和2015年她又包揽了两枚世界锦标赛金牌，

2012 年伦敦奥运会上她又斩获了一枚金牌。如今她已是田径史上公认的伟大运动员之一。

她是怎么做到的呢？

本章将展示杰西卡和其他领域世界顶尖者（包括保罗·麦卡特尼❶）如何克服压力实现目标并发挥潜力，告诉你如何使用一系列以科学为基础的习惯机械压力管理工具。这样你在生活和工作中能花更多的时间专心做对你有用的事情。

先介绍一下大脑科学，说说我们为什么会感到压力吧。

压力的来源：意义系统错位

首先，了解 APE 大脑的作用：

（1）让我们活下去。

（2）让我们意识到别人对自己的看法。

（3）节省精力。

上述要素不仅驱动着我们，也驱动着我们的习惯。但在现代世界，我们经常延迟满足、朝着长期目标努力、保持勤奋、迅速适应变化。人类进化方式与人类自我期待脱节，因此我们发现极度无用情绪不停地影响着我们。

这些影响的结果是什么呢？就是压力。压力太大会让我们感到不舒服。

---

❶ 歌手、词曲作者、音乐制作人，披头士乐队成员。——编者注

压力在一定程度上是大脑中的一种化学反应。脑中释放与压力相关的化学物质，称为战斗／逃跑（或冻结）反应。

压力并非一无是处，一定程度的压力甚至有利于个人成长和发展，但过大的压力有害健康，会降低幸福感、削弱表现力。

任何压力都来自经历，也就是科学家所说的"事件"。

例如：

● 事件——为办公室里的某个人开门。

事件发生后，我们对接下来发生的事情有一种潜意识的"期待"。

例如：

● 期待——对方要有礼貌，要说"谢谢"。

心理学家认为，这种对将要发生的事情进行预期是"全局意义"。而实际情况——比如那个人无视了自己而没有道谢，这叫作"情景意义"。

期望发生的事情（全局意义）和实际发生的事情（情境意义）不同时，你会感受到压力，也就是所谓的"意义系统错位"。

比如你给某人开门，希望他说声"谢谢"，但是他却没有说，这会给你一种压力。

但是你要知道，这种错位不一定是真实的。想象一下，你要去参加一个会议，你本能准点参会，这让你很自豪。结果火车晚点了，你没法准时到会。于是极度无用情绪就盘踞在你的脑海中，向你展示最坏的情况以及可能的后果。

压力产生的原因有二：发生的事情非你所期望；极度无用情绪提示自己期望的事情不会发生。

神经学认为大脑对这些错位的反应代表不同程度的压力反应，整个过程复杂而迅速。简要分为两个部分：

（1）在感受到压力的几毫秒内，呼吸发生变化，激活水平上升，水平太高而对自己无益。

（2）注意力集中于无用的想法，而且因集中过久而浪费了时间。

压力反应的挑战在于压力的累积，这能让机体迅速不堪重负。压力的计算方式并不是 1 份压力 +1 份压力 =2 份压力，而是 1 份压力 +1 份压力 =26 份压力（图 22–1），当然这取决于压力的性质。

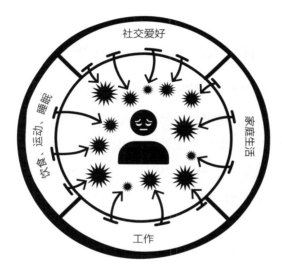

图 22–1 小份压力迅速累积

压力反射

为了了解自己的压力，想一想或写下一件困扰你的事情，或者此刻你脑海中感到有压力的事情。可能是小事（比如坐在我旁边的人音乐声开得太大），也可能是大事（比如我惹恼了一位同事）。

_____

_____

_____

然后试着了解感到这种压力的根本原因。对比现在正在发生的事情，想一下你期待如何。比如我不希望坐在旁边的人把音乐开得那么大声，因为这样会分散我的注意力。

_____

_____

_____

快速理解和管理压力——使用灯塔型大脑模型

快速回顾一下灯塔型大脑模型与成功管理压力的关系。记住这个过程的核心在于情绪调节，这也是习惯机械师的长处所在。

想象一个场景，想象自己在灯塔里出现压力反应。

你收到老板的邮件，极度无用情绪察觉了他不好的语气，它认为这对你不公平。于是在潜意识中，极度无用情绪确定了这是一种社会地位威胁。

于是刚刚你经历了意义系统的错位——你期望的事情没有发生。你不希望老板这样跟你说话，于是引起了你的压力反应。整个过程完成的时间在毫秒以内。

接下来会发生两件事：

（1）你的呼吸加速，激活数值飙升到无益的水平。

（2）极度无用情绪向意志力汇报问题，大脑意识满是无用的想法（你可能会开始担心、过度自责）。

大脑正常运作时，意志力可以让你摆脱极度无用情绪。该过程被我称为意志力辅导。我们能利用该过程帮助自己更好地管理压力。以下是其工作原理。

步骤1：收到压力反应，极度无用情绪发出求救信号。

步骤 2：意志力收到信号。

步骤 3：意志力分析信号（问题、担忧、威胁）。

步骤 4：意志力将问题归为三类。急需解决的现实问题；虚惊一场或无法控制的问题；是问题，但极度无用情绪小题大做了。

步骤 5：意志力辅导极度无用情绪，制订行动计划或者学习如何更有力地解释类似的信号。

步骤 6：解决问题的行为更具自发性，更能冷静地管理极度无用情绪，未来也能自发解决类似问题。

"极度无用情绪越少越好。"

 反思

感到有压力的时候做些笔记，或者想一想极度无用情绪和意志力之间的关系。

记住，无论目前极度无用情绪和意志力之间的关系处于何种状态，你都可以学习如何有效管理压力。以下为详细方法。

2 个方法，建立有效的压力管理习惯

有效管理压力可能很难。成功调节情绪的基础在于大脑正常运作。

如果饮食、运动、睡眠习惯不佳，意志力就无法找到合适状态解决极度无用情绪问题。

而且压力通常扎堆来，会不断积累让你迅速产生一种不堪重负的感觉（这个时候极度无用情绪在不断寻找过去、现在和未来的威胁和问题）。

经历长期的压力后 APE 大脑会占据自己大脑的所有其他区域，我们将无法有效使用 HAC 大脑，也就意味着意志力无法帮助极度无用情绪。

熟能生巧。练习的时候越有压力，越能强化威胁检测与压力反应相关的神经回路。在这种情况下压力很快就会变成一个坏习惯。

好消息是你能重新训练大脑，从而让自己更好地管理和减轻压力。

以下两方面能帮助你建立全新压力管理习惯。

（1）改变习惯机械师的心态。换句话说，准备好尽最大努力为能控制的事情承担责任。比如你要主动管理压力而非担心那些让你有压力的不可控因素。

（2）退一步思考，而非盲目恐慌。

要想做到上述要点，快捷方式就是创建一个 SWAP（自我观察、目标、计划）。

自我观察

我们从自我观察开始。首先，将压力看成一个在 1 分到 10 分间浮动的连续带（1 分为低压力，10 分为高压力）（图 22-2）。

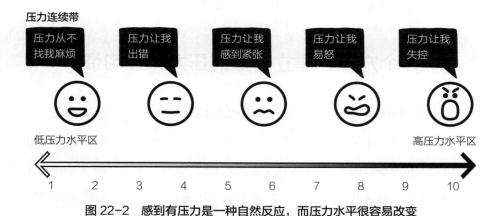

图 22-2　感到有压力是一种自然反应，而压力水平很容易改变

什么分数最能反映你目前的压力水平？如果很高，写下给你带来压力

的问题。

通过反思，你正在鼓励意志力与极度无用情绪之间进行良性互动。

目标

现在的目标是将你的压力水平降低一点（谨记微小的改变因素，也就是一次只能做一个微小的改变）。

当前应激水平数值_____（比如 8）；

新的目标数值_____（比如 7）。

计划

如果你想赶紧降低压力水平，那你需要制订计划。

但是你能计划些什么实际的东西呢？

计划控制自己的呼吸

感到有压力时的一个明显的生理变化是呼吸。呼吸是我们直接有意识控制压力反应的唯一物理作用。我们能放缓并调节呼吸。这能让我们平静，逆转压力反应。放缓呼吸能降低激活水平。

想试一试呼吸练习吗？

如果可以的话，请站起来。不行的话就坐直或躺下。

左手放在肚子上，右手放在胸口。

注意你目前的呼吸模式。观察自己一次吸气、呼气需要多长时间？

现在有意识控制呼吸，放慢它的速度。

比如试着用鼻子（或嘴巴）吸气5秒，然后用嘴巴（或鼻子）慢慢呼气5秒。时间可以按自己的喜好进行调整。

重复该过程，直到找到自己的节奏。

呼气时想象肩膀像气球一样放气，激活表盘数值下滑到低数值。

反之亦然，激活水平能再次提高（轻轻上下跳跃几分钟很有用）。

现在你已经了解了一些如何控制呼吸克服压力反应的知识，做计划的时候可以用到这些知识。通过呼吸应对战斗／逃跑反应能成为你压力管理计划的关键部分。

花点时间记下你的理想呼吸比率，从而更高效地管理压力。我通常是5秒吸气，5秒呼气，鼻吸嘴呼。最近我也一直试着用鼻子呼气，因为我看到一些研究说用鼻子呼气很好。

用＿＿＿＿＿＿＿吸气＿＿＿＿＿＿＿秒

用＿＿＿＿＿＿＿呼气＿＿＿＿＿＿＿秒

控制呼吸不是应急措施，而是日常训练，平时即使是30秒的练习也会对你有所帮助，能让你精力充沛。我经常边走路边练习。

很好！你刚刚使用了焦点词语和画面放松了你的HAC大脑。

数呼吸次数和时间时，你的焦点词语出现。你用语言来控制注意力，将其集中在对自己有利的事情上（比如呼吸）。

大脑想着气球放气的画面和激活盘，焦点画面出现了。这些画面能让你的注意力集中于呼吸，这比专注于压力或问题要好得多。

现在你可以使用该技巧，使意志力让压力下的极度无用情绪平静下来。

管理自己的想法

压力反应的第二部分就是我们的注意力往往会飘远，一直想一些没用的东西。比如我们会沉思、会自责、会担心，所以我们要管理好自己的想法。

使用焦点词语和画面

管理自己的想法，也能用到焦点词语和画面。

为了知道内在原因，我们先想一想极度无用情绪与意志力是如何交流的。

极度无用情绪通过想法（本质是语言与画面）让意志力察觉到压力。那么更好地控制自言自语（焦点词语）和脑中的画面（焦点画面），你就能更好地控制自己的思维方式。

脑袋里出现没用的想法时，你得做好准备挑战它们。

换句话说——不要相信你所想的一切！

极度无用情绪会提醒我们注意威胁，它的目的是让我们意识到最坏的情况。但是它呈现给我们的东西往往不是真的，往往不会成为现实。

但是控制想法并不容易。我们知道压制自己的想法不去考虑威胁对管理压力没什么用，还会使情况越来越糟，所以单纯让自己别去想的方法并不起作用。

尝试通过有意识地去想一些积极的事情来对抗 HAC 大脑产生的无用情绪，或者通过自我对话在脑海中与 HAC 大脑争辩，有时也是无用的。

为了更好地控制自己的想法，我们首先应该要接受无用的想法。这样我们就能缓和极度无用情绪，让情绪不那么高涨或愤怒，也不那么强烈。于是意志力就更能引导极度无用情绪，我们就可以趁机管理那些没用的想法。接受无用想法时，我有时会想象一个画面——意志力在给极度无用情绪按摩肩膀，让它平静下来（焦点画面）。

除此之外，当我意识到极度无用情绪里有无用想法时，我会对自己说："只不过是极度无用情绪在工作罢了（焦点词语）。"每次这样做我都不自觉地笑了，有时甚至会嘲笑自己，因为极度无用情绪可以反映出一些愚蠢的事情。这样一来我就给这种想法贴了个标签。整个过程简单迅速，但能量强大。

很高兴能和你聊聊

本书强调了积极的社会关系对大脑健康功能的重要性。积极的社会关系对自己很有帮助的原因之一在于，与信任的人谈论自己的感受能帮你"吐露心声"，让自己的想法有意义，同时化解部分想法。所以，一定要和你信任的人谈谈自己的感受，社交情感支持的力量非常强大，尤其是交谈的对象能让你心情愉悦，还能帮你从不同角度思考你面临的挑战。

要解决极度无用情绪关注的无用想法这个问题，交谈是个很好的起点，但根据经验判断这还不够。要真正养成更好的思维习惯，你得更加深入。要做到这一点得使用一种叫作"焦点反省"的技术。

焦点反省

焦点反省能帮助我们管理思维，真正养成新的思维习惯。焦点反省能提高专注力，让我们更加专注于有利思考。这项技术的核心部分就是将想法写下来。

以下将展示焦点反省技术，为了使其更强大，需要有意识地激活大脑回路，能让你自然而然地变得更积极。你可以通过创建一个预编写例程来快速实现这一点。以下为示例（建议做自我研究找寻最适合自己的方式）：

（1）步行5分钟（这样能让你专注于呼吸，帮助自己控制活动水平），或者现场上下跳跃5 ~ 10秒（或更久）。

（2）在开始动笔之前，快速地开合右手手指几次。

（3）刻意保持微笑。

（4）开始动笔（稍后将展示书写技巧）。

简单地说，写之前的管理能有效激活伏隔-纹状体-前额皮层网络。凯利·兰伯特（Kelly Lambert）博士称其为"努力驱动的奖励"回路。激活该网络能让你更容易将注意力集中在有利的想法上。

用右手是因为左前额皮层与积极情绪有关，而左脑由身体右侧激活，所以快速开合右手几次能帮你激活左前额叶皮层，而大大的微笑也会产生类似的影响！

创建一个 WABA

焦点反省的一大写作技巧（或习惯机械化工具）就是将你与 APE 大脑的辩论写在纸上（即 Written APE Brain Argument，简称 WABA）。与其只是在脑海中想那些没用的想法和故事场景，不如把它们写下来，再写下针对每一条的结构化论点。

如果论点对你有帮助，把自己的担心或无用的想法列出来（比如我永远也写不完这本书，这太难了）：

- _____
- _____
- _____
- _____
- _____

然后使用下列指导帮助自己管理并重构这些无用的想法。

- 生命威胁得分：给每个没用的想法都打满分（10 分），10 分指的是出现生命威胁，而 1 分则是对于极不可能出现的最坏情况产生的极度无用情绪。写下分数。

我们很快就能正视自己的问题。

- 更多细节：添加在当下你大脑里那些没用想法的细节。

- 这是真的吗？想想这些想法是否正确。

- 更有帮助的想法：写下哪些想法对你有帮助，而不是反复去想。

例如（注意：以下想法对我有帮助，但可能不适合别人）：

- 最初的想法：我永远也写不完这本书，这太难了。

- 生命威胁得分：1。

- 更多细节：这是极度无用情绪，是为了避免做那些无法收获即时回报的工作。

- 这是真的吗？不是！我完成过比写这本书更难的事情。

- 更多有益的想法：不完成这本书会让大家失望，因为帮助人们养成习惯非常重要。我需要制订新计划来帮助自己坚持并完成。就算写书时间比计划的要长，我也会写完本书，写这一类型的书面反思是一项越练越熟练的技能。

书写的力量

把东西写下来就不必受制于短期记忆。纸上的信息不会在30秒内消失，也不会因为我们写了5 ~ 7个，甚至更多点子就记不起来。

向披头士学习

前披头士乐队成员保罗·麦卡特尼（Paul McCartney）爵士证明了书写对于成功管理压力的作用。这位传奇的披头士联合创始人讨论他的个人专辑《埃及驿站》（*Egypt Station*）中的歌曲《我不知道》（*I Don't Know*）时，介绍了自己是如何利用书写来应对压力、负面经历和负面想法的。麦卡特尼说自己有时候在回忆，有时候在写论点，在写歌过程中"解决这些情绪"，这"让他感觉更好"。他补充说，写歌最棒的点在于它能"治愈"自己。

为什么这么说？因为写东西能帮我们重新构思解决困难的想法。

每一种消极情绪至少有三大积极面

芭芭拉·弗雷德里克森教授曾提出积极理论，我们可以用该理论提升自我压力管理的写作技巧。研究表明，积极的人发现他们每个负面想法都至少有3个积极面。

3：1已经是最低比例了。因为极度无用情绪很轻易就能在我们脑中植入无用的想法，有时我们甚至能在 1 个消极点上寻找 11 个积极面。

之前（第 5 章）本书已展示了每日 3 ∶ 1 反思，这是一种习惯养成机械工具，能让你在每晚练习如何将注意力集中于更有利的想法。

简短总结一下：每晚写下今天做过的 3 件积极或有利的事情，还要写 1 件第二天需要改进的事情。

例如：

- ＋ 我去慢跑了（不容易，但感觉很棒）。
- ＋ 我注意到所在团队的所有积极变化。
- ＋ 我今天早上写了稿子（目前正在写本书）。
- － 今晚提前 10 分钟入睡。

把想法写下来能帮助你更好地控制脑中的文字和画面。试着写一份你目前为止一天之中 3 ∶ 1 的事件反思。

- ＋ _____
- ＋ _____
- ＋ _____
- － _____

刻意控制呼吸，写下 WABA 式的感想，能让你有效管理自己的极度无用情绪。这能更轻易激发意志力正常运作，指导你解决手头的问题。

FAB 思维

"Fab Think" 是焦点反省的另一种压力管理技巧（或习惯机械工具）。通过重新组织和改变事件的意义，这种技巧能让我们把注意力转移到有利想法上。FAB 代表：

幸运——我今天有幸做了什么？

适应——如何调整目标来减轻压力？

好处——在目前这种困难的情况下，我能得到哪些好处？

通过调查绝症患者和那些照顾他们的人，本书发现许多人很善于重构自己的经历，他们也因此获得了更积极或更有利的想法。

下面依次详述这些问题。

幸运

我今天有幸做了什么？

考虑一下自己的情况。你是不是住在世界上最安全的国家之一？不要觉得这理所当然。比如今天的我很幸运，吃了三顿饭（早餐、午餐、晚餐）。同时世界上可能有很多人没有东西吃。

适应

如何调整目标来减轻压力？

你可能错过了工作中的晋升机会，但是在原地打转也无济于事。要不要试试重新设定目标，去瞄准新目标？你可以去看看去年评估的反馈，改变自己的工作方式，明年重新申请职位晋升。

好处

在目前这种困难的情况下，我能得到哪些好处？

从充满挑战的环境中走出来后，随着时间的推移我们往往会回首往事，意识到自己获得了宝贵的经验，这些经验提高了我们的能力，或者让我们在精神上更加坚强。如果遇到困难时我们有目的地寻找其中的好处，我们就能加快自己获得好处的速度。比如尽管遇到了困难的情况，但我对自己和周围的人加深了了解。渡过难关后我会成为更好的人，也能更好地应对生活中的其他挑战。

专注于意义的压力应对

FAB 思维的另一种方式是"专注于意义的压力应对"，是著名学者苏珊·福克曼（Susan Folkman）教授提出的概念性压力应对框架。

本章开头提到了世界冠军运动员杰西卡。我们再回顾一下她的职业生涯，了解更多关于专注于意义的压力应对和 FAB 思维。

2008 年，杰西卡遭遇了重大伤病挫折，她利用一种类似于专注于意义的压力应对方法恢复了健康。英国广播公司曾播出了一部关于 2012 年伦敦奥运会潜在奖牌获得者的纪录片，人们得以由此深入了解这位谢菲尔德的超级巨星。除此之外，全国性报纸专栏有关她的报道也让我们能更多了解她的情况和精神状态。

我对该故事很感兴趣，因为杰西卡曾在我博士毕业并任教的顶尖体育大学接受过标枪训练。

杰西卡受伤后，她的意义系统发生了错位：她认为应该发生的事情——去参加奥运会——和实际发生的事情不同，而这些差异会引发压力反应。

这种极度无用情绪拉响了红色警报，对未来的担忧、感受到的重大威胁笼罩了她。她的自信心受到了打击，她处于高度战斗 / 逃跑状态，这大大妨碍了大脑运作。

她这样持续关注让自己担心或感到威胁的事情显然没什么用。如果她对极度无用情绪听之任之，可能会对她造成巨大的负面影响。但当时对她而言，难点在于没有明显的积极因素能让她集中精力，没有一件积极的事情发生。

幸运的是，杰西卡能运用意志力去想一些有用的想法，她运用了为自己量身定制的 FAB 思维。

比如她会寻找糟糕事情中的好处，她叙述并写下了以下内容：

- “所发生的一切肯定有（好的）原因。”
- “遇到这样的事能让我更加坚强。”
- “现在我可以去电影院看《欲望都市》（*Sex in the City*）了。”

“去电影院”这一条的出现是因为她平时是全职训练，休闲时间常被限制。这种专注于意义的压力应对方法也叫寻找好处，主要就是让自己找到已发生事情的好处。

杰西卡的另一种专注于意义的压力应对策略为让普通事件有意义——也就是在我们认为的理所当然的日常事务中享受快乐。

例如得知自己的职业生涯可能会结束后，她说：

"我很幸运能拥有田径方面的经历。"

她表示自己会"克服伤病，回来参加冬季训练"，这似乎是在利用"重新调整优先顺序"的方法，将优先事项重新排序，把重点放在当前最重要的事情上。

最后，她表示自己会朝着"2012年伦敦奥运会奖牌"冲击，也就是她应用了自适应目标流程。当目标由于环境变化而无法实现时，你必须重新设定目标。记住，目标不是一成不变的。

因此，杰西卡变得善于重新评价和应对生活中的困难，能更多专注于有益的想法。最终她让自己的职业生涯重回正轨，成为世界冠军和奥运会冠军。

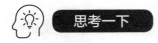 思考一下

如果以上内容对你有帮助，请记下或想想你目前为止学到的管理情绪的方法。

表现力写作

尼娜·西蒙（Nina Simone）用一首歌展示了我们的想法、感觉甚至是情感能得到不同解读、重新评价、全新构想的思路。

这首歌名为《我得不到生命》（*Ain't Get No-I Get Life*），歌词前半段展示了一个孤独的歌手生活贫困。唱到一半，重心就转向了歌手的头发、额

头、脑袋、耳朵、眼睛、鼻子、嘴巴和微笑。

这个例子完美展现了科学家们所说的情绪化写作或"表现力写作"。这种焦点反省技术（或习惯机械工具）是将 WABA、3∶1 反思和 FAB 思维相结合，实现压力管理技能持久化的好方法。

詹姆斯·W.彭尼贝克（James W.Pennebaker）教授曾和我一起学习过，他是这项强大技术上最出名的专家。其实这个概念很简单：写下你经历过的重大创伤或在情感上最深刻的想法和感受。换句话说，极度无用情绪已经让你不停地想这些事情了，它停不下来，但是这些负面的东西通常会让你晚上睡不着觉。

表现力写作专家会鼓励你连续 4 天每天花 20 分钟写同一件让你倍感压力的事情。我自己也从这项技术中受益匪浅。我发现问自己一些问题很有帮助。我不一定能回答这些问题，因为这些问题并不总是相关。以下是我提过的问题：

- 是什么事件让你感到紧张？为什么？（比如我以为自己会加薪。）

- 你想改变哪些没用的思维习惯？（比如我总是纠结没有加薪的事实，并因此自我谴责。）

- 这件事对你的社会地位会产生什么影响？（比如别人可能会觉得我做不好自己的工作、公司不重视我、家人会感到失望。但在内心深处我明白关系好的亲密同事、真正的朋友和家人是不会看不起我的。）

- 是什么让你想起了这些？为什么？（比如极度无用情绪和我的老板让我想起这些，极度无用情绪觉得 APE 大脑让我感知到的这些东西是威胁。而我的老板告诉了我这个坏消息。）

- 你如何重新定义这些想法？（比如我可以告诉自己这对我来说是一个机会，能让我变得更好，学习如何克服挫折。）

- 事情还能更糟吗？（比如可能扣工资或直接丢了工作。我知道很多人都想做我这份工作。）

● 这件事对你有哪些好处？（比如它让我有机会学习如何管理压力、重新评估自己的长期目标和 FAM 故事。）

● 你学到了什么？（比如我对未来 3 个月需要达到什么目标才能加薪更加了解。）

● 你是怎么成长起来的？（比如以前我会在这件事上浪费几周甚至几个月的时间，但现在我在学习如何积极行动起来。）

● 下次如何更好地处理类似事件？（比如事后我会更快写下反思，帮助自己将注意力迅速转移到有利想法上。）

● 这件事还有什么帮到你的地方吗？（比如这是我成为习惯机械师的必经之路，我也因此能成为更快乐、更好的自己。）

和我提过的所有技巧、技能、工具一样，尝试表现力写作并进行反思需要亲身实践找到最适合自己的方法。

4 个技巧，开启日常练习

现在你已经掌握了一些与压力管理相关的知识和技能，但这还不够。你得每天练习这些技能。当极度无用情绪占用你的大脑时，你得用意志力训练这些技巧，这样意志力才能做出高效反应。

练习这些技巧能帮你把管理压力的元素转化为有用的习惯。

呼吸

我们现在知道调节呼吸帮助我们管理压力的原理。试试白天边走路边练习 30 秒的呼吸控制！

写作（焦点反省）

结合 3 ∶ 1 反思法、WABA 和 FAB 思维等技巧，尝试用写作的方式来帮助自己直面困难。或者试一试表现力写作。再不然可以从每天傍晚进行 3 ∶ 1 的反思开始！

使用 RABA 技术

我们还可以使用 RABA 技术帮助自己，RABA 指"APE 大脑争论场"，意思是我们锻炼或散步时，去思考重构那些让自己有压力的点。跑完步或者散完步后，回来可以写一份书面反思。

但是以上仅为建议，并非强制要求。可以把所有技术都试一试，看看哪种最适合你。

RAW 回顾

最后，这里还有一个反思过程，你可以将我分享过的所有基本压力管理工具整合起来使用：RAW 回顾，它代表"减少激活、记录反思（Reduce Activation and Write）"。应对压力时刻意放缓呼吸，通过写作将注意力重新集中到更有利的想法上，针对性地降低激活水平。

4 个步骤，让意志力辅助极度无用情绪

这里会再次用到"灯塔大脑"模型，但同时也增加了部分本章所学的知识和技能。

步骤 1：压力响应，HUE 向意志力发出求救信号。

辅助要点：定期自我观察会让你的反应速度加快。

步骤 2：意志力接收到信号。

辅助要点：为了改善压力反应，接受自己那些无用的想法。放慢呼吸，做一个 WABA。

步骤 3：意志力分析信号（问题、担忧、威胁）。

辅助要点：提高习惯机械化能力能增强自我认识，从而帮助自己提高分析问题的能力。

步骤 4：意志力将问题归为三类，即急需解决的现实问题；虚惊一场或无法控制的问题；出现了一个问题，但 HUE 小题大做了。

辅助要点：同样，提高习惯机械能力能增强自我认识，从而帮助自己更好地分析问题。

步骤 5：意志力辅助极度无用情绪，制订行动计划或者学习如何更好地解释类似的信号。

辅助要点：你学到的所有压力管理习惯机械工具，包括 FAB 思维和表现力写作，对你都会有帮助。无论做什么，只要能养成习惯，效果就会更好。

步骤 6：解决问题的行为更加具有自发性，更能让 HUE 冷静下来，未来也能自发解决类似问题。

> **辅助要点**：你的第一个计划或者其中的部分计划可能会失败，这没什么不好的，我们能在失败中学会如何改进。所以，继续完善你的计划，使用习惯养成计划框架来加强计划，直到计划真正起效果。

此处总结了 10 种方法帮助你更好地管理压力，尽量不要在没用的想法上浪费时间。

（1）养成良好的 DES 习惯。

（2）通过合适的呼吸比率降低激活水平。

（3）接受没用的想法。

（4）利用 WABA 重新集中注意力。

（5）利用 RABA 重新集中注意力。

（6）每晚都做 3∶1 反思。

（7）使用 FAB 思维理清问题的本质。

（8）利用表现力写作重新关注并调节情绪。

（9）"RAW 回顾"帮你迅速应对压力。

（10）专注让意志力与 HUE 有效协作。

以上可能会有能帮到你的条目，把它们添加到你的自我能量愿望清单中吧。

此外，请记住，一次只养成一个小小的新习惯。如果可以的话，在下面写一个你最想养成的习惯，从而让自己更能管理压力。把这个习惯看作目标，最好写下来，描述要具体（时间和地点），要陈述积极的行动（用"我将"开头，而不是"我不能"），还要可衡量（用数字）。

我的目标："我将每晚在办公桌前完成每日 3 ：1 反思。"

如果你想养成压力管理的习惯，写下你的目标：

_____

_____

拥有明确目标后我们先回顾一下"极度无用情绪如何阻碍改变"的自我反省工具（第 20 章），你能更清楚极度无用情绪是怎么阻止你养成新习惯的。

最后，制订一个习惯养成计划，激活九大行动因素，加速习惯养成进度。回答以下问题：

（1）写下你想养成的好习惯，务必小而具体（你的目标）：

_____

示例：我将每晚在办公桌前完成每日 3 ：1 反思（制定的目标不能模糊松散，例如"更好地管理压力"）。

（2）写下你目前正在做的事情（指坏习惯，而非想要养成的好习惯）：

_____

示例：浏览网站看最新新闻。

（3）写下是什么提醒或触发了这个坏习惯：

_____

示例：刷手机看新闻很简单。

（4）写下你要怎么提醒自己（触发自己）每天坚持新习惯：

_____

示例：设置每日日历提醒自己进行每日 3 ：1 反思；在日记中留出空格记录感想；鼓励周围人和自己一起做，这样你们就能相互影响。

（5）描述帮助你养成新习惯所需的新知识和技能：

_____

示例：做一些个人研究，以便更好地了解影响压力水平的因素，以及你可以用来管理压力的技能。

（6）如果新知识和技能对你有帮助，写下在哪里、怎样获得所需的新知识和技能：

_____

示例：回顾关于 Fab、WABA 和表现力写作的笔记，并尝试这些方法。

（7）详述自己养成这个新习惯的原因：

_____

示例：节省时间（不让自己浪费时间想没用的事情）、能保持最佳状态、这样就能高效工作、花更多的时间和家人在一起。

（8）谁能帮助你养成新习惯？（理想状态一般是对方也在同时养成相同或相似的习惯。）

_____

示例：同事詹姆斯、我也想让我的孩子们养成这种习惯的动机。

（9）养成新习惯后你能收获什么？这种获得感可以是内部的、外在的，也可以是社交上的。

_____

示例：让我感觉更好、节省时间、高效率工作时间长、能花更多时间和爱的人待在一起。

（10）不养成新习惯的代价或惩罚是什么？

_____

示例：与第（9）点所述所有情况相反。

祝贺你，你现在有了一个强有力的计划来养成一个新的好习惯来管理压力！

在第 22 章中学到的习惯机械化工具

规划工具

WABA（正式的 APE 大脑参数）——管理无用思想的结构化方法。☑

FAB（幸运、适应、获益）思维——重构无用思想的结构化方法。☑

RABA（运行 APE 大脑争论）——管理无用思想的结构化方法。☑

RAW（降低激活水平并书面记录）——总结如何管理压力。☑

表现力写作——压力管理和建立信心的长期工具。☑

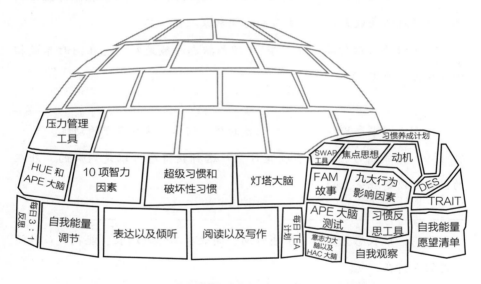

图 22-3　你的习惯脑科学的"冰屋"正在不断完善

要想真正控制压力，你得学会如何坚定自信。下一章将对其进行详细解释。

第 23 章
韧性与自信：增强内心的力量

七项全能运动员杰西卡的职业生涯，还记得吗？她因右脚三处骨折而错过了 2008 年奥运会，医生说她可能再也没法参加比赛了。

但是 2009 年，她参加了柏林世界田径锦标赛的七项全能比赛。在该比赛前的八个月里，杰西卡一直在努力练习左腿跳远，这是她受伤以来一次重大比赛。

英国广播公司拍摄了她在本次赛事中的精彩纪录片，记录了她如何做参赛准备，我们能看到杰西卡的经历——从紧张无措、信心崩塌到重建信心。

她在柏林参加了七项全能比赛，第一天分数领先，但第二天的首个项目是跳远。一旦失误就无法获奖，她承认自己非常紧张。她说："我以为我会摔跤。"

但是她表现出色，拿下了金牌。跳远项目中，杰西卡用左腿反而比右腿跳得更远，她创造了历史！

本章将通过展示简单而实用的技巧，教你建立信心，让你在生活的各个方面增强自信，发挥潜力，就像杰西卡一样。

提升韧性：构建"自信小屋"

我们是怎么误解信心的

我之前收到邀请，和当时的英国教育国务大臣以及重要教育专家参加关于韧性的圆桌会议，我坐在英国政府教育部大楼的漂亮房间里，震惊不已。他们每个人都有五分钟，分享自己认为的培养有韧性的年轻人的好处以及如何实现这一目标的见解。

听了一位大思想家发言后，我震惊了。他说："我们试过增强他们的信心，但失败了。"他表示自己合作的学校想增强年轻人的信心，让他们变得更好，但没有什么效果。

这不是这位思想家的错。关于怎么培养他人的信心，他们刚刚得到了糟糕的建议。在我看来，这与简·腾格（Jean Twenge）教授在《唯我世代》（*Generation Me*）一书中提出的问题不谋而合：为什么今天的美国年轻人比以往任何时候都更自信、更激进、拥有更多权利——也更悲惨。

简而言之，这本书讲述了教育当局为培养自信的年轻人而设立了善意制度的故事。他们意识到自信是人生成功的关键，书中使用的部分策略如下：

- 无论输赢，每个人都有同等大小的奖杯。
- 更容易获得更高的学术成绩（比如以前为 C 的作品如今被评为 B 甚至 A）。

结果腾格教授发现，这一代人的信心反而非常脆弱。为什么？因为这个提高信心的方法设计有缺陷，它缺少良好的科学基础。这些策略只会抬高自尊（觉得自己在某件事中做得多好），但不会提高自我效能感（既要明白自己为什么优秀，也要清楚自己哪里需要改进。）这不是那一代年轻人的错，他们失败了是因为他们接触到的方法有缺陷。

我们能帮助自己和他人建立强大的信心，但前提是我们得用科学的方法。以下将从基础知识开始展示如何培养坚如磐石的信心。

什么是信心？我们如何建立信心

想了解信心是怎么形成的，我们可以先把它想象成一座房子。也就是说，这座房子（"信心之家"）是一砖一瓦建造起来的（图 23-1）。

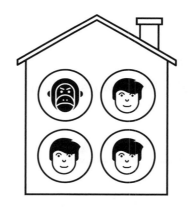

图 23-1　正面情绪与负面情绪比例为 3 : 1 的自信小屋

注：与其只为弱点而自责，倒不如专注自己的长处。

要培养强大的自信心就得更加关注自己的积极面。研究表明，积极想法与消极想法的比例为 3 : 1 能促进"有益思维"，能让自己越来越好。

缺乏自信和承受高度压力的人可能根本无法体验到任何积极的想法。自信程度高、压力程度小的人可能很少有负面想法，但这也会导致自负。

积极与消极想法之比为 3 : 1 能让自己维持高度自信，这称为"扎根积极态度"。

消极想法或压力能让我们进行自我检验，给我们提供继续坚持和努力工作的动力。而 3 个积极想法为自己创造了乐观的前景，坚定的信心能让人在面对生活中的困难时恢复元气，不会陷入消极思想的旋涡。

科学证明，我们的大脑具有改变和适应能力，我们可以变得更自信，并且慢慢地建起我们的自信小屋。

无压力，不感激

占比三分之一的消极思想对我们是有用的，完全没有压力（没有缺陷）对信心的建立反而没有好处。

有了一个消极的想法（或待解决的问题），就有了努力的目标和焦点。而3个积极想法则给予我们信心和坚持的能量，推动我们努力。小小的成功能激励我们不断尝试，让我们取得进步（习惯机械发展）并最终实现长期幸福。如果努力总是遭遇失败和负面反馈，我们很快就会放弃（图23-2）。

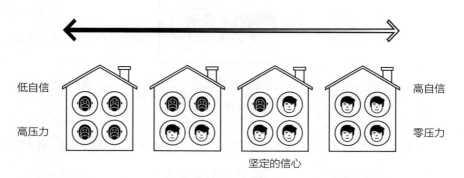

图 23-2　高度自信不等于拥有强大的信心

积极想法和消极想法的黄金组合能让自己充满积极情绪，也就是说我们会拥有"强大的信心"。在这种状态下，我们永远不会过于垂头丧气，也不会过于自负自傲。当然，对于这种最佳组合并不总是3∶1。不同的人在不同的情况下会有所不同。比如有些人的负面想法令人特别痛苦，他们就需要11个积极想法来支持自己。

要培养强大的信心，压力和挑战不可或缺。因此我们得不断提升发展
自己，需要保持建设性的自我批评能力。

增强自信：构建"信心冰屋"

利用 FAM 故事冰山建立信心

FAM 故事冰山能帮助我们在追逐目标时建立信心。为了让这个建
立信心的工具更加强大，我们可以把这个冰山概念和信心小屋结合起来
（图 23-3）。

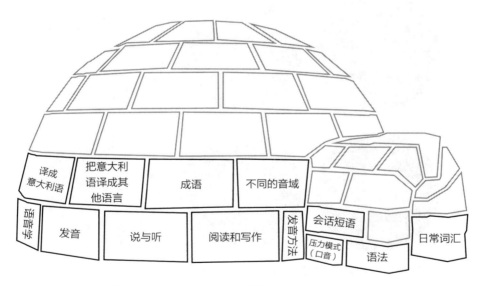

图 23-3　想讲好意大利语的冰屋完成了 30% 左右

冰山是一种巨大的结构。我们可以想象它是用小冰砖堆起来的。我
们把自信小屋看成一个没有感情的术语，然后把它和冰山结合，称为信
心冰屋。

信心冰屋

单纯让你调整"总体自信水平"是没有意义的，这个概念太模糊。想象一下，你对生活中的各方面都充满了信心——就像住在冰屋里。整座冰屋庄园代表你对自己和自我能力持有的最大信心。因此，要提高信心，首先得做具体的工作以堆砌起特定的冰屋。

不同冰屋的状态不同，这主要取决于你对该领域的信心水平。因此，有些冰屋建造起来会比其他冰屋更加费时费力。

以下将展示如何建造冰屋（图23-4）。

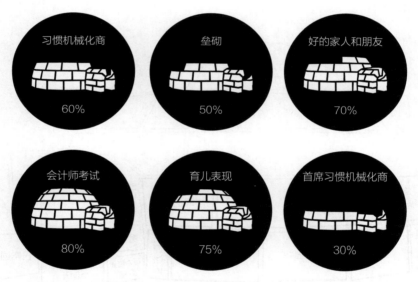

图 23-4　有实据（冰砖）来支持信念（冰屋），你的信心会更加坚定

冰砖（实据）和冰屋（信念）

信心由两部分组成：信念（自尊）和实据（自我效能）。

我们普遍都有的信念就是我们在某件事中做得多好。把这种信念想象成冰屋的框架。

冰屋中的每块冰砖代表了你擅长做某件事的实据。

要培养坚定的信心，既需要信念，也需要实据。

例如，你关于"习惯机械能力"的自信可能经常遭受打击甚至破坏。然而，如果你理解了不同实据（冰砖），这些实据支撑着自己的信念，让你相信自己能做到最好，那么当你的信心受到挑战时就不会崩溃。

确保自己将信念与实据联系起来，这样就不会出现虚假的自信，这种虚假的自信对我们的健康、幸福和表现力不利。

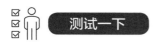

如果上述内容对你有帮助，那我考考你：自信的两个组成部分分别是什么？

建起你的自信冰屋

现在想想怎样有效建立自己的信心水平。

要建立任何信心，首先得后退一步审视自己的生活。

如果不后退一步审视日常事件与活动，对其进行反思，那么极度无用情绪更可能会纠缠于没用的消极想法。

为了自我觉知，每天都要主动进行自我观察。前文已经展示了每日3 : 1 反思工具在这方面多么有用，接下来我们将更加深入地展示这一工具的作用。

列出自己在（工作、生活中）最重要的五个角色和责任。从 1 分到 10分对自己扮演每个角色的表现评分——1 分是最差，10 分是最好。

以下示例是我觉得很重要的方面：

（1）养成习惯机械能力——这样我能做到最好（8分）。

（2）养成首席习惯机械能力——这样我能帮助别人（8分）。

（3）写这本书（6分）。

（4）创造新的习惯技巧和主要习惯技巧——帮助他人（8分）。

（5）做个好的家庭成员、当个好朋友（8分）。

现在，尝试一些分析自己在生活（如人际关系、家庭、社交活动）和工作中的重要方面：

（1）＿＿＿＿＿＿＿＿＿＿＿＿＿＿＿＿＿＿＿＿＿＿＿＿＿＿

（2）＿＿＿＿＿＿＿＿＿＿＿＿＿＿＿＿＿＿＿＿＿＿＿＿＿＿

（3）＿＿＿＿＿＿＿＿＿＿＿＿＿＿＿＿＿＿＿＿＿＿＿＿＿＿

（4）＿＿＿＿＿＿＿＿＿＿＿＿＿＿＿＿＿＿＿＿＿＿＿＿＿＿

（5）＿＿＿＿＿＿＿＿＿＿＿＿＿＿＿＿＿＿＿＿＿＿＿＿＿＿

接着在每个方面后面给自己目前的表现打个分（满分10分），10分表示自己做得很完美。

把你重视的每个方面都视为冰屋，每个区域的分数代表了冰屋的完成度。

现在圈出你最想改善的一个领域（冰屋），然后再改善其他领域（指在该领域或活动中向前迈一小步）。比如，我选择"习惯机械能力"，那么我就要开始建设"习惯机械能力冰屋"。要通过建这个冰屋提高自己对习惯机械能力的信心。

这个过程就是在自我观察并制定目标。但是你得明确目标。以下将展示如何使用"信心档案"（一种习惯机械工具）。

建起我的习惯机械能力冰屋

我要建成"习惯机械能力冰屋"。我给自己打了8分（满分10分），这意味着我确实有与习惯机械相关的知识、技能、习惯和优势［我的实据

（冰砖）］。但我也需要其他冰砖才能成为更好的习惯机械师。

为了重新构思，我把这些东西写入一个叫作信心档案的信心规划工具中。这能让信息更加醒目，主要包括：

● 你目前（在生活和工作的重要领域）的表现。

● 你目前的知识、技能、习惯和优势（实据，即冰砖）。

● 你能怎样砌好每个冰屋（你要砌的下一个冰砖）。

以下以我的习惯机械能力冰屋为例，如图 23-5 所示。

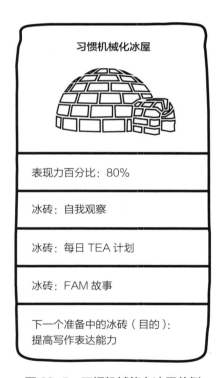

图 23-5　习惯机械能力冰屋范例

这个范例中我强调了自己的三大习惯机械能力冰砖（实据，指知识、技能、习惯和优势）：

（1）我善于自我观察，能灵活察觉自己的习惯，明白自己的长处和短板。

（2）我经常制订每日 TEA 计划，让自己表现得更好。

（3）我已经创建了一个详细的 FAM 故事，并定期更新。

> **注：** 我能在笔记本上写出更多习惯机械能力的实据（冰砖），或者创建一个"信心档案"文档。为了让你更好地开始自己的信心建立之旅，以下展示的信心配置文件模板（图 23-6）仅剩余三个冰砖的空间。

为了进一步建设我的习惯机械能力冰屋，我得更好地管理压力。为了更好地管理压力，我得把目标具体化，所以我把"表现力写作"作为下一个堆上去的冰砖（我的具体改进目标）。本章末尾将在"养成习惯"一节中解释如何制订培养表现力写作习惯的计划。

打造你自己的冰屋

首先你可以尝试建一个自己的冰屋（就像我习惯建机械能力冰屋那样）。因此，如果图 23-6 对你有帮助的话可以用它来建。你可以从前面写到的五个角色 / 职责开始（一个角色就是一个冰屋）。

每个冰屋至少有三个原始冰砖（实据，即知识、技能、习惯和优势），或者更多也行（在笔记本上或任何其他地方记录）。

其次圈出你最想堆好的冰屋。

最后在这个圆顶冰屋中写下你要做的小改进，也就是你的目标。我之前示例过我的目标是增强表现力写作。记住，做出小改进意思是砌新的冰砖，让冰屋更坚固。慢慢地你的每个冰屋会有越来越多的冰砖。但现在你只要专心砌好你认为最重要的那一小块冰砖即可。

信心档案：
健康、幸福和表现力一览

姓名：   日期：

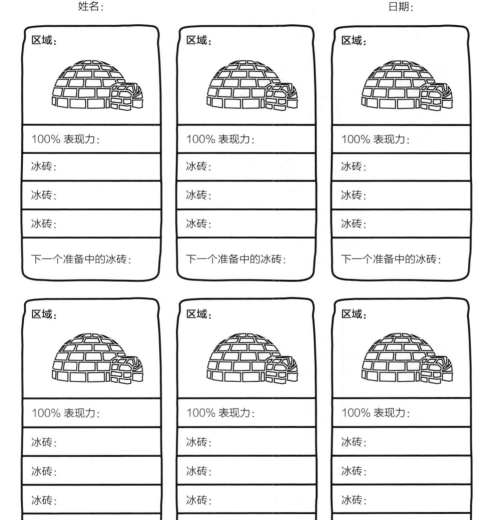

| 区域：
100% 表现力：
冰砖：
冰砖：
冰砖：
下一个准备中的冰砖： | 区域：
100% 表现力：
冰砖：
冰砖：
冰砖：
下一个准备中的冰砖： | 区域：
100% 表现力：
冰砖：
冰砖：
冰砖：
下一个准备中的冰砖： |

图 23-6　信心档案

案例：世界冠军——建立信心的榜样

说回到杰西卡，从她的事例中，我们能学到如何建立信心。

杰西卡的冰屋应该叫作"跳远冰屋"。在右脚受伤后，冰屋的完整度可能只有60%（图23-7）。

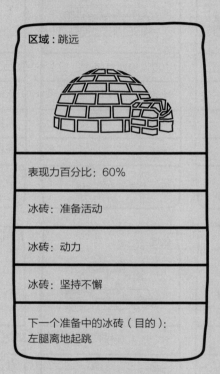

区域：跳远

表现力百分比：60%

冰砖：准备活动

冰砖：动力

冰砖：坚持不懈

下一个准备中的冰砖（目的）：
左腿离地起跳

图23-7　跳远冰屋示例

这里的完整度不是零。因为信心档案证实即使她的起跳脚受伤了，她仍然拥有跳远知识、技能、习惯和力量，拥有她的跳远能力的实据（冰砖）（如快速助跑，强大的腿部力量等）。这些实据都作为她的冰屋的基层冰砖防止冰屋坍塌。

随后杰西卡确定了自己需要改进的方面并专注改变，这个方面可能是提高她的左腿跳远成绩。这样她就能开始自我观察并制定目标（提高左腿跳远成绩）。

自信工具模型

一旦确定要堆砌的冰砖（目标），我们就得了解怎么在这一领域建立信心。

"KOSY 自信"是一种计划工具（习惯机械工具），能帮我们实现这一目标。借助该工具，我们能确定我们怎样来改进（比如堆砌新冰砖）。它还帮助我们反思自己已经拥有的个人力量和关系，这能让我们建立信心。

K（Knowledge）代表知识（图 23-8）。获取更多的知识能让我们建立信心。

K（知识）

图 23-8　知识

O（Others）代表他者（图 23-9）。他者（如家人、导师、资深同事、亲密朋友）能给我们分享有用的知识和技能，倾听我们的意见并给予我们情感支持，以此帮助我们建立信心。此外，我们看别人完成了任务，对自己成功完成任务的能力也会报有信心，这就是所谓的替代体验。

O（他者）

图 23-9　他者

> **注意：** 我知道向别人寻求建议可能很难，因为别人可能会误以为你很弱。但事实并非如此。寻求帮助表示你想要成长，想要提高，你具有韧性。如果有些人不喜欢你这样，那是他们的问题，与你无关。这也是我创建习惯机制应用程序的原因之一——我能给大家提供一个平台，让志同道合的人可以在不被评判的情况下相互支持。

S（Skill）代表技能（图 23-10）。知道做某事但不一定会做，技能是对知识的应用。

S（技能）

图 23-10　技能

Y（You）代表你（图 23-11）。你拥有可转移的技能，例如自控力、乐观、学习能力（阅读和写作技能）等。你能用这些技能在生活中的各方面建立信心。

Y（你）

图 23-11　你

KOSY 信心主要是将其作为可用框架来形成新的冰砖，让我们在生活的各方面建立信心。

使用 KOSY 建立信心

杰西卡得培养信心才能使用左腿起跳，我们可以把 KOSY 自信框架套用到她身上。

回顾一下"P2 量表"（首次出现于第 19 章，图 19-4）。对于我们所做的任何事，既不是毫无用处，也并非毫无瑕疵。到最差的一端，冰屋根本不存在，而在完美的那一端，冰屋完美无缺——但是肯定不会完美无缺，现代世界总有挑战性。

想想杰西卡关于跳远的"P2 量表"，她已经在跳远的路上走了超一半的距离，足以让她赢得顶级比赛的冠军。也就是说她的自信冰屋的起始冰砖数为 60%。这也意味着她还有一些工作要做。

想象一下，她想要增加自己跳远冰屋中的信心，能让她在世界锦标赛（脚受伤后的第一次重大比赛）开始之前达到 80% 的状态。

为了做到这一点，她使用了"KOSY 自信计划"（图 23-12）。

能实现杰西卡左腿起跳的"冰砖"可能有多个，但为了简化示例，此处将其统称为 1。

她的目标是提高左腿起跳能力。要做到这一点，她可以：

● 了解左腿跳远的最佳方式。

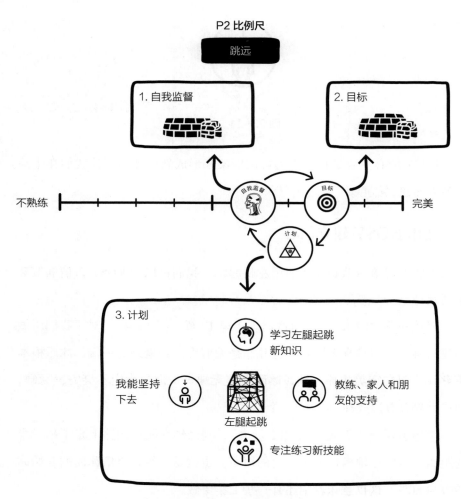

图 23-12　KOSY 自信计划示例概述

- 向他人寻求技术知识（教练）和情感支持（家人和朋友）。

- 学习左腿起跳技术知识，侧重练习提高技术。

- 面对困难时使用毅力坚持（她的"Y"特质之一）。

相信自己能建立信心

下面是另一个 KOSY 的例子。

目标：我相信自己可以建立信心。要做到这一点，我可以：

● 重复阅读本章，获得更多有关建立信心的知识。

● 询问其他习惯机械师如何建立对自己和他人的信心，在习惯机械师应用程序中发布自己的信心建立过程，获得情感支持。

● 完成信心简历，为不同冰砖制订具体的 KOSY 计划，每月审查并更新这些计划，提高信心建立技能。

● 极度无用情绪唆使我放弃时靠韧性（我的"Y"特质之一）坚持下去。

直面压力反应：经历挫折后如何保持自信

生活当然不总是一帆风顺的。我们都经历过打击甚至摧毁自己信心的时刻，所以我们要建立信心、稳定信心。

例如，感觉别人质疑自己擅长的事情时，你的信心就会受到损害（比如我觉得自己演讲很棒，但是别人和我说他觉得我演讲不太行）。也就是说，我期望发生的事情（演讲获赞）并没有发生。我经历了意义系统错位，这是第 22 章中概述过的压力反应过程。

要稳定信心就得直接应对压力反应。好消息是我们已经知道怎么做了（第 22 章有详细介绍），主要有以下几种方法。

● 呼吸管理。

● 焦点反省（书写）。

● FAB（幸运、适应、获益）思维。

● WABA（APE 大脑论点记录板）。

● RABA（APE 大脑争论场）。

● 表现力写作。

● RAW（降低激活水平并书面记录）。

主动使用以上技巧能帮助我们调节情绪，使思维回归正轨。记住，我们肯定会有感觉不好的时候，但我们可以控制自己的情绪反应，让这些感觉不会持续那么长时间。比如，如果是你主动控制自己的情绪并重新建立信心，那么你可能会在三天内感觉好起来，而不是受挫后低迷五天才恢复（图 23-13）。

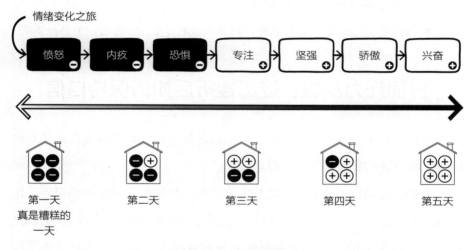

图 23-13　主动管理压力

一旦稳定了信心，你就能清晰思考、准确反思那些让你信心受挫的事件。在我举的例子里，我会想收到关于自己演示文稿是否有效的反馈。如果有效，那我就能用信心培养技能，堆砌更多冰砖，进而让自己成为一名更好的演讲者。

你现在明白怎么建立并稳定信心了。坚持此次学习的你很棒！你正在建立自己的"习惯机械智力的自信冰屋"！

建立自信的实用技巧

稳步提升自信的方法

本节主要谈谈如何建立和保持强大的信心。以下分享了部分知识，帮助你更透彻地理解自信，还介绍了部分实用技巧，能让你在生活各方面建立并稳定信心。

要想建立信心，你每月、每周和每天都得做一些建立信心的事情。

每月

- 创建和更新信心档案，明确自己想要堆砌的新冰砖（比如提高我的表现力写作技能）。

- 拥有发展良好的 FAM 故事，构建信心档案更轻松。

每周

- 反思自己为堆砌新冰砖所做的努力（如"在提高表现力写作技能方面做得有多好"）。

- 记录自己的成功（例如：学到了哪些关于提高表现力写作技能的新知识？尝试了哪些技能？从别人那里得到了什么反馈能帮你提升压力管理能力？感觉压力减轻了吗？）。

- 通过反思和录音，收集关于自我能力的实据（堆砌新冰砖建立冰屋）。

每天

- 坚持良好的饮食、运动、睡眠习惯，确保大脑正常工作，保证自己能清晰思考。

- 反思和记录。完成每日 3：1 反思或简单写下对自己表现力写作风格的反思。这能帮你反思并记录你已经拥有的冰砖以及正在堆砌的新冰砖。

关于建立强大信心的要点概述

以下是关于建立强大信心的要点概述：

（1）养成良好的饮食、运动、睡眠习惯，让建立及管理自信更容易。

（2）自信：消极 =3 ∶ 1，记住，强大的自信中也有消极因素或健康的自我批评。

（3）信心由两部分组成：信念（冰屋）和实据（冰砖）。

（4）信心档案能让你获得洞察力。

（5）集中精力，一次堆一块冰砖。

（6）使用 KOSY 信心框架构建重要的冰屋。

（7）遇到挫折时，使用压力管理技巧稳定信心。

（8）制订每天、每周和每月计划，建立自信。

以上可能会有能帮到你的条目，把它们加到你的自我能量愿望清单中吧。

使用习惯养成计划

还可以使用习惯养成计划来帮助我们堆新冰砖。

比如我想改善习惯机械能力冰屋，而我想堆的冰砖是"提高表现力写作能力"。

为了做到这一点，我的目标是"工作日每晚写一篇富有表现力的简短写作风格反思"。能让我专注于自己做得更好的事情，剖析并化解任何挑战。完成这个目标能让我养成机械智能冰屋的习惯。

下一步（如果你想的话），写一块你最想堆的"冰砖"，堆好其中一个"自信冰屋"。把这个看作一个目标，记住，好的目标得写下来，务必要具体（使用时间和地点），要积极（用"我将"开头，而不是"我不能"），还要可衡量（用数字）。

你的目标：

_____

_____

_____

_____

拥有明确目标后我们先回顾一下"极度无用情绪如何阻碍改变"的自我反省工具，这样你能更清楚极度无用情绪是怎么阻止你养成新习惯的。

现在制订一个习惯养成计划，激活九大行动要素，加速习惯养成过程。

要做到这一点，你需要回答以下问题。

（1）写下你想养成的好习惯，务必小而具体（如堆一块新冰砖）：

_____

_____

_____

示例：每个工作日的晚上写一篇充分运用表达力的简短反思。

（2）写下你目前正在做的事情（指坏习惯，而非想要养成的好习惯）：

_____

_____

_____

示例：沉浸在所有不顺利的事情里，经常自我谴责。

（3）写下是什么提醒或触发了这个坏习惯：

_____

_____

_____

示例：我的极度无用情绪非常强烈，它不断提醒自己生活中的问题。

（4）写下你要怎么提醒自己（触发自己）每天坚持新习惯：

_____

_____

_____

示例：设置每日日历提醒自己，创建专属文档记录或打印出这些反思。

（5）描述帮助你养成新习惯所需的新知识和技能：

_____

_____

_____

示例：了解更多表现力写作中构建不同聚焦反思的技巧。

（6）如果新知识和技能对你有帮助，写下在哪里、怎样获得所需的新知识和技能：

_____

_____

_____

示例：重读第22章。

（7）详述自己养成这个新习惯的原因：

_____

_____

_____

示例：让我能思维清晰、发挥所能，在工作中表现出色，我认为这也有利于家庭生活。

（8）谁能帮助你养成新习惯？（理想状态一般是对方也在同时养成相

同或相似的习惯。)

_____

_____

_____

示例：让我的孩子每晚做每日 3 ： 1 反思能触发我进行表现力写作。

（9）养成新习惯的回报是什么？记住，奖励可以是内部的、外部的，也可以是社交的。

_____

_____

_____

示例：自我感觉更好、更大概率晋升，也能更好地帮助同事和家人。

（10）不养成新习惯的代价或惩罚是什么？

_____

_____

_____

示例：与第（9）点所述所有情况相反。

祝贺你，你现在有了完整的计划来养成建立信心的新习惯！

在第 23 章中学到的习惯机械化语言和工具

核心术语

信心小屋——提出本概念主要是为了让人们更容易理解和建立信心。☑

自信冰屋——提出本概念能让人们更容易理解和提升自信，具有两大核心部分［信念（自尊）和实据（自我效能）］。☑

规划工具

信心档案——这个简单的工具能帮你在生活各方面进行反思并建立

信心。☑

KOSY（知识、他人、技能、你）自信框架——一个简单的信心建立框架。☑

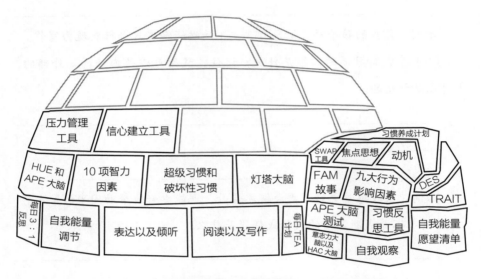

图 23-14　你的习惯脑科学的"冰屋"正在不断完善

接下来，我们将以所学的关于压力和信任管理的知识为基础，看看一些能让我们在压力下表现更佳的简单习惯机械工具。

第 24 章
高压下的习惯养成：管理好所有表现因素

案例：巴菲特的压力应对

美国亿万富翁兼慈善家沃伦·巴菲特（Warren Buffett）是世界上最成功的投资者之一，也是世界超级大富豪之一。他的故事很容易让人们觉得他天生就是如此具有极准的预测能力。但只要仔细审视他的职业生涯，我们就会发现，他和我们所有人一样，会刻意学习克服挑战来发挥自己的潜力。

他说："习惯形成的桎梏最开始是如此之轻，以至于你毫无察觉。当感觉到它的存在时，你已无法挣脱束缚。"

20世纪50年代刚开始自己的职业生涯时，他承认自己特别害怕公众演讲。他说："我做不到，我要吐了！"他知道他必须提高自己的演讲能力，这样才能实现自己的人生目标，所以他报名参加了一个著名的公共演讲培训项目。

从知识到技能再到习惯，巴菲特描述了该课程如何在让自己感到有压力的情况下提高自己的表现。他说如果自己没有学习成为厉害的公共演说家，他的生活就不会那么成功。巴菲特的那些课程证书一直是他的骄傲，甚至比他获得的著名学校的学位证书更让他自豪。

本章将介绍面对压力如何管理好所有影响你表现的因素。前章已经讲过如何管理压力和建立自信，所以你现在处理起压力来会容易得多。但本章将更深入地探讨"面对压力如何集中精力"的科学。本章你将学习在面对压力时如何针对特定事件和情况做系统准备。如果你想学习如何在压力之下表现更好，请继续往下读。

要在压力下表现良好，你得在练习时考虑几个因素。以下故事能帮助你理解这是为什么。

电影《国王的演讲》（ *The King's Speech* ）讲述了英国国王乔治六世口吃的真实故事，以及他如何在语言治疗师莱昂内尔·罗格（Lionel Logue）指引下进步。这部电影是由数百篇日记、文件和信件改编的，这些东西记录着国王和治疗师之间的密切往来。

罗格不是国王的第一个语言治疗师。乔治六世见过太多治疗师，也经历过太多失败，以至于他放弃了希望，甚至不想见罗格。

不过国王最终还是同意了。影片中第一次咨询后，罗格对国王说："我可以治愈你，但你需要付出巨大努力，不然就无法恢复。"罗格坚持认为，国王需要定期进行专注的练习（也就是专心练习、犯错、通过错误反馈来改善）。

本电影的高潮是国王在威斯敏斯特大教堂的加冕典礼，他需要承受极大的压力公开发表讲话。

电影中，罗格要求国王在家练习，或者在罗格的哈雷街办公室里练习。他们去了威斯敏斯特大教堂，加冕仪式在那里举行。他让国王坐在加冕椅上实时发表讲话，就好像在国家重大场合那样。罗格还模仿坎特伯雷大主教，这样就能模拟两人之间的交流。

罗格向国王展示加冕仪式当天可能出现的情况。如果仅仅在房里练习演讲，那就没办法做到这一点了。

（1）罗格让国王体验在威斯敏斯特大教堂发表演讲的感觉，让他适应这里的环境。

（2）他让国王坐在加冕椅上，尽量让练习更加接近真实场景。

（3）接着，他让国王坐在威斯敏斯特大教堂的加冕椅上练习反应和演讲，让国王感受并练习管理加冕日会有的激活水平。

（4）罗格扮演坎特伯雷大主教，从而让演讲排练更加接近真实场景。

（5）最后，罗格控制排练时长尽可能接近于真实演讲。

这样一来，国王的演讲必须有一定的节奏，避免他口吃的可能性，在加冕日以同样节奏进行即可。

罗格为国王制订的周密训练计划得到了回报。乔治六世在威斯敏斯特大教堂完成了演讲，完全没有口吃。国王也用同样的策略做了接下来在位时期的所有重大演讲，甚至包括第二次世界大战时期那段困难的日子。

触发神经回路：认识应对压力的五大因素

我们听到的国王乔治六世的故事大部分来自这部电影，尽管我们没有第一手资料，但是还是可以认为，罗格的技巧有效地在练习中激发了国王的神经回路。要想成功发表公众演讲，就得激发神经回路。这就是为什么罗格能成功地帮助国王不再口吃，而在此之前的治疗师都失败了。

要想取得成功，就得触发自己在面对压力时需要使用的神经回路。

想象你正在排练一场重要的演讲，并考虑以下几点。

环境

首先想想演讲环境：你是否熟悉这个房间？环境越让你感觉舒服，你的表现就会越好。

激活

接下来就是激活。演讲成功时你理想的激活水平是多少？那就在练习演讲时达到该水平。

同样，演讲的环境可能会影响激活的方式。如果你在演讲过程中感到紧张，说明演讲的激活水平过高，你可能需要反复练习这一点。

物理因素

第三个因素是与演讲相关的物理要素。你做演讲时是坐在办公桌前还是站着？会穿什么衣服？练习时尽量复刻真实情况。

任务

第四个因素是演讲期间要做的事情。你会照本宣科吗？还是会脱稿演讲？你会用点击器播放幻灯片吗？练习时尽量复刻真实情况。

计时

最后要考虑的因素是时间问题。演讲时间是几点？讲多长时间？每张幻灯片放多久？练习时所用的时间尽量是真实演讲时所需的时间。

TE-TAP 学习框架

总之练习时你得考虑以下因素，让自己做好准备面对压力、发挥潜力：

（1）演出环境。

（2）最佳激活水平。

（3）物理因素。

（4）要做的任务。

（5）演出计时。

为了简化记忆，我把这些要素缩写为"TE-TAP学习"，即任务（Task）、环境（Environment）、时间（Time）、激活（Activate）和身体（Physical）。在练习中激活所有因素，就能在大脑中激发出与实际情况中相同或相似的神经回路。

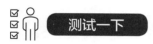

如果以上内容对你有帮助，考考你：TE-TAP代表什么？

案例：建立惯例帮助自己在压力下表现良好

1998年夏天，英格兰橄榄球队在澳大利亚、新西兰和南非进行巡回赛。这支球队里有一个年轻球员，他被吹捧为英国橄榄球的未来。这名球员名叫乔尼·威尔金森（Jonny Wilkinson）。

威尔金森听到他入选球队时，他还以为搞错了。发现是真的时，他非常激动。他以前只是英格兰队的替补，现在他全场首发，在布里斯班作为前锋对阵世界上最佳球队之一——澳大利亚队。

英格兰队主教练克莱夫·伍德沃德（Clive Woodward）说："他以前是替补，而这次他是全场首发……差别很大。"

比赛开始后，英格兰队迅速赢得了首个点球，他们准备拿下这一球。威尔金森就是踢点球的球员。电视解说员此时表示："对像他这样有天赋的人而言，这个点球很简单。"但是威尔金森踢偏了，解说员开始批评他。

后来英格兰队再次赢得点球，又是威尔金森来踢。他准备踢的时候，解说员说："上次是个小失误，这个对他来说才是真正的考验。"结果威尔金森又踢偏了。

这场比赛中，威尔金森似乎一直在犯错误。甚至解说员都说："他一定想搞清楚国际橄榄球是怎么一回事。"

英格兰队最终输掉了比赛。在这场巡回赛中，球队遭遇了一系列重大失败，媒体也戏称其为"地狱之旅"。

对许多人而言，这种负面经历可能到这里就结束了。但是威尔金森还没有，他想从这次挫折中吸取教训，借此机会成为一名更好的球员。他想一雪前耻，获得有史以来最多的世界杯积分。但怎么做到呢？

威尔金森发现，极度无用情绪产生的压力对他的比赛产生着负面影响——尤其是踢球的时候，所以他重点提高自己面对压力时的表现能力。

威尔金森对他顶着压力成功进球是这样描述的："踢球的压力在于踢球的过程，不去想结果，只要去想：如果能在我可控的区域做这件事，用我可控的部分……我就能（踢球成功）。"

威尔金森的意思是，纠结踢球的结果毫无意义。只有过程正确，结果才能理想。纠结结果会不会很糟糕反而会让自己更紧张，带来更多压力。最好的办法就是把踢球这个过程做好。威尔金森说的意思是让自己的大脑 HAC 化，对自己可控的东西负责（即管理思想和身体行动）。

为了尽可能让自己成功射门，威尔金森专心练习，让自己的踢球动作强而有力。他日复一日不断发展了这个惯例，以下将分享威尔金森亲口所说的版本帮你理解该过程。

首先重点介绍身体动作。

（1）威尔金森先把球放下来，然后开球。

（2）接着后退几步，用踢球脚的脚趾踩地板。

（3）然后手呈杯状。

（4）接着上下打量目标。

（5）最后跑起来踢球。

无论他们有没有意识到，但是所有射手的身体动作基本都是如此，有的可能没有这么细致。因为所有射手都得发球、后退，再踢球。他们每次踢球的方式都差不多，而为了节省精力，大脑喜欢把事情变成习惯。

日常生活中你的身体也会有惯例。比如你走进办公室，坐在办公桌前开始工作。通常出现以下情况：

（1）走进房间。

（2）坐在椅子上。

（3）打开电脑。

（4）投入或尝试投入需要做的事情中。

（5）结束工作后，保存工作记录，关掉电脑，站起来，离开房间。

创造精神惯例：在压力下有效思考

威尔金森的套路能脱颖而出，在于他不仅加强了身体因素，还认识到了心理要素的重要性。

他与澳大利亚队的首次全面测试赛让他明白，如果极度无用情绪控制了自己的思想，那他很难发挥自己的潜力。

当他把球放下来的时候，他会对自己说："一定要踢好，不然就会让所有人失望。"脑袋里一直想如果把球踢偏了怎么办，对自己没什么好处。

同样，你站起来做演讲时可能会对自己说："这太难了，我肯定会犯错。"这种想法很难让你发挥自己的潜力。

为了让你理解怎么在压力下更有效地思考，以下将展示威尔金森在日常训练中是如何思考的。以下将用到焦点词语和画面——前章介绍过的概念（第 21 章和第 22 章）。面对压力使用焦点词语和画面能帮你控制注意力，从而发挥潜力。

威尔金森在日常训练中的每个行为都有焦点词语和画面，这样他就能关注有用的信息，慢慢地形成了自己的一套过程，以下是其亲口所述。

步骤 1

身体动作：将球放在地上，开球。

焦点画面：找到最佳踢球位置。

焦点词语："加油，你能做到的。"

步骤 2

身体动作：接着后退几步，用踢球脚的脚趾跺地板。

焦点画面：想象脚变得像水泥一样，踢球的时候坚固有力。

焦点词语："集中精神，脚踏实地。"

步骤 3

身体动作：手呈杯状。

焦点画面：想象周围突然出现一个盾牌，挡住所有噪声和干扰。

焦点词语："集中精力。"

步骤 4

身体动作：上下打量目标，思考如何踢出好球。

焦点画面：老太太多丽丝坐在后面读着《星期日泰晤士报》。

焦点词语：专注于踢球目标，目标击中《星期日泰晤士报》封面上的某个点。

步骤 5

身体动作：跑起来踢球。

焦点画面：腿部力量爆发，踢到球时球飞出去很远。

焦点词语：强调助跑节奏和踢腿时机。

威尔金森成了世界上最好的橄榄球射手，由于其抗压表现而成为全球体育偶像。

他在 2003 年世界杯最后一分钟的落脚射门是使用他最弱的那只脚踢的，为英格兰队赢得了 2003 年世界杯。从那时起，世界各地的职业运动员都试图效仿威尔金森，从而在面临压力时比竞争对手更有优势。

你也可以这么做。面对压力，比如发表重要演讲时，学习威尔金森预先计划好自己的思维方式。

你可以预先计划一系列焦点词语和画面，这更能让你完成任务。

我将其称为"表现中惯例"，以下将展示如何构建一个惯例。

首先介绍如何建立"表现前惯例"，帮助你处理压力。

表现前惯例

何塞·穆里尼奥（José Mourinho）是历史上最成功的足球教练之一。他带过的球队曾在英超联赛、意大利意甲联赛和西班牙西甲联赛上夺冠。他曾在一次电视采访中被问到是否希望他的球员在重要比赛前紧张。

记者这样问："有时候紧张是好事，因为紧张会激发肾上腺素，肾上腺素能让你集中注意力，但是有时候放松一下就不会太紧张。"

穆里尼奥回答说：

紧张？没这回事，但是放松？也说不上。就像我对自己说的，我们以正确的心态感受当下，这是非常个人化的事情。

我想让他们感觉舒服。这就是为什么赛前我会让他们处于自在的状态中。他们有些喜欢简短急促的热身。而有些就会提前一个半小时慢慢地去热身。有些人爱放音乐，有些则不喜欢音乐。有些人喜欢激进的音乐，有些人不喜欢。有些人喜欢和家人或其他人通电话，有些人则在赛前三小时就隔绝与外界通信。这是非常个人化的事情。

穆里尼奥说，每个人在压力下发挥最佳状态的理想准备是不同的。

他让他的每个球员执行自己的赛前常规，授权每个球员优化他们的准备，以在压力下发挥自己的潜力。

找到你的最佳激活水平

穆里尼奥的方法也和我们的相似。例如，每个人都有一个他们需要达到的最佳激活水平，以便在压力下发挥他们的潜力。每个人的最佳激活水平与其他人的都会略有不同。

为了让自己在表现时达到最佳激活水平，我建议你表演前制定一个惯例程序。

这更能让你保持最佳激活水平进行表现。否则极度无用情绪可能会阻碍你的成功。

你首先得想好，刚开始表现时要达到什么激活水平。不同任务下的理想激活水平不同，例如对团队演示（可能是 50），董事会演示（可能是 60），以及在大型报告厅面对 500 人的演示（可能是 65）。

进入表现区

确定想要达到的激活水平后，就得建立一个表现前惯例帮助自己达到最佳水平。

如果你的饮食、运动和睡眠处于最佳状态，那么你会更容易控制激活水平。所以问问自己：

- "表现前吃的东西能帮助我在整个表现过程中达到并保持理想激活水平吗？"（比如：高血糖指数食物与低血糖指数食物。）
- "如何使用表现前练习帮助自己表现时达到最佳激活水平？"（比如：演出前散步或跑步。）
- "夜间睡眠习惯能帮自己在表现时保持最佳激活水平吗？""在重大的表现之前打个盹儿有用吗？"

你还能用特定技能提高或降低激活水平。第 21 章中有过详细介绍，以下将重述这些核心技术。

激活管理的基本技能是呼吸控制。你可以通过锻炼增加激活水平，也可以用激活刻度盘作为焦点画面，观察它增加到最佳水平，并使用焦点词语来激活自己。

你可以通过慢走来降低激活水平，这样能让自己没那么紧张。也能用集中结合渐进式肌肉放松法来让自己平静下来。

创建音乐播放列表来提高或降低激活水平也是很好的表现前激活管理技术。

赛前惯例养成后，就得继续养成表现中惯例（比如威尔金森的射门惯例）。

表现中惯例

我创建了专业工具来帮助自己实现表现中惯例，第 8 章我介绍了这个工具。

为了建立表现中惯例，我以自己给一大群人做演示时的惯例为例。本例中的核心组成部分能帮你在任何方面构建表现中惯例，从而提升表现能力。

做好充分准备

只有做好充分准备的情况下，表现中惯例才有用。

为了能好好准备演示，我创建了"扩展计划"工具，让我对自己的演示质量充满信心。

（1）情绪。

（2）激动。

（3）图片。

（4）积极。

（5）附注。

（6）讨论。

（7）简短。

它是基于对人们大脑如何工作的见解，因此能帮助我最大限度地提高观众的参与度和学习效果。

以下是该工具的概览及演示时如何激活每个元素的示例。

首先我通常用引人入胜、令人兴奋或令人回味的视频开始演讲。这是为了：

（1）激发听众的积极情绪。

（2）创造一些刺激。

我使用以下策略来激活其他元素：

（1）多用图片少用文字——幻灯片里满是视频和图片，而文字只在绝对必要的时候出现。这样观众会更容易理解我的幻灯片。人们没法一边看幻灯片，一边听你在说什么。

（2）多主动少被动——在演讲期间让听众参与待完成的快速任务，例如，"评价你昨天为了做到最好以及实现目标做得怎么样？"1分 = 失败，10 分 = 完美。

（3）多做笔记多做测试——短期记忆时间平均只有 30 秒，而记笔记能延长这种记忆持续的时间。所以我会让人们写下测试的答案。他们的正确答案越多，分数就越高！

（4）多讨论少倾听——让听众讨论我提出的关键问题，讨论他们学到了什么。

（5）多进行短时间活动，少进行长时间演讲——注意力持续时间很短，每隔 10 分钟会恢复一次。我的目标在于将所有演示分成 10 分钟的区块。通过测试、活动和讨论来分解演示。

你还可以使用"扩展计划"工具帮助自己准备高质量的演示。

我在演示时的常规流程

把威尔金森的踢球动作描绘成一个时间线，从他把球放在踢球点开始，到他踢球结束。

想想自己面对压力时在时间线上要更好地完成任务（如做演讲、参加考试）或展示更好的技能（如在足球比赛中罚点球、网球比赛中发球）。

我把我的演示视为时间线，从我进入演示室或观众进入演示室开始，到我做完演讲后坐下来结束。

在一张纸上画出你的时间线，描绘你日常表现中发生的关键物理动作。以我演示时间线的五个阶段为例：

第一步——与听众建立融洽的关系（当我进入房间或他们进入房间时）。

第二步——站起来走到台前。

第三步——将电脑或笔记本切换到演示模式，演示屏幕上出现幻灯片。

第四步——开始演示。

第五步——演示结束后回到椅子上坐下。

你的时间线的步骤可能比我的多，也可能比我的少。接下来我将介绍每一步关注的重点。

第一步——与听众建立融洽的关系（当我进入房间或他们进入房间时）。

我希望听众感觉很舒服，让他们知道我真的想帮助他们，我也确实是这么做的。所以，我在发表演讲之前会刻意与尽可能多的观众交谈。我和他们握手、做自我介绍，问他们希望从演讲中得到什么。

我为什么要这么做？这些简单的动作为演示打下了积极基础，其原因与神经生物学有关，包括镜像神经元、激活和信任建立等。

你做演示也得这么做吗？不，不一定。这完全取决于你。在我做演示的这20多年里，尝试并测试了许多其他方法。这个方法最能帮我与观众建立融洽关系。

如果对你有帮助，你可以在一张纸上画出自己的时间线，并绘制出在执行过程中发生的关键身体动作。例如，以下是我的演示时间表的五个阶段：

使用焦点词语和画面为第二步至第五步赋能

开始第二步之前，你也能在日常活动中计划使用焦点词语和画面，但是没必要每一步都用，你可以看看哪一种最适合自己。

为了帮助自己构建焦点词语和画面，以下将分享我在第二步到第五步中的惯例。

第二步——站起来走到台前。

站起来之前以及站起来走到台前时，我会专注于让自己达到最佳激活水平。处于最佳激活水平是做好演示的第一步。

做演示时我一般喜欢达到 60 左右的激活水平。

如果对你有用的话，把你理想的激活水平写在你的现有任务或技能的惯例中。

为了帮助自己达到演示的最佳激活水平，当走到台前或者有时是进入房间时，我会使用焦点词语和画面。焦点画面显示数字 60 的激活刻度盘。我把注意力集中在呼吸上：吸气 3 秒，呼气 5 秒。

如果对你有用的话，在时间线上写下一些焦点词语和画面（你可能并不需要），帮助自己在表现期间管理激活水平。

第三步——将电脑或笔记本切换到演示模式，演示屏幕上出现幻灯片。

激活水平达到正确数值后，我想让极度无用情绪保持平静。

有时我会使用意志力的焦点画面来安抚自己的极度无用情绪。

我的焦点词语可能是积极的自我肯定，比如，"我准备好了。"我会一遍又一遍地重复，或者在讲前几张幻灯片的时候这么说。

我可能还会继续专注于呼吸：吸气3秒，呼气5秒。

如果对你有用的话，在时间线上写下能让你的注意力集中在有利想法上的焦点词语和画面（你也可能不需要）。

_____

_____

_____

第四步——开始演示。

当我开始进行演示后，我知道自己可能会分心。

这种分心可能是内部原因引起的，比如极度无用情绪会警告意志力，说演示出了问题；也可能是外部原因引起的（如观众的反应）让我怀疑自己，于是就会分心。但如果你有计划，就能更好地处理它们。

分心后要想重新集中注意力，需要激活 HAC 大脑中称为眶额叶皮层区域特定部分（图 24-1）。

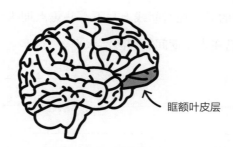

眶额叶皮层

图 24-1　前额叶皮层区域的眶额叶皮层区域抽象图

你可以用新的焦点词语和画面让自己重新集中注意力。比如我会用这些画面或词语：

- 新焦点画面：想象意志力在给极度无用情绪做肩部按摩或看到激活刻度盘数值为 60。

- 新焦点词语：放慢速度。

为什么要说"放慢速度"？因为消极的干扰会让我产生很多无益想法。我发现告诉自己"放慢速度"能让我的思绪平静下来，注意力回到正轨。

如果对你有用的话，在时间线上写下一些新的焦点词语和画面（你也可能不需要），供自己在表现时使用。

第五步——演示结束后回到椅子上坐下。

我表演中惯例的最后一部分就是演讲结束后的思考。演示结束后，极度无用情绪可能会在负面因素上纠缠。这对我不利，这时最好想一想至少三件进展顺利的事情，同时也得想想还有哪件事情下次可以改进。

触发 3 : 1 反思模式时，默念焦点词语"3 : 1 反思"。

我会自问以下问题：

（1）假如满分为 100 分，你为自己打多少分？

（2）最精彩的部分是什么？

（3）第二精彩的部分是什么？

（4）下一次哪里还能改进？

如果对你有用的话，写下你可以在表现结束后问自己的问题，以便让你持续反思。

重述

希望你现在已经能更好地理解如何创建有效的工作表现惯例，以帮助你管理压力并发挥潜力。但是只有正确使用 TE-TAP（任务、环境、时间、激活、身体）学习法进行练习，该惯例才有效。

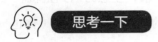

如果对你有帮助的话，写下目前为止所学的有关在压力下如何表现的知识。

在你的努力之下，高效练习能让你的大脑做好准备呈现最佳表现。好的表演前惯例和表演中惯例能让大脑更容易完成任务。但是只有在做好适当准备后，才能使用惯例帮你发挥出潜力。

表现控制力计划：发挥自己的潜力

为了帮你养成和完善习惯，在压力下表现得更好，本书设计了"表现 HAC 计划"，让你更好地自我监控，察觉当前的表现习惯，进而建立更好的表现前与表现中惯例。

你可能想提高自己在压力下的总体表现力，但你得从某个特定的领域开始（比如面对一大群人做演讲）。你从自己的方法中获得的洞察力能够帮助其他人。

做"表现 HAC 计划"时最好是用笔写下来。

从这个问题开始：

面对压力的时候，你希望自己提升哪方面的表现？具体而言，比如向董事会做报告、接受处罚、打高尔夫球、会计考试。

_____

_____

_____

给自己在这些领域上一次表现的准备工作打分，满分为 100 分（如果没做过，那就结合以前与这一次最相似的表现，为准备工作的努力程度打分）：

_____/100。

记住，表现方法和技巧虽好，但如果不适当练习，潜力就无法发挥。

现在思考以下 7 个问题，写下自己的答案，帮助自己思考自己平常面对压力时是怎么表现的。给自己打分，满分 10 分，1 分代表"我没有这样做"，10 分代表"我尽我所能做到了"。

（1）在准备期间，你是否使用 TE-TAP 学习框架来优化练习？

得分：_____/10。

（2）在准备期间，你是否有目的地计划在表现前几天优化饮食、锻炼和睡眠习惯？

得分：_____/10。

（3）在准备期间，你是否使用了表现前惯例帮助自己在表现前和表现期间达到最佳激活水平？

得分：_____/10。

（4）在练习期间，你是否进行了计时（TE-TAP 学习框架中的计时要素）？

得分：_____/10。

（5）你是否制订了一套可靠的表现评估程序帮助自己优化表现？

得分：_____/10。

（6）在表演过程中，你是否使用焦点词语和画面帮助自己将注意力重新集中在相关想法和信息上？

得分：_____/10

（7）表演结束后，你是否反思了哪些地方做得很好？哪些地方需要改进？

得分：_____/10

在每个问题上给自己打了分，就能更好理解自己表现前和表现中惯例的优点和缺点。

如果这对你有帮助，请把你学到的东西记下来：

_____

_____

_____

养成在压力下表现更佳的习惯

以下是本章主要观点的概述：

（1）要想知道怎样在压力下表现更佳，可以从一项具体任务或活动开始。你能聚焦在这一点，让自己在压力下表现更佳。

（2）使用 TE-TAP 学习框架，帮助你练习在面对压力时如何表现。

（3）了解身体习惯。

（4）建立思维习惯，包括焦点词语和画面，辅助身体习惯。

（5）结合上述要素形成表现中惯例并贯彻练习。

（6）良好的饮食、运动、睡眠习惯让你在压力下表现更轻松。

（7）建立表现前惯例，帮助自己在整个表现过程中管理激活水平。

明白面对压力怎么去表现，确定自己想养成的习惯，将其添加到自我能量愿望清单中。养成这个习惯可能需要在多方面下功夫，但记住一次养成一个微小的新习惯更现实。

如果对你有用的话，优先确定自己想养成的习惯，以帮助自己改善在压力下的表现。

比如，我想养成的在压力下表现更好的新习惯是：改善激活管理。为了实现这一点，我要定期做"激活管理训练"。因此我的目标是"在（每个工作日）开始工作前至少散步 10 分钟，针对性实现自己的'理想工作激活水平'"。

这其实就像是个迷你版的表现前惯例，能对自己进行很好的激活管理。需要在压力下表现时，这能让我准备好，能帮我管理激活水平，也能帮我在工作中做到最好。

把想养成的习惯制定成具体可行的目标。记住，好的目标一定要认真写下来，描述要具体（时间和地点），要陈述积极的行动（用"我将"开头，而不是"我不能"），还要可衡量（用数字）。

如果你想养成在压力下表现更好的习惯，写下你的目标：

_____

_____

_____

拥有明确目标后，先回顾一下"极度无用情绪如何阻碍改变"的自我反省工具，这样你能更清楚极度无用情绪是怎么阻止你养成新习惯的。

现在制订一个习惯养成计划，激活九大行动要素，加速习惯养成过程。

要做到这一点，你需要回答以下问题：

（1）写下自己想要养成哪个新的好习惯，务必小而具体（你的目标）：

_____

示例：上班前至少散步 10 分钟。开始工作前有针对性地达到"理想工作激活水平"。

（2）写下你目前正在做的事情（指坏习惯，而非想要养成的好习惯）：

_____

示例：在家工作前不会进行锻炼。

（3）写下是什么提醒或触发了这个坏习惯：

_____

示例：这些都是我养成的习惯。

（4）写下你要怎么提醒自己（触发自己）每天坚持新习惯：

_____

示例：设置每日日历提醒自己。在我的每周能量挂图上，把"工作前锻炼 10 分钟"作为一个目标。

（5）写下养成新习惯需要哪些新知识和技能。

_____

示例：更新我的"最佳激活水平审查"。

（6）如果新知识和技能对你有帮助，写下在哪里、怎样获得所需的新知识和技能。

_____

示例：重读第 21 章，了解有关管理激活水平的更多知识。

（7）详细描述自己为什么要养成这个新习惯。

_____

示例：这样一来，我感觉压力很大时能更好地控制激活水平，也能让我早上做事更有效率。这两个原因都能让我有更好的职业发展、实现自己的长期目标。

（8）谁能帮助你养成新习惯？（理想状态一般是对方也在同时养成相同或相似的习惯。）

_____

示例：把每周团队会议改为例会，向团队成员介绍激活的概念，告诉他们在新的工作开始前养成进行锻炼的习惯。

（9）养成新习惯后你将获得什么？这种获得感可以是内部的、外在的，也可以是社交上的。

示例：我会感觉更好、更专注，能提高自己在压力下的表现力，让家人为我感到骄傲。

（10）不养成新习惯的代价或惩罚是什么？

示例：与第（9）点所述所有情况相反。

恭喜你！你现在有了个强大的计划，能帮助自己建立在压力下表现良好的有益习惯！

在第 24 章中学到的习惯机械化工具

规划工具

TE-TAP（任务、环境、时间、激活和身体）学习框架——一个简单的框架，能在你表现时保证自己能承受压力。☑

自我反省工具

表现力 HAC 计划——通过这项练习，你能知道自己做过的练习是怎么帮你抗压的。☑

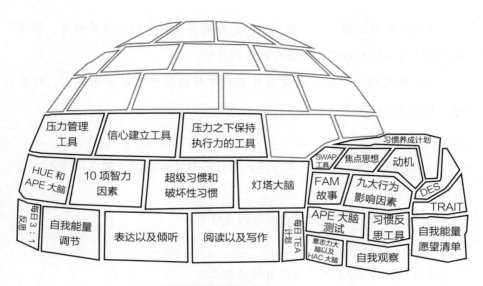

图 24-2 你的习惯脑科学的"冰屋"正在不断完善

接下来将介绍一个提高专注力与效率相关的习惯，能让你更有
创造力，解决问题更轻松。

第 25 章
提升工作效率的习惯养成：
提高创造力和解决问题的能力

亚马逊优质纪录片《追逐伟大》（*Chasing Great*）记录了全黑队橄榄球传奇人物里奇·麦考（Richie McCaw）的最后一个赛季，向观众展示了麦考是如何带领新西兰全黑队接连赢得橄榄球世界杯的生活。虽然麦考已经退休，但他仍是体育界的传奇，是新西兰的英雄。

该纪录片全程记录了这位运动员的体育成就，这为我们一窥冠军的生活提供了很好的素材。《追逐伟大》拍摄了麦考家族的视频、直接采访了这位前全黑队队长，让观众能观察到冠军心态的心理侧写。

值得注意的是，该纪录片显示麦考也会自我观察，而且自律完成。新的一天开始，他会在日记本上写下"重新开始"。麦考用这样的工具让自己尽量保持在最佳状态。稍后我们再讨论这位人物。

本章将研究如何提高注意力和工作效率，如何优化一天 24 小时的工作，以及如何在更短的时间内完成更多工作。本章还将展示如何完成最具挑战性的工作。这能有效提高你的创造力和解决问题的能力。

拖延：脑力工作的陷阱

面对脑力工作我们为什么喜欢拖延呢？一是因为这类工作会消耗大量

精力，二是因为做脑力工作不会立即获得回报。我们的极度无用情绪不喜欢这样，它会鼓励我们放弃有挑战性的脑力工作，做那些消耗较少脑力、能很快给我们反馈的事情（比如查看电子邮件或手机）。

从很多方面来看，人类天生就爱拖延。我们更看重眼前的满足，而非实现长期的目标。这种特征曾经是我们的优点，但如今却可能破坏人类的幸福与成功。

这也会鼓励人类养成注意力短暂的习惯，而这些习惯会限制我们取得个人进步。要想在 VUCA 时代不断取得成功，个人进步必不可少。当然，人类进化到 21 世纪也是为了生存而非不断成功。

但我们可以做得更好，可以通过养成更好的专注力和效率习惯来延迟满足。要做到这一点，得先复习一下支撑习惯的两大基石。

尽你所能做更好的自己

我们比自己想象的更能控制自己的所作所为。你可能无法阻止同事打断你的工作，但你可以让自己重新专注于手头的任务。

提前做好计划

计划能帮你管理极度无用情绪，提高工作效率。比如如果你已经计划好怎么去做，那么你就很容易度过高效的一天甚至一周。

总会有不可控的事情发生，而（尽你最大努力和提前计划）这两个概念能帮你控制极度无用情绪的发展。

以下将展示一系列习惯机械工具，你可以用其提高注意力和工作效率。这能让你在一天之内集中注意力，去做那些对健康、幸福和表现有利的事情。

案例：为什么今天要提高效率

在纪录片《追逐伟大》中，前新西兰全黑队队长、带领全黑队多次夺得世界杯冠军的麦考讲述了一段故事，他提到那张麦当劳餐巾是如何对他的生命产生重大影响的。1998 年，他和叔叔去了家乡附近的麦当劳餐厅。

叔叔看到侄子的训练日记后，问他是否想成为全黑队球员。麦考虽然内心觉得自己永远都实现不了这个梦想，但还是回答"是的，当然。"

叔叔就让他写：要怎么做才能成功加入全黑队。麦考拿起一张餐巾纸，在背面写道：

- 1999 年参加新西兰 U19 锦标赛。
- 2001 年参加新西兰 U21 锦标赛。
- 2002 年加入坎特伯雷十字军。
- 2003 年让坎特伯雷十字军成为一线球队。
- 2003 年加入全黑队，冲击世界杯奖杯。

仔细思考之后，叔叔说他的目标不该只是成为全黑队队员，而应该立志成为伟大的全黑队队员。麦考觉得写这个很尴尬，就只在纸巾最下面写了 GAB（伟大的全黑队）。然后一切就如他所写的成真了。

从麦考的故事我们能知道，要想尽善尽美去做一件事，首先得明白自己做这些的意义何在，得要将眼前的任务和日益进步的习惯与长期目标关联在一起。如果你已经创造了 FAM 故事冰山，那么你今天就更能提高效率。当然目标并非一成不变，你得定期审视并更新目标。

明白自己"为什么"做，相当于激活九大行动要素中的"个人动机因素"。

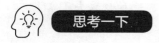 思考一下

如果对你有帮助的话，写下目前你在提高工作效率方面所学的知识。

优化：区分简单和复杂的工作

本节将再次以冰块打比方，象征着每天两种主要类型工作：每天需要完成的简单任务比作冷冻冰块；心理上更复杂的任务比作建造冰雕。

冷冻冰块——忙碌的习惯性工作

习惯性工作，指可以快速处理的工作，它无须大脑参与，熟悉起来容易。例如回复简单的电子邮件或他人的询问，或者提交资料。该类工作正在自动化或半自动化（图25-1），甚至有些不再需要人工（比如在线银行、会计软件、会议安排软件）。

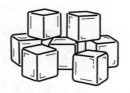

图 25-1　将忙碌的习惯性工作想象成冰块

建造冰雕——专注力工作

专注力工作，指具有创造性、创新性和挑战性的工作，包括设计新产品、撰写长篇报告等。这类工作通常不是一次会议就能完成的。由于这类工作难以自动化，人类越来越重视完成这类工作的能力（图 25-2）。

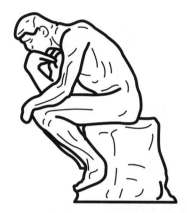

图 25-2　将专注力、创造性和解决问题的工作想象成建造冰雕

 反思

如果对你有用的话，把每天的冰块任务列一个清单，再把目前做的冰雕任务列一个单独的清单。

控制：明确大脑的三种状态并匹配适当的激活水平

将大脑想象成一块电池，有三种特定的工作状态或模式。这些状态称为"大脑状态"。这个概念与我在第 18 章中介绍的九大行动要素的大脑状态要素有关。

大脑状态 1——充电

我们每天都得给大脑充电（图 25-3），这包括睡觉、放松、吃饭等。有些人还会做点锻炼来充电。充电是否有效取决于你，因此可以做做自我研究，找到自己给大脑充电的方法。

图 25-3　每天给大脑充电

大脑状态 2——中强度

这种大脑状态主要用于完成简单、熟悉且要求不高的任务（冷冻冰块）。换句话说，这种任务基本上属于习惯性的（图 25-4），因此需要下意识努力的部分很少。人们有时把这称为忙碌的工作。

图 25-4　中强度电量用于完成日常任务（冷冻冰块）

大脑状态 3——高强度

这是最有价值的大脑状态。这种状态能让我们做需要智慧的、需要专注的、有创意的、解决问题的工作（建造冰雕）。然而高强度状态的大脑是一种有限的认知资源，很快就会用完（图 25-5）。

图 25-5 使用宝贵的高强度大脑状态来建造冰雕

这三种大脑状态之间是相互依赖的关系。比如，如果一天没有足够时间充电，就很难正确使用另外两种大脑状态。而在充电和中强度的大脑状态下，你仍然会下意识地做一些高强度的任务。这就是为什么有时候你睡一觉之后就会突然攻克你一直研究的难题，比如阿基米德在洗澡时的"重大发现"！给大脑充电能带来洞察力。

在三种大脑状态中，在任何 24 小时内，我们都应该致力于使用最多的充电大脑状态。第二种最常用的状态是中强度大脑状态。在任何 24 小时内，我们使用高强度状态下大脑的时间是最少的。

大脑状态金字塔

把大脑状态间的关系想象成金字塔（图 25-6）。基础是充电，中间是中强度，顶端是高强度。

下面以我的工作日为例。为了让我（在工作日）更高效利用 24 小时，我需要做以下三件事。

- 花 11 ~ 12 个小时给大脑充电（包括睡觉、放松、锻炼、吃饭等）。
- 保持中强度状态 7 ~ 8 个小时，处理个人（家庭生活）和工作（不太需要大脑思考的简单任务）等事情。
- 保持高强度状态时间最少，4 ~ 5 个小时（做有挑战性、要求高、

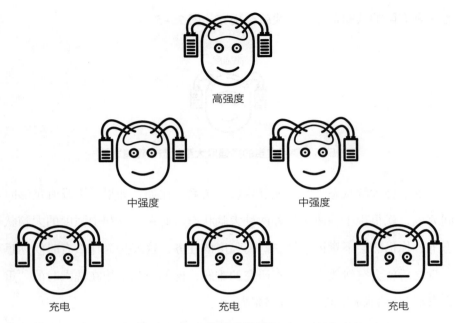

图 25-6 在三种大脑状态间取得适当平衡

要用大脑思考、需要解决问题的工作)。

这样能让我每周有 5 ~ 6 天的时间做有价值的高效工作,而我每周至少休息一天,主要给大脑充电。这能帮我发挥潜力,因为我的工作需要专注、需要创造力,也需要解决问题。

当然,这些时间划分是很个人的,而我的大部分同事都认为这个划分很典型。但是每个人的生活都有所不同,你得自我研究来制订自己的时间安排计划。

我不是滚轮,没法连轴转

如果今天没有完成 4 ~ 5 小时的高强度工作,那也不能把它累积到明天做(也就是一天做 8 ~ 10 小时高强度工作)。没人能做到,这也不是大脑的工作方式。这也是为什么对我们而言每个工作日都达到高强度状态是很重要的，长此以往我们就能在这段时间里保持非常高效地工作。

很多名人的休息和工作习惯众所周知。英国首位女首相玛格丽特·撒切尔（Margaret Thatcher）表示，她每晚只睡 4 个小时。如果这是真的，我们得想想这对她的日常表现和长期健康究竟有多大帮助。

丘吉尔的睡眠习惯也曾被媒体报道，据说这位英国前首相每晚只睡 5 ~ 6 个小时。但他没说他每天经常要打几次盹儿。《丘吉尔传》（*Churchill by Himself*）一书中，丘吉尔曾言："午餐到晚餐之间，你得坚持在某个时间段脱掉衣服上床睡觉。我也一直这么做着。"

极度无用情绪很容易被逸闻趣事所吸引，也就是说我们平时可以不需要太多睡眠或放松时间。但从科学角度来看，这一点显而易见：充足的休息和放松对我们的健康、幸福和表现至关重要。没有休息，大脑无法正常工作。

做一下自我研究，计算自己一天内处于高强度、中强度和充电状态的最佳时间，帮助自己达到最佳状态。当然工作日和非工作日情况不同。

比如如果每天工作（高强度和中强度工作结合）超过 12 个小时，第二天就会有负面连锁反应。情况持续一周，那么周五（最后一个工作日）就没办法做任何持续的、具有脑力挑战的工作了，我把这种情况叫作"认知下线"。

不用同时处理多项任务——别混淆大脑状态

有时候我们会误以为自己可以同时处理多项任务，这样能在更短时间内完成更多事情。但真的是这样吗？

美国医疗系统统计数据显示，病人住院期间死亡的最大原因之一是处方失误。有报道称，护士在查房用药时经常受到同事的干扰。

护士们本来专注于配处方的高强度工作状态，结果却不得不回答同事的问题，这样脑部状态就成了中强度状态。将注意力回归到处方上，他们就容易犯错，导致病人死亡。

美国卫生系统发现该现象后便改变了医护程序。护士在（高强度）用药查房时会戴着红色围兜，这样能避免他人干扰。

至今没有任何科学数据表明，做高强度任务时被打断是有益的。这种打断会带来更多失误，产生更大压力，让我们集中精力的时间更短。研究表明，每被打断一次就会耽误 23 分 15 秒。还有数据显示，每次分心，重新集中注意力的时间都会稍长一些。也就是说这是一种累积效应，浪费的时间会越堆越多。

我很喜欢的术语之一是"单一任务"，这能让我们提高工作效率，在更短的时间内完成更多工作。我们不能混淆大脑状态。例如你要是想放松充电，那么除了放松什么都不要做。同样的道理也适用于中、高强度工作。

换句话说你只有 100% 的注意力。无论在何种大脑状态下工作，都必须投入 100% 的注意力。这能让你保持行动、休息、工作与生活之间的平衡。

使用以上工具（结合前一章出现的其他工具），每天至少能为习惯机械师节省一个小时的时间。我也是如此。

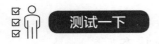

如果对你有用的话，写下三种不同的大脑状态来测试你的记忆力！

我们可以将三种大脑状态与激活联系起来。每个状态都需要不同的激活水平来达到最佳状态。

为了说明这一点，以下将展示我的状态与激活水平之间的联系。

● 充电——休息时为 10 ~ 20，睡眠时为 1 ~ 5。

- 中强度——需要 30 ～ 50。

- 高强度——需要 55 ～ 60。

写下你自己的每个大脑状态的理想激活水平。以后随时调整这些参数：

充电（睡眠）：_____

充电（休息）：_____

中强度状态：_____

高强度状态：_____

无论是生活还是工作中，都得经历在不同任务、活动和挑战中匹配适当的激活水平。

例如如果我很早就来到办公室，需要处理一些复杂、有挑战性的工作，如果我很疲惫、没有活力，那么我就没办法完成好这些工作。

同样，想早点上床睡个好觉的时候，要是看了工作邮件，有什么信息让我激动不已，就没办法达到合适的睡眠激活水平。

现在你更了解自己的大脑状态了，不如回顾并更新自己的最佳激活水平审查（第 21 章）。

依靠焦点词语和画面的力量

焦点词语和画面是强大的大脑状态管理工具。以下将展示如何使用它们来减弱或增强大脑状态。开始之前我想再举一个例子，讲讲一个世界级运动员怎么用这两个工具打破了一小时骑自行车距离的世界纪录。

英国广播公司晨间节目《BBC 早餐》（*BBC's Breakfast*）上，英国奥运自行车五枚金牌获得者、环法自行车赛冠军布拉德利·威金斯（Bradley Wiggins）爵士解释了他是如何利用焦点词语和画面帮助自己打破世界纪录的。

职业自行车运动是项让人精疲力竭的运动，运动员往往身心俱疲。但威金斯刻意控制了自己的思想，克服了这些障碍，方式就是自言自语、在脑中想象画面。

他说："无论比赛多难总有终点。我一直在想那个终点，想要是到达了终点、打破了纪录，是种什么感觉？"

所以他的焦点词语是"不停想终点"，焦点画面就是越过终点线并打破纪录的场面。

通过管理自己的思想，威金斯帮助他的意志力在面对挑战性时抚慰了极度无用情绪，避免它纠结于困难和潜在的陷阱之中。

许多成功人士都会利用这些心理技能来克服逆境、面对个人挑战并取得成功。我们也能学习这种技能让自己受益，从而成为一名习惯机械师。

优化大脑充电状态

我们前几章概述了大量关于饮食、运动和睡眠的信息。这样可以有针对性地帮你优化大脑充电状态。

养成良好的 DES 习惯没有捷径可走，一旦没有做好这些事情，大脑就不会正常工作。

充电包括睡眠和"非睡眠充电"活动。我们得明白自己的激活水平达到多少才能实现非睡眠充电。参考你之前写的非睡眠充电理想激活水平，我的是 10 ~ 20。

确保高质量充电愈发具有挑战性，因为现在学习竞争压力很大，外界诱惑也不断。例如智能手机一直是高质量非睡眠充电的阻碍。生活的注意力经济意味着我们的大脑不断地受到干扰，我们得考虑休息时间究竟是否有助于大脑充电。

有意识降低激活水平促进充电

为了控制好充电，你得控制好自己的激活水平，你可以使用焦点词语和画面。

我就是这么做的。我会想象（焦点画面）激活刻度盘的指针指向当前的激活水平，比如 40。接着使用焦点词语放缓呼吸。呼气时想象着激活刻度盘指针转向 20，也就是我非睡眠充电的最佳水平。整个时间大概在 30 秒到 5 分钟。我每天都会定期做这样的"微充电"。

几年前我创建了第一个最佳激活水平审查，我注意到下午时段我会经历一次低谷。

所以我就创造了"微充电技术"，有意在午餐时间使用该技术降低激活水平进行充电。我把大脑状态与午餐时间的饮食调整和少量运动相结合。因为我的大脑得到了恢复和充电，现在我吃完午饭后回到办公桌前时状态更好了，可以高效地完成工作。

帮助意志力安抚极度无用情绪

想象一下自己"灯塔大脑"里的画面。休息时间可能很无聊，极度无用情绪就会去找让你担心、感到威胁或更有趣的事情来分散注意力。这样一来我们的充电时间会遭到破坏。

但是意识到了这一点，我们就能积极应对。为了避免极度无用情绪打断我的休息，我为自己的意志力制订了计划。所以当极度无用情绪呼叫意志力寻求帮助时（比如它发现了让你担心的事情，或者它诱使你掏出智能手机缓解无聊），计划已经就绪。我的意志力知道这段时间该休息了，所以极度无用情绪发出信号时，意志力就会指导极度无用情绪，用"焦点词语和画面的微充电技术"让自己降低激活水平。我还会关掉手机，直接隔断极度无用情绪。

要是没有这么详细的计划，我可能很容易就进入了高强度或中强度大脑状态，无法进行高质量休息让自己达到最佳状态。

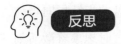 反思

如果对你有用的话，制订自己非睡眠充电时的焦点词语和焦点画面。

如何优化高强度大脑状态

高强度大脑状态是我们在 VUCA 时代中最宝贵的资源。高强度大脑状态能帮助我们做费脑子、需要专注力的工作，这样就能解决问题、实现创新。高效利用这种状态能帮我们做到最好，从而让自己自我感觉良好，实现这个有意义的目标。前面说过，高强度大脑状态适合做建造冰雕的工作。

很多人都列过"待办事项"清单。我们能扩展清单，让它更好地服务我们：

- 将清单上的不同任务标记为冰雕或冰块。

- 设定具体时间来处理清单上的每一项任务。

- 将养成习惯的活动添加到清单中（比如散步休息、非睡眠充电、每日 3 : 1 反思、每日 TEA 计划）。

扩展清单能方便我们去把握那些可控的、需要提前计划的事情，但是仅仅这样还不够。

从体育精英中学习集中注意力

物理环境也能影响我们在高强度状态中获得最大收益。

我们平时工作，周围的事情都能让我们分心。很多办公室都是开放式的，同事很容易引起我们的注意。而无论是居家办公还是在办公室，智能手机、电子邮件和别的念头也会分散我们的注意力。我们可能会觉得自己没办法控制这些分心的事情，没办法在干扰之下提高效率。但实际上，我们可以提前计划让自己做到更好。

为了理解其中的原因，我们回到麦考的故事。他在比赛前所做的步骤

教会我们很多关于控制注意力的知识。《追逐伟大》纪录片中的另一个环节里，麦考介绍了他赛前的部分惯例。

他写下了在橄榄球测试赛混乱的对抗中需要做哪些身体动作和哪些有益行为。他会在比赛前很久的清晨写好这些东西。

他写了自己要怎么来打这场比赛，比如"早点进入状态""运动效率""起来就走"。他还写了自己作为著名球队领队要有何种品行和风度，比如"冷静、清晰、果断"，还要一直"在场"。他经常写同样的话，因为写下来他才更可能照做。

这个例子让我们更加认识到计划的力量，计划帮助麦考调节了自己的情绪。他让意志力更能摆脱极度无用情绪，去注意橄榄球场上有利的事情。麦考知道，如果不这样做，极度无用情绪就会被失误和判决不公分散注意力，这样他更难发挥潜力。

提前计划好，能更好地管理极度无用情绪与环境的互动，可以让意志力更轻松地摆脱极度无用情绪，让注意力回归到于己有利的东西上，从而更好地控制自己重新集中注意力的速度。

意志力故事

本书创建了意志力故事，可以帮助你提前计划，控制好日常生活。这一习惯机械工具能让你计划控制自己的注意力，从而对可控的事情控制力更强。

每天写意志力故事，你更容易保持冷静，每天做更多的事情。

今天

计划你的一天——创造一个意志力故事

（1）用时间表来计划今天或明天要做的事情，圈出最具挑战性的活动或计划。

计划何时使用意志力助推器和强项，帮助自己顺利度过一天（图25-7）。

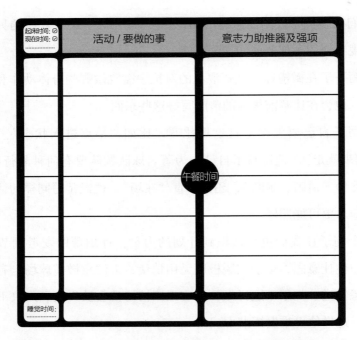

（2）创建一个小小的专属SWAP帮助自己有效管理那些圈出的部分？

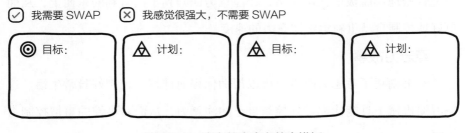

图25-7　空白的意志力故事模板

一天结束时我会写好第二天的意志力故事。

我会决定好自己什么时候起床、几点上床睡觉。我给第二天设定了时间表，这样我就知道得花多少时间把事情做完。

在时间表里我可以使用不同的习惯机械工具，计划好自己要做的各种任务和活动，包括工作、家庭活动、社交、放松。我可以把任务分为冷冻冰块或建造冰雕，这有助于我思考需要怎样的大脑状态来完成不同的工作。我也可以用最佳激活水平审查来考虑一天中的激活水平，分析什么时候做什么事最好。

此处将以一个完成的意志力故事为例，解释"意志力助推器和强项"元素分别是什么。本章结束时你就能了解如何创建自己的意志力故事。

示例

计划你的一天——创造一个意志力强的故事

（1）用时间表来计划今天或明天要做的事情，圈出最具挑战性的活动或计划。

计划何时使用意志力助推器和强项，帮助自己顺利度过一天（图 25-8）。

起床时间☑ 现在时间 6:00am	活动 / 要做的事	意志力助推器及强项
6:15am 7:15am 8:00am	- 跑步 25 分钟—增强活力 - DES SWAP - 去上班	- 自我管理
8:30am — 10:00am	- 为新客户写提案 - 吃点水果	- 网络管理
10:30am — 1:00pm	- 为投资银行客户主持午间网络研讨会 - 中午 12 点开始 午餐时间	
1:30pm — 2:30pm	- 午餐（如果我吃太多，下午就会拖延。） - 15 分钟散步	- 自我管理
3:00pm — 5:00pm	- 回复邮件 - 打电话给安德鲁 - 计划明天—意志力故事 - 一天结束后的书面反思	- 手机管理 - 工作空间计划 - 注意力控制
5:30pm — 9:00pm	- 回家 - 购物，和家人一起吃饭，放松	
睡觉时间 10:00pm	- 准备睡觉 -9:30pm 上床看书	- 手机管理

（2）创建一个小小的专属 SWAP 帮助自己有效管理那些圈出的部分？

我在一天的开始就安排了一项冰雕任务（为某位新客户写份建议书），

313

☑ 我需要 SWAP ☒ 我感觉很强大，不需要 SWAP

| ◎ 目标： 午饭后列好下午的 待办清单 | ⚠ 计划： 整个上午都吃零 食，比如吃水果 | ⚠ 计划： 午饭少吃点 吃完午饭后散步 15 分钟作为锻炼 | ⚠ 计划： 午饭后做一个清晰 的计划表 |

图 25-8　意志力故事示例

因为我知道这时的我精神振奋。我把睡个好觉放在首要位置，这样我醒来时就能精神焕发。我会让自己在开始工作之前进行锻炼，这意味着我得处于最佳的激活水平来建造冰雕。

你会发现我不仅仅计划了自己想要完成的任务，还运用了我所说的"意志力助推器及强项"（图 25-9）。

上例中，我确保"写份新的客户建议书"和我的"互联网管理"相联系。实际上我并不需要用互联网来完成这项特殊任务。如果能用互联网的话，它反而会分散我的注意力，所以我准备关掉笔记本电脑上的网络。这将帮助意志力管理极度无用情绪，能让我在写建议书的时候更高效，从而更快完成工作。

你能用意志力助推器和强项来帮助自己：

（1）计划好自己的行为方式。

（2）控制你的环境。

（3）让自己更能控制注意力。

这两个技术能帮你坚持并养成更好的习惯。意志力助推器与你的个人工作空间或使用电子设备等相关。你也能用这两个技术培养自己的注意力和思维定力等精神技能。

我创建意志力故事这个工具的时候，它对我起到了稳定器的作用，让我养成了良好的高效工作习惯。慢慢地我在日常时间表和计划中需要添加

优势

在自我控制范围内的
专注于自己的优先事
项，避免干扰

坚持：激励自己在困难
的时候也要继续前进

从当下开始恢复，做出
反思和计划

高 效： 你 做 事 有 条
理，不费吹灰之力

帮助他人成为更好的
自己

同理心：你了解你的同
事、家人和朋友在遇到
困难时的感受

乐观：即使事情没有
按计划进行，你仍保
持希望和积极心态

意志力助推器

信心助推器：如果你
做错了，也不要过度
责怪自己

手机 管 理： 关 上 手
机，将干扰最小化，
将事情的完成度提高

心态：按时并以正确的
心态处理任务和活动

网络管理：断开互联
网连接，以减少快速
查看电子邮件或喜爱
的网站的诱惑

专注力助推器：在开
始一项具有挑战性的
任务或工作时，写下
专注力计划以帮助你
集中注意力

激活助推器：在午餐或
休息时锻炼以增强激
活，例如 10 分钟的步
行休息

工作空间计划：开辟
一个干扰因素最小的
工作空间

注意力控制：使用焦
点词语和焦点画面来
控制注意力

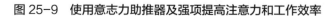

图 25-9　使用意志力助推器及强项提高注意力和工作效率

的细节越来越少，但仍然获得了切实有效的结果。当我感觉自己的工作效率偏离正轨时，我会再次用完整的意志力故事来提高效率。这帮助我再次养成了保持最佳工作效率的习惯。

 反思

如果这对你有用的话，那就用目前为止你学到的所有提高效率的方法开始你的第一个意志力故事。本章后面部分会解释意志力故事的交换部分。添加的细节越多，越能帮你养成高效工作的习惯，让你越来越好。

慢慢地，你会养成越来越好的高效工作的习惯，所以就算后来你的日常时间表或计划上的细节越来越少，但仍然行之有效。如果工作效率变低了，你能重新使用完整的意志力故事帮助自己建立良好的工作习惯。

使用专注力火炬为高强度工作充电

我们每天的高强度大脑状态很少，所以在做高强度工作时，一旦不小心打破了注意力，就是在浪费这一宝贵的资源。不过要是能了解注意力是如何运作的，懂得如何迅速重新专注，就能有效减少时间浪费，避免"单一任务"。

把人类的注意力想象成一支火炬，且电池电量有限。想想你的注意力集中在一个火炬筒上，一端很窄（像聚光灯一样聚焦），另一端很宽（像眼睛边缘视角一样）。我们可以从宽到窄学习如何以不同方式集中注意力，反之亦然。

为了更了解注意力，此处将以英国广播公司关于网球巨星塞雷娜·威廉姆斯的纪录片为例。威廉姆斯在赛事大满贯中连获冠军。纪录片中展示到她的对手在一场关键比赛中击败了她。而威廉姆斯丢了一分后在球场上与对手发生了争执。接着她压制了对手，赢得了比赛。

威廉姆斯在画外音中解释了这场争执如何影响了她的注意力水平。我们可以利用这些帮助我们了解注意力。

神经生物学把注意力分为三部分

第一部分：像打开手电筒一样，这样为了达到最佳激活水平，让大脑释放最有用的神经递质（如去甲肾上腺素和多巴胺）来集中注意力和学习。

想一下威廉姆斯的故事。她说对手让她生气的时候她能打得更好，打球准确度也不错。因此我们可以合理推测，对手给她的刺激能让她达到网球比赛表现的最佳激活水平。

第二部分：将注意力集中在你想要实现的目标上，这需要激活你的HAC 大脑（特别是背外侧前额叶皮层，如图 25-10 所示）。

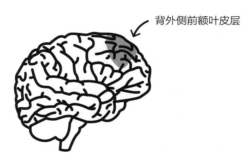

背外侧前额叶皮层

图 25-10　前额叶皮层区域的眶额皮质区域简化图

为了实现这一点，威廉姆斯说她具体通过"自言自语"和"专注于下一步"来跟进自己的愤怒情绪。

为了在工作环境中集中注意力，你可以写下自己的目标。例如接下来的一小时里，我将：

（1）关掉手机，集中注意力。

（2）完成我正在写的报告。

（3）给客户写一封关于这份报告的电子邮件草稿（用 Word 工具写，就不用打开电子邮件）。

这能有效地让自己的注意力与想要实现的目标保持一致，所以本书强烈建议你写一个意志力故事（也就是明确自己一天的目标）。

第三部分：保持和重新集中注意力。要做到这一点，需要激活 HAC 大脑中称为眶额皮质的特定部分。

本书提出的"重新专注计划"能帮你做到这一点，让你在分心时能及时收心，浪费更少时间（为了重新聚焦，我会使用特定的焦点词语和画面，稍后会解释这些内容）。

同样你也可以向威廉姆斯学习。比如她为了保持注意力，用了"往上走"和"发起进攻"这样的焦点词语。

使用焦点词语和焦点画面重新专注

需要重新集中注意力时，我会想象一个聚光灯，把灯光聚集在手头要完成的任务上。我在脑海中说的话（焦点词语）是："来吧，继续做下去。"所以每次我分心只会分 30 秒左右，不会达到几分钟。更快地重新专注让我节省了时间，提高了我的效率。一天就能节省 15 ~ 20 分钟。一周就能节省好几个小时。

和我一起工作过的人告诉我，他们发现以下焦点画面能帮助重新聚焦：

- 火炬。

- 放大镜。

- 显微镜。

- 望远镜。

- 眼睛发射光。

重新聚焦以下焦点词语：

- 重新聚焦。

- 继续前进。

- 极度无用情绪，住手！

 思考题

如果这些对你有帮助，写下能帮你重新聚焦的焦点词语和焦点画面。

焦点练习框架

另一个能用的工具叫作"焦点练习框架"，能为你的高强度工作增加动力。第 26 章将展示如何使用它。

优化中强度大脑状态

对于大多数人而言，中强度大脑状态是 VUCA 时代最容易达到的状态。但这也意味着我们在这种状态上消耗的时间更久，它无法给我们提供相应程度的帮助。因此我们需要高效使用日常的中强度大脑状态，帮助我们完成（工作、家庭生活中的）日常冰块任务。

我在自己的意志力故事中，把自己的冰块工作（如回复邮件、简单电话等）放在下午去做，因为我自己下午的大脑状态更适合做这种类型的工作。做了计划并决心执行后，我更能高效完成这些任务。

你可以在每天的意志力故事上计划何时完成自己的冰块工作。

找到一天中最大的挑战

说到一天中最大的挑战（即做事情最困难的时候）可能每天都不尽相

同，但许多人发现他们认为的挑战某种程度上一致。强大的工具最佳激活水平审查能帮你识别这一点。

例如，你最大的挑战可能是：

● 达到最佳激活水平，以在早上高效工作。

● 达到最佳激活水平，以在午餐后高效工作。

● 达到最佳激活水平，以获得良好的睡眠。

我的最佳激活水平审查显示，我一天中最大的挑战是午餐后。我午餐后常感到昏昏欲睡。但是我要想在下午有效地处理中强度任务，这并不是理想状态，所以我需要解决这个问题。

由于我午餐吃的食物没能帮我提高下午的工作效率，所以我稍微改变了自己的饮食习惯。

我有时还不得不和同事或客户一起吃饭，每次吃完还得礼貌地等一会对方。但是吃完饭后，下午工作效率就会低下，有时不得不延到周末加班。

因此我制订了一个计划帮助自己成功应对这种情况。我使用了 SWAP 周期，包括自我观察、制订目标和计划（意志力故事模板的底部空白处可以填写）。以下是我的具体计划：

我计划午餐后完成下午的待办事项清单。

首先，我要确保自己去吃中饭的时候没有觉得很饿，所以我整个上午都在吃零食。

其次，我再去网上看看餐厅菜单，点清淡的菜。

再次，步行去餐厅，趁机做一些微充电呼吸，吃完再从餐厅走回来（不打车）。

最后，吃午饭前写一份清晰的下午工作清单，这样就能清楚回来后具体要做些什么。

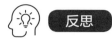 反思

如果这对你有用的话，写下你自己工作日的 SWAP，帮助自己克服一天中最大的挑战。可以尝试使用意志力故事。

效率：制定目标，从养成微小习惯开始

想想哪些小事情能让你变得更有效率，从而让你每天都变得更好，以下提示对你可能有所帮助：

（1）将需要完成的工作与长期目标联系起来，了解今天为什么想变得高效（FAM 故事）。

（2）使用意志力故事优化大脑状态。

（3）养成更好的 DES（饮食、运动、睡眠）习惯。

（4）利用休息时间给大脑充电。

（5）计划建造冰雕。

（6）使用意志力助推器和强项帮助自己完成复杂、需要动脑的工作，帮助自己休息。

（7）使用焦点词语和画面。

（8）利用 SWAP 周期管理并克服你每天最大的挑战。

在你的自我能量愿望清单中添加你已经改进的方面以及你想要养成的新习惯。

接下来，为了集中注意力、提高生产力，找出一个你最想养成的习惯作为目标。

我的目标是："每天午餐时间走路去吃午饭的时候，专注于呼吸五分

钟，这能让我的大脑进行微型充电。"

如果想养成提高工作效率的习惯，写下你的目标：

_____

_____

拥有明确目标后我们先回顾一下"极度无用情绪如何阻碍改变"的自我反省工具，你能更清楚极度无用情绪是怎么阻止养成新习惯的。

现在制订一个习惯养成计划，激活九大行动要素，加速习惯养成过程。

（1）写下自己想要养成哪个新的好习惯，务必小而具体（你的目标）。

_____

示例：每天走路去吃午饭的时候，花五分钟调整自己的呼吸，给大脑进行微充电。

（2）写下你目前正在做的事情（指坏习惯，而非想要养成的好习惯）。

_____

示例：一般极度无用情绪会纠结于威胁（比如工作问题），并寻找有趣的事情（比如刷手机）。

（3）写下是什么提醒或触发了这个坏习惯。

_____

示例：极度无用情绪和我的手机。

（4）写下你要怎么提醒自己（触发自己）每天坚持新习惯。

_____

示例：把这个列入我的意志力故事中（比如去吃午餐的路上专注呼吸五分钟）。专注呼吸时把手机设为飞行模式，用手表计时五分钟。

（5）写下养成新习惯需要哪些新知识和技能。

_____

示例：我已经知道该怎么做了。

（6）如果新知识和技能对你有帮助，写下在哪里、怎样获得所需的新知识和技能。

———————————————————————————————————

示例：我已经知道该怎么做了。

（7）详细描述自己为什么要养成这个新习惯。

———————————————————————————————————

示例：让我在下午工作更高效，在工作中做到更好，进而能够表现出色、帮助同事、有时间与家人共度时光。

（8）谁能帮助你养成新习惯？（理想状态一般是对方也在同时养成相同或相似的习惯。）

———————————————————————————————————

示例：我的团队还有其他人也在养成类似习惯。

（9）养成新习惯后你能获得什么？这种获得感既可以是内部的、外在的，也可以是社交上的。

———————————————————————————————————

示例：我不仅会自我感觉更好、有更好的机会晋升、更能帮助同事，还有更多时间和家人在一起。

（10）不养成新习惯的代价或惩罚是什么？

———————————————————————————————————

示例：与第（9）点所述所有情况相反。

祝贺你，你现在有了一个强大的计划建立新习惯，提高生产力！

在第 25 章中学到的习惯机械化语言和工具

核心术语

大脑状态——本概念帮助人们将自己的大脑想象成电池，主要有三种

特定的工作状态：充电、中强度和高强度。☑

冰块和冰雕——本概念帮助人们将其日常任务分为两大类别：轻松工作（冰块）和具有脑力挑战的工作（冰雕）。☑

规划工具

意志力日程计划——帮助你每天更专注、更有效率做事的工具，从而更好地平衡工作和生活。☑

意志力助推器和强化器——可以用来强化意志力故事。☑

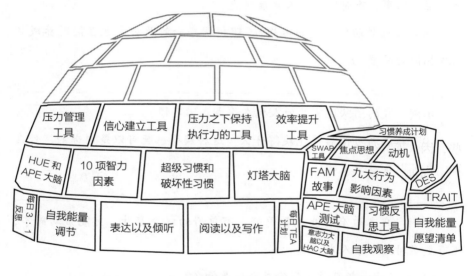

图 25-11　你的习惯脑科学的"冰屋"正在不断完善

接下来，我们将看看如何增强你的学习能力、提高你的智商，让你在生活的任何领域更容易养成新习惯。

第 26 章
成为学习高手：集中练习与高效学习

现在，你已经学到了一系列的习惯机械化工具，可以利用它们来让自己时刻保持最佳状态。这些工具设计的初衷是希望能帮你将所掌握的知识更轻松地转化为一个个好习惯，但是，养成一个新习惯需要时间，也需要耐心。此外，每一个练习都是独特的，其中有些对你的帮助要多于另一些，因人而异。

同理，人并非生来如此，也非一成不变，是经过集中训练而习得并获得发展的。通过学习如何聪明地进行练习，你的习惯机械化商会得到快速提升。

在这一章，我将向你展示如何加强你的练习，这样你就可以利用自己的超级学习能力，发展你的习惯机械化工具，更快养成新习惯。

案例：我们能从爱迪生和居里夫人身上学到些什么

为了进一步理解高质量练习，让我们来看看有史以来最伟大的科学家们的故事，看看他们是怎么充分利用自己的学习超能力来改变我们眼前的世界的。

爱迪生是美国最伟大的发明家之一，他的发明拥有 1 000 多项专利。他最著名的发明可能是第一个商用电灯泡。

电灯泡的概念其实很早以前就被提出来了，但真正生产出可靠耐用并能用于销售的灯泡的人却是爱迪生。他说："曾经失败的那 200 个灯泡，每一个都给了我经验，可以用到下一次尝试中。"

爱迪生还有一句名言："我并没有失败，我只是发现了 1 万条行不通的路。"

努力工作的意志力，以及从错误中获得的新知，对于爱迪生取得成功至关重要。

事实证明，这种"集中或刻意练习"（即努力专注，不断犯错误，并利用对错误的反馈来变得更好）的公式不仅对爱迪生有效，而且有研究证据一次又一次地力证，如果你想在生活的任何领域有所改进和发展，这种刻意练习对任何人来说都是必不可少的。

还有一个科学家的故事能帮助我们理解集中练习的巨大作用，她就是居里夫人。她是首位获得诺贝尔奖的女性，也是唯一一位同时获得 2 项诺贝尔奖（分别是诺贝尔物理学奖和诺贝尔化学奖）的科学家。

居里夫人对学习的热爱和对科学的激情，在她年幼时被她的父亲激发出来。4 岁的居里夫人就已经表现出对于阅读的自信，而这种专注力正是校内校外的各种集中练习所需要的基本功。所有这些品质使她能够全情投入到学习中，成为一名合格的小学生，并且在中学毕业时取得了瞩目的成绩。

然而，身为一名女性，她在她的家乡波兰不被允许进入大学深造。在中学毕业后的一段时间里，她曾一度失学，但她很快和她的一位姐姐达成了协议，她因此有机会入学巴黎的索邦大学。

十八九岁时，居里夫人搬去了巴黎，在那里，她加入了一个秘密的波兰实验室，并开始研究化学分析。这个实验室被称作"飞行大学"，是一个地下学术团体，它不断地迁移地点，以躲避当时控制着波兰的沙俄官员。

当居里夫人描述她在物理学领域的早期工作时，她解释了"有时，一点点希望渺茫的成功会给我鼓励……其他时候，我更多的是陷入绝望。但是大体上来说，在这些实验中，我发现了自己对实验的热爱。"

此时的居里夫人描述了她如何把自己从舒适区推出来，并不断尝试犯错的过程。居里夫人是一个集中练习的范例，是集中练习帮助她成为一名专家和一名获得独特功绩的科学家。

在获得去巴黎学习和研究的机会之后，居里夫人的刻苦努力和科学奉献的精神让她最终以第一名的成绩毕业了。

在和丈夫皮埃尔·居里（Pierre Curie）结婚后不久，居里夫人就怀孕了，但是，她整个孕期都是在实验室里度过的，并且，在生完她的第一个女儿伊雷娜·约里奥-居里（Irène Joliot-Curie）几天后，她就回到了实验室。几个星期之后，她的第一篇论文发表了，获得了全世界的好评。

在获得两项诺贝尔奖之前，居里夫人所付出的那些努力曾经被描述为"重复且乏味的苦差事"，但是尽管如此，她仍然坚持了下来。

居里夫人职业生涯的标志性特点之一是，她在日记和笔记本上记录一切的习惯。这个习惯为她的学习和研究提供了非凡的动力，要知道人的短期记忆只能持续 30 秒。

在这些笔记里，她详细记录了元素镭和钋的放射性质量，这些来自科学的见解激发出居里创造性的火花，她的研究成果在第一次世界大战中拯救了许多人的生命。

很多人也许会说，像居里夫人和爱迪生这样的人是凤毛麟角的天才，他们取得的成就也是天赋使然，天赋是他们之所以成功的根本原因。

然而，居里夫人并不认同这种观点，对于她的成功，她是这样评价的："我所受到的教育是：进步没有捷径，也并不轻松。"

爱因斯坦则说："天才是 1% 的灵感加上 99% 的努力。"

究竟是什么让人们在生活中充分发挥潜能？随着对这个问题的了解不断加深，人们也渐渐明白遗传优势对于发挥潜能似乎没有那么重要。集中练习和学习能力同样很重要，是这两样技能让人们习得知识、技能并养成习惯，这些知识、技能和习惯能让你尽可能地保持最佳状态。

然而，集中练习和有效学习又不是那么容易能做到的，因为你的 HUE 大脑会出来"阻挠"，接下来本节将展示学习的过程是什么样的，以及如何让学习更加高效。你将会学到如何避免受到 HUE 大脑的干扰，充分发挥自己的潜力。

学习过程：从"蛛网"到"电缆"

学习并不是变魔术，而是一个复杂的生物化学过程。

当你关注到（全神贯注于）一组信息时，通过训练、练习、研究、修正、观察或倾听，你的大脑会建立起新的神经连接来帮你记忆和学习这组信息。

因此，学习的第一步是对你想要学习的东西保持专注，让我们来回顾一下在前面介绍过的集中思想（concentration idea）概念，这是人们在完成高负荷工作（打造冰雕）时会用到的技能。

人类的注意力就像是一个火炬，而火炬的能量就像电池一样是会被逐渐耗尽的，同理，人类的注意力也是有限的。

从神经生物学角度来说，可以将人类注意力分为三部分：

第一部分：开启大脑（如同点燃火炬）。

第二部分：集中注意力（如同将火炬的火焰聚焦在你想要学习的对象上）。

第三部分：保持并重新集中注意力（当火炬的光偏离时，将它重新聚焦于目标之上）。

和注意力一样，学习的过程也可以被拆解为多个简单的阶段。第一个阶段，你注意到了一些信息，这些信息进入你的短期记忆中，但是，如果你没能在 30 秒内对这段信息进行重复，那么它很快就会被你的短期记忆丢弃，消失得无影无踪。

反之，如果你很快地复述了这段信息，例如将这段信息说给自己听，或者用笔记录下来，它就会开始转化为记忆。你的大脑此时就开始建立新的神经连接，以表示你的大脑刚刚学到的信息。这个过程有点像是将像蛛网一样脆弱易断的网络强化为像电缆一样坚固的网络，重复的次数越多，这种网络就越是牢固。我将这个过程称为"从蛛网到电缆"。

举例来说，当你在做如下两件事时，你就是在进行"从蛛网到电缆"这个过程：

（1）运用你所知道的关于每日 TEA 计划的知识，去创建自己的每日 TEA 计划（从"知道"到"做到"）。

（2）重复这个过程，直到它成为一个习惯（从"做到"到"习惯"）。

然而，如果你不充分利用手里的这些信息，这张电缆之网就会逐步退化成蜘蛛网，并最终消失不见。因此，学习的过程中最重要的一环就是

"重复"，如何重复？这里有一些建议：

- 写下新的信息。

- 进行自我测试。

- 和其他人讨论这个信息。

- 对自己谈论一遍这个信息。

- 机械地练习这个技能。

为了让这个重要的重复练习过程更容易被记住，我将它简称为 R2R（repeat to remember and remember to repeat，即"重复以记住，记住以重复"）。

提高学习能力的 4 个工具

为了能够帮你提高学习能力，以及更好地提升你的习惯机械化工具，接下来我会介绍四个互相连接的框架和工具：

（1）E3 学习框架。

（2）10 项智力因素（在第 5 章的相关内容基础上进一步延伸）。

（3）集中练习框架。

（4）学习优势计划。

E3 学习框架

这个工具的原理通俗易懂：你能学到如何通过练习来获得提升，因为重复的练习能够改变大脑。你能学到如何提升任何领域的能力，包括睡眠、压力管理、自信心、工作效率、压力之下的表现以及领导力，哪怕一次只进步微小的一点点。

但是，来自前沿科学的见解却显示，有影响力的练习类型包括三个核心要素：努力（Effort）、效率（Efficiency）、有效性（Effectiveness），我将这种最佳学习方法称为"E3 学习法"。

下面是帮助你进行更多"E3 学习法"实践的概览。

努力（Effort）

想要学习任何新事物，努力和专注练习都是基本功。想要集中注意力，你需要保持活力，需要对你真正想要练习的事项树立清晰的目标，找到集中注意力的策略，来持续专注于你想要或需要的东西，以便更好地去学习。

效率（Efficiency）

和努力一样，有效地安排时间也很有必要。这是指对你需要练习的事情制订计划，并计划何时何地练习，评估你的练习进展。我有两个非常富有效率的建议，它们分别是"变换训练法（variable practice）"和"分散学习法（spaced learning）"。

有效性（Effectiveness）

和前面两个"E"一样，你需要保证自己所做的练习是有效的。所谓"有效练习"指的就是你所学到的东西能够有助于养成好的习惯，以便应用于现实生活的各种情境中。例如：

- 在专业的高尔夫球场练习击球，与单纯地打一场高尔夫，效果是很不同的。

- 在冷静和放松状态下独自练习演讲，不如带着压力在众人面前演讲对你的历练更多。

- 与阅读如何做一个好领导的书相比，养成好的领导力习惯，将其付诸实践，对你会有更加实质性的提升。

- 做复习笔记来帮助自己在考试中取得好成绩（这是一项记忆存储工作），与考试之前做好针对性的准备（记忆唤起）效果非常不同。

为了对学习时间进行优化，就必须让 E3 学习框架充分发挥效用。

让我们回顾前文中讲述的班尼斯特的故事，他在自己的学习和研究领域取得的成绩就是对 E3 学习框架的很好实践，使他超越了很多竞争对手。这三位运动员毫无疑问都投入了大量精力到训练中，但是班尼斯特的训练却是更高效和更有效的。这是因为只有他明白，训练的核心目的是帮助他在跑步时更好地保存氧气，所以他按照这个原则调整了自己的训练，让自己能够保持身体的氧气供应。

10 项智力因素

第 5 章介绍的"10 项智力因素"能够帮助人们提高 E3 学习能力。下文将会详细介绍每一个因素，你可以选择真正有助于自己学习的条目加以利用。

概括来讲，这 10 项智力因素分别是：

（1）学习的动机（包括对于自己学习能力的坚定信心）。

（2）饮食、运动和睡眠习惯。

（3）情绪状态。

（4）学习时大脑的激活水平。

（5）注意力风格。

（6）工作记忆以及记忆唤起的能力。

（7）学习材料的质量和对大脑的友好程度（或者每个人对信息的编码方式）。

（8）教师的技能水平。

（9）你先前学习内容的数量和质量（也就是你已经学到的东西）。

（10）当前学习的质量和总量（如你是否正在进行大量的专注力练习）。

以上这些因素会相互作用，因此，尽可能多地对其加以利用，对你的学习帮助会越大。

始终要记住，学习是人类的一种超级能力，如果你在学习一样东西时觉得很吃力，并不代表你学不会，而是有一些因素对你的这项学习造成了阻碍。

下面将介绍这些会影响你学习的因素。

1. 学习的动机（包括对于自己学习能力的坚定信心）

发展和提高学习能力的首要因素就是学习动机。在前文中，我们将动机定义为"努力的方向和强度"，如果你缺乏学习的动力，那么学习对你来说将是一件艰难的事。将你需要学习的对象与你的 FAM 故事融合在一起，将能大大提高你的学习动机。

那么，你对于自己的学习能力又有怎样的信念？那些被"习惯机械化心态"武装起来的人们会通过实践在任何领域内获得提高，也能为事事做到最好而承担起责任。我希望读到这里的你已经参与到了本书提到的那些练习中，并且也成功地培养了自己的习惯机械化心态。

2. 饮食、运动和睡眠习惯

能够阻碍或提高学习的第二个因素是 DES 习惯，如果你能对这三个方面进行优化，你将会更容易做到专注，大脑内新的神经连接也能更容易建立。

3. 情绪状态

第三个影响因素是情绪状态，情绪会决定注意力，而注意力会进一步影响学习的结果。举例来说，如果被恐惧、愤怒或内疚的情绪吞没，你往往是很难注意到这些情绪的存在的，也就更难将注意力集中在学习上。

4. 学习时大脑的激活水平

第四个因素是学习时大脑的激活水平，达到最佳激活水平意味着你的大脑保持着足够的警觉，有正确类型的化学信使，这些条件让你得以接受新的信息。

5. 注意力风格

第五个因素是注意力风格，不同类型的学习对注意力风格的要求不同，下面是一些常见的学习类型。

第一种，学院聚焦型学习。

在教育和工作（在办公室环境下的工作类型）中，你需要学习的许多东西都是被写下来的，要么写在书上，要么写在屏幕上。这意味着你需要把注意力集中在这些书面信息上，以方便阅读，确保学习结果。这里就需要一个"狭窄的聚光灯"，或者所谓的"狭窄注意力风格"。

第二种，体育场上的学习。

试想一下，你正在进行足球或曲棍球训练，你需要学习如何进攻、如何在一群队友中间带球跑，并最终突破对方的防守。

这就需要你在不同的两种注意力风格之间切换：窄焦点注意力风格和宽焦点注意力风格。理解球与脚或球棍的位置关系，这是窄焦点注意力风格；判断队友的位置和对方的防守空间位置，这是宽焦点注意力风格。值得一提的是，在实际赛场上需要掌握的窄焦点注意力风格要比书本理论上描述的复杂很多。

分析这两种不同的学习种类之间区别的关键点，在于强调不同的注意力风格之间的差异，在不同的具体学习情境下，它们各自发挥着不同的优势。

你天生的注意力是哪一种风格？

每个人都有自己独特的与生俱来的注意力风格，有些人的注意力是宽焦点型，有些人是窄焦点型，还有人介于这二者之间。绝大多数的正规学习（学校教育或办公室工作）都需要依赖窄焦点注意力去完成，所以那些天生具有窄焦点注意力的人在这些类型的学习中会感到很轻松。而天生具有宽焦点注意力的人可能会在运动方面更容易发挥天赋。

但也有好消息：天生的注意力是哪一种类型并不是很重要，因为人可以学习调节注意力类型。例如，通过创建意志力故事，或者规划重新聚焦的文字和图像，你就可以训练自己的注意力风格，将它调整得越来越窄，越来越集中。

6. 工作记忆以及记忆唤起的能力

第六个因素是工作记忆以及记忆唤起的能力，为了帮助理解，请你读一遍下面这行数字，然后合上书，看看能不能把它们默写下来：

2–0–3–5–3–7–1–8–4–7–8–9–3–0–8–2–9–5–8–3–7–2–9–3–5

如何？

很有可能，刚才这个小练习让你的工作记忆超载了，所谓"工作记忆"就是当你在思考、学习、做决定和解决问题时临时大脑中记载信息的地方，有时这个定义也被称为"意识的工作空间"。

人类一般能在工作记忆中保持 5～7 个信息块，在上面的练习中，你被要求记住 25 条信息，当你的眼睛刚刚读完第 5～7 个数字时，你的大脑就开始丢弃最早读取的那些数字了，因为它要给新读取的信息腾出空间。工作记忆就像个漏斗，而有些人的漏斗会比别人多一些洞出来。

那么记忆是如何收集信息的呢？

与工作记忆的原理一样，记忆唤起功能也影响着学习的过程。记忆唤起是指对于你曾经注意或经历过的事始终保持唤起的能力。以阅读为例，你需要不断地唤起对已读部分的理解，来帮助你理解正在阅读的部分。又如开会时你也需要不断地回忆上一次会议形成的观点是什么，以便更好地回答当前会议提出的问题。

工作记忆和记忆唤起通常是协同作用的，为了帮助理解，请试着完成以下任务：

不要用纸笔也不要用计算器，算一算 160 除以 20。

为了得到答案，你需要在工作记忆中暂存 160 和 20 这两个数字。接着，你需要唤起以往所有与这个算式有关的知识，诸如 100 可以分为 5 个20，或 60 可以分为 3 个 20 等。然后你可能会开始做加法，将 5 和 3 相加得到 8，因此这道题的答案是 8。[1]

是工作记忆和记忆唤起的协同作用让你解出了这道心算题。

对于一部分人来说，这种心算是下意识的，也就是说，他们并不会意识到自己是如何计算出结果的，因为对于这种类型的数学题，解法早就内化为一种很成熟的习惯。但还有一群人，是在有意识地解题，因为他们通常会使用计算器来解出这类数学题。

因此我们可以得出结论，每个人的工作记忆存储容量都不一样，有人多有人少。同样，每个人的记忆唤起能力也不尽相同，有人强有人弱。

好消息是，这**两种能力都是可以通过后天学习来提高的**。人脑中负责关键学习的部分的容量是能够通过集中练习来改变和加强的，你的工作记忆和记忆唤起能力也会因此而得到提高。

科技对记忆造成影响了吗？

在训练记忆时，21 世纪的人类面临的挑战之一是，人们不再使用记忆来存储和查询信息，而是使用智能手机和搜索引擎。因此现在人们训练大脑的方式也和过去不同了。

通过练习来提升工作记忆和记忆唤起功能的方式之一，就是每天睡前写一份当天重点事件的总结记录。在这份记录上，你会集中注意力，思考今天有什么事令你感恩、什么事进展不错、第二天可以提升哪些方面，这和前文介绍过的反思性写作过程（聚焦反思）相类似。

7. 编码信息（学习材料的质量和对大脑的友好程度）

第七个因素是我们需要学习的信息如何被呈现。一些信息（如你最喜欢的电影情节）似乎比其他信息（如技术演示的细节或元素周期表）更容易被记住或更符合记忆的特点。

---

[1] 外国人不像中国人从小就会背乘法九九口诀表，"二八一十六"。——编者注

将信息从大脑外部移入内部的第一步被称为编码。大脑科学家已经确认了不同类型的编码，但似乎最轻松（对于大多数人而言）的编码是自动加工（即当你非常容易地学习新信息时就会发生这种情况）。

所以，我们应该尽可能地去寻找以相对较小的努力就能够学习的形式呈现的信息（这意味着你能够自动处理这些信息）。例如，我常常发现从TED[1]演讲中学习比从学术教科书中学习更容易，所以我可以花 10 分钟观看一个 TED 演讲，很容易地学到很多。但是如果我花 10 分钟阅读同样主题的学术教科书，通常不会像观看 TED 演讲那样容易学到东西，因为我发现这些信息更难以处理。

另一个例子：为了优化我从一本非虚构类书籍中的学习，我会同时购买有声书和纸质书。我会在步行时听有声书，然后回到办公室在纸质书上做笔记。这有助于优化我对信息的编码方式。

请注意，这些只是我的个人案例。对你来说最有效的编码信息的方式可能与我的完全不同。因此，请花时间做一些个人研究，找出对你来说最容易学习的信息格式。

8. 教师的技能水平

第八个因素是你的老师的技能水平。例如，想象一下你想学开车。你可以选择由刚刚通过驾照考试的人教你，或者一位有经验的驾驶教练。选择前者可能会妨碍你的学习，而选择后者可能会加速你的学习。

9. 你先前学习内容的数量和质量

第九个因素是之前学习的数量和质量。人们学习新知识、技能和习惯的能力受到当前知识、技能和习惯的限制。例如，如果你不认识字母表，

---

[1] TED 是 Technology、Entertainment、Design 的缩写，是美国的一家私有非营利机构。——编者注

那么拼写单词对你来说就会很困难。如果你不知道如何构建句子，那么构建段落就很难。如果你不会加减法，那么做乘除法就很困难。

如果你学习新知识的时候感到困难，可能是因为你缺少了其他重要的知识。所以在学习新知识之前，你需要先确定并填补当前知识和技能的缺口。

你所能做的一切都有许多相互关联的学习层次。在本书中，我一直使用"冰屋"这个概念来强调这一点。冰屋的概念有助于展示学习是如何在长时间内建立起来的。但是我没有展示的是，如果你错过了一个学习步骤，比如学习字母表，你就可能无法学会其他东西，比如拼写。另一个例子是，如果你不知道如何管理自己的激活状态，那么管理你的压力就会更加困难。

当你回想在学校的时候，你可能会因为各种原因错过了一些重要的学习步骤，例如：

● 你可能没有发现某个学科的某个领域特别有趣，因此你没有做必要的工作来学习它。

● 或者你在学习某个学科的关键部分时生病了，而其他同学没有，你因此落后了。

有些领域内的知识和技能对于学习其他知识和技能是至关重要的。

因此，当你学习新东西遇到困难时，可能是因为你还没有掌握其他重要的知识和技能。因此，在学习新知识和技能之前，你需要确定并填补当前知识和技能的空白。

10. 当前学习的质量和总量

第十个可能阻碍或促进学习的因素是当前学习的质量和总量。如果仅仅是坐在桌子前打开了会计考试书籍，那并不意味着你正在学习书本中的内容。例如，你有可能正在出神地想下周即将开启的家庭旅行，因此无法学习任何有用的会计考试知识。为了促进学习，你需要进行有针对性的练习。

集中练习框架

可以使用"集中练习框架"来提高当前学习的质量。它将学习过程分解成四个不同的部分，以便更容易地进行高质量的练习。

无论学习什么（如高尔夫推杆、压力管理、领导力技能、算术等），这个总体的四部分过程总是相同的。它将帮助人们优化任何"学习会话"，如培训、实践、学习或复习会话。

以下是四步法的实践举例。

第一步：任务选择

首先，你需要花一些时间了解这个特定学习会话中你想学习的内容。例如，你可能需要观看一个 30 分钟的视频，了解关于增值税的相关法律、增值税流程和增值税申报的知识，然后需要回答一些类似于考试的问题，你有一个小时的时间来完成这个任务。

第二步：制订计划

在了解了特定的学习会话中你想学到什么之后，下一步是计划如何以最佳状态完成学习。确保你的激活水平适合学习是很重要的。然后，你可以将笔记本的一页分成三个部分，标注为"增值税法律""增值税流程"和"增值税回报"。这有助于你以一种连贯的方式组织笔记，在观看后的视频测试之前进行复习。最后，在页面右上角，你可以写下一两个策略来帮助你集中注意力。以下是一些示例（图 26-1）。

第三步：专注

在这个步骤中，你开始工作，你可以称为训练、练习、学习或者复习。例如，你可以观看视频，并记录与每个领域相关的笔记，然后复习你的笔记。接着，你合上笔记本并尝试回答测试题，你会运用专注策略来帮助自己保持注意力集中。

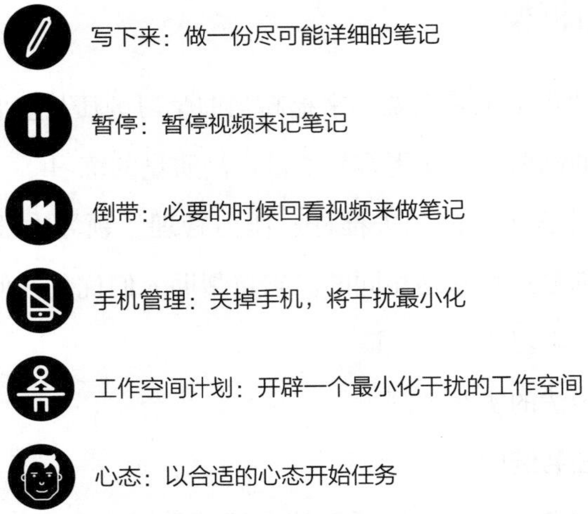

写下来：做一份尽可能详细的笔记

暂停：暂停视频来记笔记

倒带：必要的时候回看视频来做笔记

手机管理：关掉手机，将干扰最小化

工作空间计划：开辟一个最小化干扰的工作空间

心态：以合适的心态开始任务

图 26-1　留出一些时间去计划如何集中注意力，将节省你的时间并提高学习质量

第四步：反馈

最后，你通过参加测试并标记答案来评估所学的内容。反馈阶段是这个四步法学习过程中最重要的阶段，这是一个很有价值的阶段，可以评估你从视频中学到了什么以及你没有学到什么。你可以利用这些结论来改进你在下一次学习会话中的前三步的方法，这将帮助你完善你的学习方法并优化未来的学习会话。

并非所有的练习都会带来同样的学习质量。例如，使用上述四步法做一个小时的有针对性的练习可以让你学到很多，但是一个小时的无针对性的练习可能会导致你什么也学不到。

总结

这只是对影响学习的核心因素的简要概述。你需要仔细思考当前的练习策略，以帮助你提高学习能力。确保你的练习质量尽可能好，这将为你提供更快地养成新习惯和发挥潜力的最佳机会。

学习如何驾驭你的学习超能力是习惯机械师获得成功的核心。本章的剩余部分将继续讨论如何做到这一点。

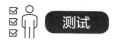 **测试**

如果你认为这对你有帮助，请写下会阻碍或提高你的学习能力的 10 项智力因素。

学习优势计划

板球传奇人物阿拉斯泰尔·库克（Sir Alastair Cook）是第二位在测试板球比赛中累计 10 000 分的开局击球手。这位打破纪录的前英格兰队队长说："所有伟大的球员都有一个共同点：努力练习。我没有天赋能使我比其他人更优秀，但我通过努力练习取得了优于别人的成绩。"

最高效的学习是通过专注练习、刻意练习实现的。以专注或刻意的方式练习意味着你的练习是为了提高自己，同时这也意味着你可能会犯错误。但是你的错误也暗含了能帮你变得更好的关键信息。可以说如果没有犯错误，人就无法进步。

为了帮助你做更集中的练习或学习，我设计了"学习优势计划"。它将帮助你清醒地自我观察你当前的学习习惯，进而养成更好的习惯。

首先，选出一个你想要提高的领域：

例如："我想养成更好的压力管理习惯。"

选好领域后，你就可以设定一系列的行为描述来帮助你思考实践的方式。按照每一条描述，给自己在 1 分到 10 分这个范围打分（1 分表示你从不这样做，10分表示你经常这样做）。

描述1

对于如何推进我在这个领域的学习，我有着非常清晰的计划。（即在开始学习之前，你会先做好筹划。）得分：_____/10

描述2

在开始这个领域的学习之前，我总是能达到适当的激活水平（如果你没有达到适当的激活水平，优化学习过程将会很困难）得分：_____/10

描述3

在学习的时候，我会设定具体的目标来帮助我集中注意力，（设定目标与制订清晰的计划是密不可分的，例如，我会回答1～5个问题，标记自己的答案，并重做那些答错了的题目。同时我也会关上手机以保持专注）得分：_____/10

描述4

如果我没有弄懂想要学习的知识，我会回过头来学习它。得分：_____/10

描述5

我会记下自己不明白的事情，以便我以后可以跟进（例如，找到以不同方式解释它的信息，或者询问对这个领域了解更多的其他人）。得分：_____/10

描述6

我会不断地练习，直到掌握并擅长运用这个知识（例如我会练习R2R工具直到熟练）。得分：_____/10

描述7

当完成这方面的学习后，我会回头看看我做得如何（例如，我会回顾我每天的工作）。得分：_____/10

描述 8

我会在学习会话结束时以同样的方式进行自我测试，就像在考试或现实生活中一样（测试是提高工作记忆和回忆唤起能力的好方法，这些都是重要的学习和表现能力）。得分：_____/10

描述 9

如果我正在备考，我会使用考试委员会的评分标准（如果有的话）来自行批改我的测试题，并一直练习直到在所有测试题中都得满分。

或者：

我会以在实际生活中需要的方式测试我的新技能，并从他人那里获得反馈。得分：_____/10

描述 10

我使用焦点词语和焦点画面来帮助我在学习时集中注意力，并在我分心时重新集中注意力。得分：_____/10

如果给每个陈述打分，你就会更好地了解自己的学习优势和劣势。然后你可以针对其中一个小领域进行改进，让自己成为一个更好的学习者。

你可以学习，但这并不总是那么容易。如果你将我分享的学习见解付诸实践，它们将提高你的学习能力，让你更容易养成对你更有帮助的习惯，从而充分发挥你的潜力。

在第 26 章中你学到的习惯机械化工具

计划工具

E3 学习法：一个框架，强调最具影响力的实践类型，包括三个核心要素：努力、效率和有效性。☑

集中练习框架：旨在帮助你提高当前学习的质量。它可以帮助你将学习过程分解为四个不同的部分，从而更轻松地完成高负荷的冰雕搭建工作。☑

自我反省工具

学习优势计划：一项帮助你反思当前学习习惯并养成更好习惯的练习。☑

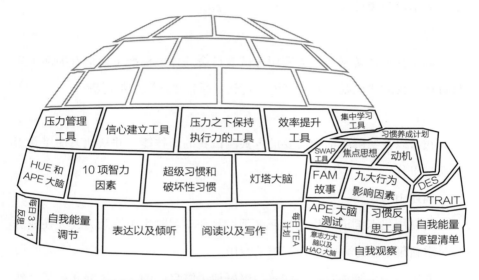

图 26-2　你的习惯脑科学的"冰屋"正在不断完善

恭喜！你已经学完了习惯机械化技巧的部分，但这并不一定意味着你已经是一个习惯机械师了。要真正成为这样的人，或继续做到更好，还请继续努力，继续专注于如何在轻松享乐和习惯机械化能力发展之间取得有效平衡（这样你就可以实现富有意义的目标，并深切体验个人成长）。例如：

（1）持续更新你的 FAM 故事。

（2）有规律地分析自己的习惯。

（3）持续地使用习惯机械化工具来养成更好的习惯。

人生就是一连串的起起落落。习惯机械师就是通过将"起"最大化和将"落"最小化来驾驶生活这辆过山车的，方式就是一次只改变一个习惯。

下一个部分，我将向你介绍"团队力量领导力"，并告诉你想要成为一个"首席习惯机械师"，你应该从哪里着手开始。

谁能从成为首席习惯机械师中获益

答案是：任何想要帮助他人做到更好的人，从高级领导、经理到团队成员，等等。此外，还有教练（体育教练和个人成长教练）、老师（有一个同事团队或学生团队）和家长（将家庭视为一个团队）。

为什么我的团队中的所有成员都能从学习如何成为更好的领导者这件事中获益

正如我将在后面部分中更详细地讨论的那样，领导力并不是一个职位或一个头衔，它和你所采取的行动以及你为团队树立的榜样有关。

因此，每个团队成员都有领导责任。这是因为团队中任何一个人所做或所说的一切都会影响其他成员的行为和习惯，每个团队成员都对整个团队的幸福感和成功发挥着重要作用。

帮助他人做到最好是不是目前你的最优先级任务

如果你的回答是"不是"，那么你可以直接跳到第 35 章之后的部分内容。

步骤 **4** 习惯
进化

掌控高效
工作、生活的密码

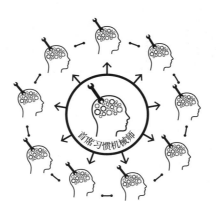

掌握首席习惯机械师技能

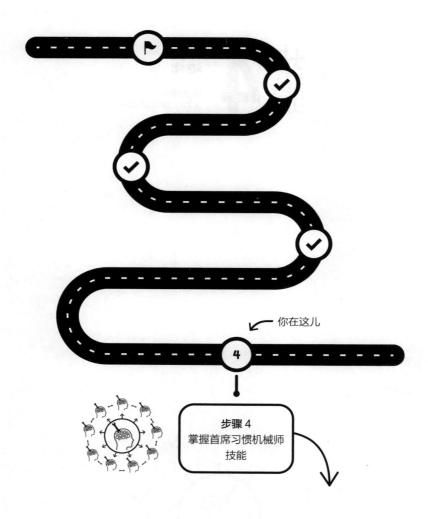

你在这儿

步骤 4
掌握首席习惯机械师
技能

第 27 章
成为首席习惯机械师

在阅读步骤 4 这一部分内容的过程中，你将学会使用那些我曾经介绍给你的领导力工具，进而提高你的"首席习惯机械化商"（即你运用相关知识并帮助他人养成好习惯的这种能力），并帮助那些同样拥有利他之心的人们。

我把这些工具罗列在下面，你可以随时返回此处查阅，在整个步骤 4 的内容中，我也会不断地回顾这些概念。

五级团队动力模型：一种模型，高表现性能的团队常常成功地用它来实现团队目标，并开发团队成员的潜力。

团队力量建设器：一个用来帮助团队利用五级团队动力模型来盘点自身优势和可改善领域的工具。

团队力量领导力：首席习惯机械师领导框架，它有四个核心组成部分：榜样、SWAP 教练、"文化建筑师"、行动传达者。

榜样自我评估：一个工具，帮你分析当前榜样的优势和劣势并养成更好的榜样习惯。

SWAP 教练自我评估：一个工具，帮你分析当前 SWAP 教练的优势和劣势并养成更好的 SWAP 教练习惯。

"文化建筑师"自我评估：一个工具，帮你分析当前"文化建筑师"的优势和劣势并养成更好的"文化建筑师"习惯。

行动传达者自我评估：一个工具，帮你分析当前行动通信器的优势和劣势并养成更好的行动通信器习惯。

团队力量领导力培养者：一个帮助你快速创建团队领导力优势和不足的工具。你还可以用它来"图示"每个团队成员的领导力技能和可改进的方向。

文化发展反思工具：帮助你考虑自己是否有效地运用九大行动要素，使团队成员更容易发展出取得成功所需的行为和习惯。

发展团队力量领导技能，打造发展型组织

现在，作为读者的你已经准备好开始发展你的团队力量领导技能，并迈出行动的第一步，成为一名首席习惯机械师（图 27-1）。

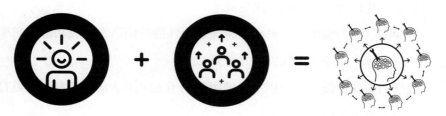

图 27-1　自我能量调节 + 团队能量领导力 = 首席习惯机械师

案例：厉害的团队背后的成功秘诀是什么

史蒂夫·汉森（Steve Hansen）是新西兰全黑橄榄球队的前主教练，在赢得"背靠背"世界杯冠军并取得了 85% 以上的胜率中，他都是球队的核心成员。他向《卫报》透露了自己成功的秘密："如果你认为你已经实现了自己的目标，那么你可能就会停止努力——而

这将意味着你放弃了提升的可能。而如果你始终在努力地变得更好，那么你就会为了变得更好而去寻找方法。"

在那场采访中，他还有个金句："无论在生活还是比赛中，你最需要做的一件事就是比别人更快地去学习，不断地复习、学习。"

亚马逊 Prime 的宣传片《孤注一掷：新西兰全黑队》（*All or Nothing: New Zealand All Blacks*）传递了这样的观念：想让你的团队成员如何做是一回事，而让他们按照你所想的去做又是另一回事。

这部纪录片聚焦这个曾经赢得"背靠背"橄榄球世界杯的全黑队，也用镜头呈现了一些团队高级领导人的退役。在第四集中，全黑队因在对阵澳大利亚队时表现糟糕，而被指责为自满。

在下一场对阵阿根廷的比赛之前，汉森和球员们开会，他要求那些完成了个人视频分析工作的球员站起来，结果 25 人中只有 3 人表示看过对手球队的视频录像，而这对于球队积极备赛至关重要。

汉森要求球员考虑并改进他们的每周习惯。

他说："如果你们想成为伟大的全黑队球员，你们需要检视自己周日到周五的生活习惯……周六的比赛只是其中有趣的一部分。每次你看镜子的时候，问问自己——'我是否在做我应该做的事情？'说什么并不重要，伙计们，关键在于你们的行动。"

对我而言，汉森的这个见解强化了我在帮助团队实现潜力时学到的两个重要方面：

（1）习惯是所有文化的核心。

（2）即使是经验非常丰富的领导者，创造和维持一个让人们快乐且高绩效的文化也很困难，因为人类行为是复杂的。

具有持续改进文化的组织就是我所说的"目标明确的发展组织"。这与汉森专注于创造的文化类型相同。

由哈佛大学学者罗伯特·基根（Robert Kegan）教授领导的团队用科学方法分析了一些领先企业，其中包括桥水基金（可能是世界上最成功的对冲基金）。这些企业采用了"有意识地发展"的方法。基根教授的团队发现，这种方法是应对我们这个 VUCA 时代挑战的完美解药。在本书中，我把这种方法称为"有意识地发展文化"或"目的明确地发展文化"。

在 VUCA 时代，创新和变革势在必行。"有意识地发展文化"方法创建了这样一种工作场所，其中韧性、批判性思维（用于解决问题和创新）和适应性（用于变革）成为文化的一部分。在这些组织中，人们有机会成长和从事有意义的工作。这使他们感到更幸福、表现更好，因为他们能够更好地平衡本能（快乐）和幸福感（习惯机制的发展），我在本书前面解释过这一点。快乐而专注的员工提供了所需的持续改进，使组织能够在竞争中保持领先地位并在 VUCA 时代获胜。

这些类型的组织有五个主要优先事项：

（1）营造一种人们相互信任并感到被尊重和重视的文化。

（2）创造一个所有团队成员都为之兴奋并投入情感的使命。将其视为组织的 FAM 故事。

（3）创造一种文化，让每个人都被授权并提高技能，成为习惯机械师，或者换句话说，通过有意识地养成新的有用的小习惯，让人每一天都在成长和进步。

（4）创造一种文化，让每个人都感到自己的能力和技能得到了提升，成为更好的团队领导者，这样他们就可以积极影响他人的行为。

（5）创造一种文化，支持选定的群体或个人成为专业的团队领导者和首席习惯机械师。

这种五管齐下的方法可以帮助人们感觉更好、表现更好。它还可以帮助组织实现其使命。

创造目标明确的组织发展文化

然而，了解目标明确的发展组织是做什么的是一回事，在自己的团队或组织中实现它又是另一回事。

此外，哈佛大学的科学家发现，他们研究的目标明确的发展型企业都使用不同的方法来发展他们的文化，这些科学家通过几十年的反复试验对这一发现做了进一步的延伸。正如桥水基金的创始人雷·达里奥（Ray Dalio）所暗示的那样，他们的方法可能并不适用于其他企业，因为它的设计初衷里并没有这一项。

但是，如果有一种科学的、久经考验的、灵活的方法可以用来在你的团队或组织中创造一种目标明确的发展文化，那会怎么样呢？

这正是我在过去十多年中通过对精英体育、商业和教育等领域进行研究和实践所不断完善的内容。在本书的这一部分，我将展示如何成为一名"首席习惯机械师"，创建一个目标明确的发展文化，始终帮助你的员工感觉和表现更好，让你的团队或组织繁荣发展的路线图。

无论你已是高层领导，还是刚刚成为领导者，或者你单纯只是想帮助别人做得更好，无论你与你的团队成员有面对面的接触还是远程管理他们，这些见解将帮助你改善你的领导习惯，提高你的团队或组织的表现。最让人感到惊喜的是，这种方法非常灵活，它可以非常有效地对你的团队产生正面影响。

在本部分中，你将学到以下内容。

● 发现过时和无效的领导方法。

- 通过我们的五步团队力量建设者，使用领导力科学打造真正世界一流的团队。
- 使用领导力科学通过四个简单的步骤开始养成世界级的领导习惯。
- 使用领导力科学开始培养你的团队或组织中的其他世界级领导者。

现在，让我们来思考在 VUCA 时代想要做好领导者将要面对哪些挑战。

第 28 章
领导习惯：打造高绩效团队

众所周知，领导团队是一件很有挑战性的事，在当今世界做一名领导是比以往更具挑战的事。世界正面临领导力危机，这是世界经济论坛调查得出的一项令人震惊的结论。数据显示，86% 的受访者认同这一观点。该论坛的常务董事李·豪威尔（Lee Howell）认为，这种情况的根本原因在于，我们的社会更倾向于奖励自恋行为，而不是培养成为杰出领导者所需的无私精神。

我认为上述结论并不是领导者的错，相反，我认为当下的领导者和未来的领导者被严重低估了，这是因为绝大多数的领导力培训都存在同样的问题，我在讲个人发展方面的内容时也提到过这种弊端，它仍然基于过时的"黑箱理论"，依然假定通过给予人们更多的知识就能使他们成为更好的领导者。这种方法未能认识到习惯在人类行为中的重要性，因此对领导者真正的提升几乎没有效果。

2006 年，我在英国职业足球队的后勤团队工作期间，球队赢得了联赛冠军。我们的球员薪水比直接竞争对手少了约 50%，所以这是一个惊人的、打破纪录的成就。我们赢得了英冠的升级赛，我认为这是世界足球最具挑战性的联赛之一。

英冠联赛的竞争激烈得多，而我开始对这个联赛的竞争更加着迷，也开始对球队的表现和领导力转变产生了浓厚的兴趣。为了更好地了解一些我观察到的成功和挫折背后的理论，我开始攻读博士学位。我开始了解如何培养出杰出的领导者。

在这个过程中，我与世界上一些知名企业以及在体育和商业领域拥有世界级领袖地位的人一起工作。我将分享一些我获得的具体见解，包括我与英国知名度最高的橄榄球俱乐部的主教练合作的经验，该教练还曾在世界杯比赛中执教英格兰队。

让我首先解释一下我是如何学会发现过时的和无效的领导方法的。

传统的领导力发展轨迹

通常情况下，传统的帮助领导者提升领导力的方法很擅长告诉这些领导者需要提高的技能类型，如图 28-1 所示。

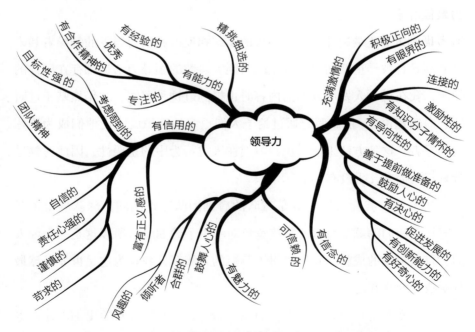

图 28-1　知道如何拥有更好的领导力和实际上做到是两回事

但我发现这种方法是武断的、令人困惑的，而且在支持领导者真正做得更好方面没有多大帮助。

这里提到了很多心理测试、领导力测试和人格测试。我尝试并测试过这些方法，但我发现它们并不是很有用。这些测试可能会消极地强化一个观念，即你生来就是领导者，或者你生来就不是。此外，神经科学家莉莎·费德曼·巴瑞特（Lisa Feldman Barrett）教授在她 2021 年的书《关于大脑的七又二分之一堂课》（*Seven and a Half Lessons about the Brain*）中指出，这些类型的测试没有比占星术更科学的有效性。

这些领导力发展方法和测试显然存在很大问题。

由于神经科学和行为科学的进步，我认为这些领导力发展方法必须考虑人们大脑内部发生的事情。但是它们并没有考虑。它们主要基于"黑箱理论"，并没有充分利用尖端科学告诉我们的领导者需要做什么才能发挥出最佳水平。实际上，一些研究已经很老旧。大多数领导力培训方法并没有考虑到大脑的实际工作方式（如神经可塑性、大脑发育成熟度、习惯）或如何真正帮助领导者改变他们的行为（即建立新的习惯）。

同时，在极少数情况下，有一些方法倒是将这两方面考虑在内了，但根据我的观察，这些方法却没有将前沿科技融入其中。然而我们都知道，将科学的方法运用于实际操作中才是更为重要的，这样才能真正帮助领导者构建高绩效的企业文化，组建表现卓越的团队（即帮助他人养成新习惯）。

领导力行为清单和领导力测试可能是一个很好的起点，但它们只是起点而已。如果我们只给领导者这些信息来试图帮助他们发展，那么这样做很可能会弊大于利，因为这些传统方法实际上会阻止领导者自我提升和实现他们的潜力。这意味着仅仅使用传统方法来提升领导力是对时间和金钱的浪费。

新的领导力发展方向

这些领导力发展方法存在的问题让我下定决心，从前沿神经科学和行为科学中汲取真知灼见，创建能够持续帮助领导者变得杰出的培训计划，或者我称为"首席习惯机械师"的培训计划。

据我所知，没有任何其他领导力培训计划在这样做，并以这种方式去考虑领导习惯，我的这种方法已被证明在快速帮助领导者和他们的团队做得更好方面非常有效。我相信它会帮助你和那些你想帮助的人。

接下来，让我们花点儿时间思考一下团队在 VUCA 时代的作用。

在 VUCA 时代获得成功的团队

所有我的客户都必须应对 VUCA 时代的各种变化。在 VUCA 时代唯一不变的是变化。这带来了新的挑战，也带来了新的机会。而且，变化的速度越来越快。这意味着当前财务实力最强的公司和组织不一定是在中长期发展中最成功的，最聪明的人也不一定能在竞争中获胜。

那么谁将获胜呢？是那些最能适应新挑战并利用新机遇的公司和组织，挑战和机会对他们来说只是一个个需要解决的问题而已。

为了非常清楚地说明我所说的问题是什么，这里提供了一些不同环境下的例子。

业务问题解决示例：

- 如何更好地进行在线营销？

- 如何创造令客户满意的产品？

- 如何使用新的人工智能技术来提高我们的业务效率？

- 如何成为世界级的混合型工作组织？

- 如何帮助每个人充分利用我们的新客户关系管理系统？

- 怎样才能让更多的人进行自我调节并成为习惯机械师？

- 如何让我们的员工更容易成为杰出的领导者？

个人问题解决示例：

- 如何更好地管理压力？

- 如何学习，以获得高分？

- 如何成为更好的领袖（首席习惯机械师）？

- 如何成为更好的习惯机械师？

运动问题解决的例子：

- 我们如何打破对手的防守？

- 我们如何破坏对手的攻击？

- 我如何打出更直更远的高尔夫球？

教育问题解决的例子：

- 我们如何帮助学生更加投入地学习？

- 我们如何帮助更多的学生成为"习惯机械师"，以改善他们的健康
  和表现？

- 我们如何帮助学生获得更好的考试成绩？

当人们在有效的团队中工作时，他们解决问题的能力会更好。

为什么我们需要共同合作

人类并不是地球上体型最大、最强壮或行进速度最快的动物，我们之所以比其他任何动物更高级，发展更好，主要是因为人类有独特的合作能力。

"集体智慧"的概念指出，一个团队的智慧可以超过个体智慧之和，这使得团队更容易创新、从错误中学习、茁壮成长并获得成功。

成为团队一分子是人类存在的核心要义。交流和协作不仅有助于我们

保持健康和快乐，而且集体努力（由团队而不是个人）是我们社会所有伟大进步的源泉。

但是，伟大的团队需要伟大的领导者。

为了帮你了解如何成为一位杰出的领导者并培养他人，让我们一起思考一下领导力的含义。

3 个角度，重识领导力

简而言之，领导力是关于影响的。杰出的领导者必须首先在影响自己的行为方面变得出色，以便更长时间地处于最佳状态。这意味着要善于进行"个人动力调整"（有意识地努力变得更好）并成为习惯机械师。接下来，你可以专注于在"积极影响"他人行为方面变得出色。

我故意强调"积极影响"的观点，因为领导者可以以积极的方式或消极的方式影响人们的行为。

关于领导力的最大谎言是，只有拥有正式职称的人才是领导者。这是不正确的。我们所有人一直在相互影响。在任何团队或群体中，影响是由所有人共享的（图 28-2）。

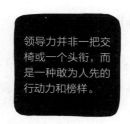

领导力并非一把交椅或一个头衔，而是一种敢为人先的行动力和榜样。

图 28-2　什么是领导力

一些拥有许多有益习惯的人可能会产生积极的影响，拥有很多无益习惯的人可能会产生非常消极的影响。但每个人都有一定程度的影响力，因为每个人所说和所做的一切（即由他们的习惯驱动的行为）都会影响其他人的行为和习惯（图 28–3）。

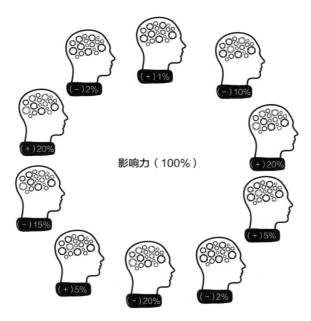

图 28-3　积极的影响和消极的影响

要成为真正出色的领袖，你必须学会如何有意识并积极地影响他人的行为。

领导力科学

领导力是一门科学，而非一门技巧。因此，为了帮助人们成为更好的领导者，我创建了"领导力科学"。

领导力科学是神经科学、行为科学和应用心理学的综合。它有潜力成为像运动科学那样的学科，能够提高个人和团队绩效，从而在职业体育比赛中提高运动员的适应水平。领导力科学还提供了一个平台，帮助所有团队和组织在 VUCA 时代获得新的绩效水平，进而助力他们的成功。

神经科学

领导力科学的第一部分是神经科学。这与大脑的运作方式有关，这方面我们已经详细讨论过。

行为科学

领导力科学的第二部分是行为科学。这涉及影响我们大脑运作的事物，以及由此产生的行为或习惯。这门科学可以以简单实用的方式更容易地改变行为。你可以使用相同的方法帮助你的团队或组织做得更好，下文中我将展示如何做到这一点。

应用心理学

领导力科学的第三部分是应用心理学。这实际上是把神经科学和行为科学付诸实践，帮助我们自己的同时也帮助他人变得更好。

通过学习，习惯机械师成为"团队力量领袖"，他们就可以将领导力科学付诸实践。团队力量领袖使用领导力科学来积极影响他们所在团队的效率，使团队能够顺利实现其使命。在这样做的过程中，他们还会在团队中培养习惯机械师和其他团队力量领袖。当你让团队成员都变成习惯机械师和团队力量领袖时，团队取得成功就会变得超级容易（图28-4）。

雪地摩托车和领导力是如何联系起来的

"驾驶公交车"是领导力中一个非常形象的比喻。人们常说领导是在驾驶一辆公交车，需要把正确的人带上车。同时，人们也常认为领导因为"驾驶着一辆公交车"而拥有更多的权力，拥有最多的知识以及清晰明确的路线图，能准确指引团队取得成功。但是 VUCA 时代不断变化的挑战已经改变了这种情况。这个比喻已经不再适用了。

我认为现在最贴切的一个比喻是：想象你团队中的每个人都在驾驶自己的雪地摩托车，一支由雪地摩托车组成的车队正在向山顶进发。

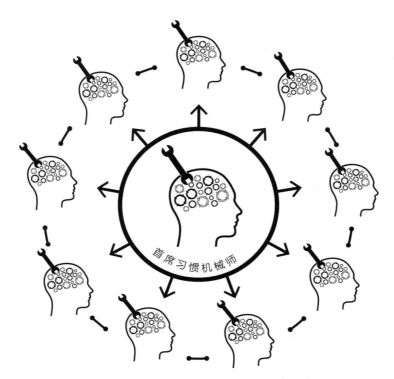

图 28-4　首席习惯机械师帮助他人成为更好的习惯机械师

　　山上的情况不断变化。到达山顶，团队将会完成使命。领导的工作是让每个人更容易在这些充满挑战和变化的条件下擅长驾驶雪地摩托车。与此同时，领导必须承担帮助团队沟通和协作的责任。请记住，这两个因素是解决问题的核心。

远程领导和管理团队的挑战

　　沟通不仅仅是口头上的，它也是视觉上的。人类大脑中被称为"镜像神经元"的部分使我们能够读取其他人的情绪并共情他们的感受。但这些功能强大的中心专为面对面工作而设计，通过视频电话会议很难注意到和辨别。这使得远程工作时的沟通、协作以及最终解决问题变得更具挑战性。

相关的证据表明，远程或混合工作带来了三个主要挑战：

（1）因为沟通和协作更加困难，团队执行更具挑战性。

（2）领导工作更难展开，因为传统上人们被提拔到这些职位的主要原因之一是他们擅长与他人在一起并带来能量和积极影响，而远程或混合工作意味着这样做的机会更少。

（3）我们更加依赖于人们自我管理（换句话说是成为习惯机械师），因为在远程工作时，团队和组织更难积极地影响个人的行为。

首席习惯机械师们知道如何克服这些挑战，使他们的员工更容易骑着"雪地摩托车"向山顶进发，他们会通过创建高绩效文化来实现这一点。

但是文化是什么，如何构建文化呢？

创建一种目标明确的发展文化

在拉丁语中，"文化"与农业有关，意为耕种或种植植物。这个词也可以指培养和发展人才。

就像农民关注创造适宜的条件（如土壤、天气）让庄稼茁壮成长一样，首席习惯机械师关注创造适宜的条件让他们的员工茁壮成长。具体来说，首席习惯机械师的首要任务是帮助员工的大脑（尤其是前额皮质）正常工作，以便其意志力或情绪调节功能正常工作。

如果你的员工的大脑不能正常运作，他们就不会达到最佳状态，也无法有效地沟通、协作和解决问题。记住：在 VUCA 时代，最擅长解决问题的团队才最可能在竞争中获胜。

无论哪种文化，最基本的组成部分都是"习惯"。

因此，由以下两个核心要素塑造了每种文化：

（1）人们的习惯——团队或组织中的人说的和做的事情（人类行为）。

（2）影响和触发人们习惯的因素——九大行动要素。

你员工的有些习惯对团队表现有益，有些则不利。还记得第 9 章的条形码比喻吗？在团队层面上，它的作用原理与在个人层面上的完全相同。

因此，要培养更好的企业文化，我们需要做以下五件事情：

（1）对我们希望员工培养哪些类型的习惯要有准确的理解。

（2）分析员工当前的习惯是否与上述习惯相匹配。

（3）让员工有调节情绪的能力，以便他们能够养成更有益的习惯（即训练员工进行自我激励和成为习惯机械师）。

（4）让员工有成为更好的团队力量领袖的能力，以便他们可以积极地影响其他人的行为。

（5）支持和发展一小群人成为专业的团队力量领袖和首席习惯机械师。

为了帮助首席习惯机械师发展高绩效文化，我创建了三个相互关联的模型和工具来指导文化建设：

（1）五级团队动力模型和自我评估工具。

（2）团队力量领导力框架、自我评估和规划工具。

（3）文化发展反思工具。

这些模型和工具将帮助领导者创建一种目标明确的发展文化，它确保会发生以下情形：

（1）人们感到受到尊重、被重视，并且彼此信任。

（2）人们对团队或组织的使命感到兴奋并投入情感。

（3）人们感到有能力成为习惯机械师，或者换句话说，他们能通过有意识地养成微小的新习惯每天不断成长和改进。

（4）人们感到自己有能力成为更好的团队力量领袖，以便能够积极地影响其他人的行为。

（5）一组人受到支持，成为专业的团队力量领袖和首席习惯机械师。

首先，我想展示如何使用"五级团队动力模型"，它将帮助你了解优秀的团队会做什么，并让你思考你的团队或组织需要养成哪种习惯才能充分发挥其潜力。

5 个阶段，创造高绩效团队

高绩效团队可以取得超出预期的成果。当一个团队的使命宏大，文化高效时，它所能达到的成就是无限的。

如何创建一个高绩效的团队

大约十年前，我被邀请去担任英国一个很大的职业橄榄球俱乐部的顾问。尽管拥有和竞争对手一样的资源，但这个团队以表现不佳而闻名，这支队伍没有发挥出其应有的潜力。

这个俱乐部聘请了一个非常高调的、世界级的教练。当他执教该俱乐部时，我一直在与这位教练合作。首先，他希望我花一些时间了解这支球队的信息，并写一份报告，告诉他我从"科学角度"看到了什么。

有一天，我早早地安排了自己与教练的见面，所以我在早上七点左右来到了训练场。我见到了教练，他并不开心。昨天这支球队进行了一场比赛，而且赢了。但教练向我解释说，两名球员在赛后庆祝活动期间在夜总会门外因打架被捕了。

所以早上的训练以包括所有球员的团队会议开始，他非常注重球队的文化建设。但从根本上说，这种文化是有问题的，以至于阻止了球员们充分发挥自己的潜力。

实际上，这位教练给队员们开设了大师讲习班，用来讲授如何解构团队文化，这个讲习班为每一位队员提供了转换思路的机会，并赋予他们主动权。

这段工作经历给我留下了一种非常富有力量感的印象，我不禁开始思考："我怎样才能让更多的教练和领导者在文化建设中取得这样的成绩呢？"

我尝试了许多不同的方法，有些取得了成功，也有些失败了。最终，我创建了一个全新的系统，它以科学为依据，但对于领导者来说又足够简单实用。我将其称为"五级团队动力模型"。

五级团队动力模型

登山是一个很好的比喻，可以帮助我们理解如何创造一种强大的、高效的文化，从而产生一个高绩效的团队。记住，团队里的每个成员都有一辆"雪地摩托车"来帮助他们上山。因为你们是一个团队，所以你们一定想要大家团结一致地上升。

我从事的大量研究和咨询工作使我相信，这五个阶段是所有高绩效的团队到达顶峰并实现他们的使命必然会用到的工具，而这些阶段是团队文化的支柱。

首先，让我来依次介绍这五个阶段，之后我会告诉你如何来激活这五个阶段（图 28-5）。

第一阶段——自我能量调节（图 28-6）：每个人都有意识地选择朝着更好的方向努力。这就像每个人都不仅致力于学习如何使用雪地摩托车，而且不断提高他们的技能，以便他们能够成为更好的自己，成功地应对新的 VUCA 时代的挑战。

第二阶段——社区基地营（图 28-7）：团队确定其使命（如目标、价值观、终极目标）、制定策略、决定优先事项，并同意每个团队成员的角色和责任。在开始登顶之前，你需要与团队成员共同商定这些事项。

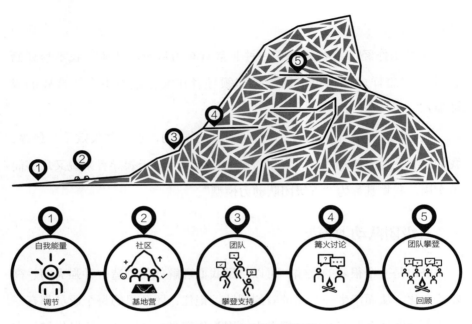

图 28-5　五级团队动力模型

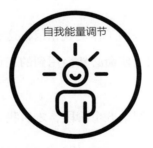

图 28-6　高绩效的团队是由高绩效的人组成的

图 28-7　确立团队的使命和短期优先事项，然后再开始攀登

第三阶段——团队攀登支持（图 28-8）：团队中的每个人都会有意识地相互支持，以便大家能发挥出最佳水平。山上的条件比以往任何时候都更具挑战性，所以要做到这一点可能比以往任何时候都更难。

图 28-8　互相尊重和照顾

第四阶段——篝火讨论（图 28-9）：提供一对一支持，帮助个人成长、改进并取得成果。VUCA 时代意味着我们都需要不断地努力提升自己，持续发展我们的能力。

图 28-9　安排时间进行一对一辅导

第五阶段——团队攀登回顾（图 28-10）：团队集体退后一步，反思和调整优先事项，以帮助团队和个人实现其使命。因为山上的条件随时都在变化，所以我们需要保持敏捷。

图 28-10　抽出时间来一起反思和调整

让我们深入探讨每个阶段。

在这个过程中，你可能会想：听起来不错，但我不知道如何去做。不要担心，因为在"团队力量领导力"部分，我会向你展示一系列简单实用的方法，帮助你的团队或组织在以下五个阶段中蓬勃发展。在这些章节中，我将清楚地强调每个"团队力量领导力元素"如何与下面所描述的五个阶段相连接。现在，你只需要集中精力了解每个阶段所涉及的内容。

第一阶段——自我能量调节

自我能量调节指的是我们有意识地关注自己的健康和全力以赴做到最好。我们希望团队中的成员都是习惯机械师，或者至少都是拥有习惯机械师心态（例如，他们相信通过练习可以改善任何事情，并且对做到最好负责）的人，这显然会对人才招聘产生影响。

你需要记住的是，成为一名习惯机械师的核心是擅长控制情绪。为了帮助团队成员做到最好，你需要做到以下几点：

● 教授他们如何进行自我能量调节。

● 体恤每个团队成员的内心都有 HUE（极度无用情绪）存在。

体恤团队成员，你需要不遗余力地向你的团队成员展示以下内容：

● 关心他们。

- 信任他们。

- 很认真地倾听他们的反馈。

- 你本身就是一个习惯机械师，这就意味着你始终在不断地努力提升自己——因为即使是你拥有丰富的经验，也知道持续改进的重要性。

如果你尊重、重视和信任他人，你就会：

- 缓解他人内心的负面情绪。

- 让他人的大脑正常工作。

- 使每个人都更容易进行个人能力训练。

个人能力训练的核心目的是为了：

- 在工作中展现更好的自己。

- 激励他人在工作中发挥出最佳状态。

自我能量调节不仅仅局限于第一阶段，它是所有阶段的支撑。

第二阶段——社区基地营

一旦人们都在有意识地努力成为更好的自己，并支持他人也成为更好的自己，我们就可以考虑一起共事了。

首先，创造一个使团队和组织中的人们能够感到兴奋和投入情感的使命。你想要实现什么目标以及为什么要这样做？

其次，制定用于帮助你实现使命的策略。然后制定紧急的优先事项，这是你们实现使命的集体旅程中的第一步。

最后，放权让你的团队成员将他们个人的角色和责任与团队的短期重点任务和总体使命相连接。

在进行第二阶段时，可以通过使用 FAM 故事冰山工具做一些小的调整来帮助你。

第三阶段——团队攀登支持

一旦你们达成了共识，并清晰地传达了团队的使命和战略，你们就需要开始执行计划了。将你们的日常工作视为攀登山峰。如果能在攀登过程中相互支持，你们就能够更高效地完成工作。

第四阶段——篝火讨论

在这个阶段，你可以将它比作"个人教练"。它涉及定期进行高级到同级、同级到同级，有时甚至是专家教练的会话，来帮助个人养成新的有益习惯，为个人和集体的成功做出贡献。

这些一对一的教练交互是与团队每个成员建立共情（信任的核心组成部分）的绝佳机会。

这个阶段有助于个人能力的发展、成长和不断进步。

当你努力朝团队实现其使命（山顶）的方向取得进展时，你将进入"团队攀登支持"（第三阶段）和"篝火讨论"（第四阶段）的循环。

第五阶段——团队攀登回顾

这些回顾的时间安排因团队而异，但很多团队发现每个月或每六周左右进行这些回顾非常有帮助。团队攀登回顾有助于你与其他人以及你在社区基地营（第二阶段）创建的战略重新建立联系。

在第五阶段，你可能会问自己类似于"我们的优先事项是否仍与我们的主要目标相符？"这样的问题，以帮助你完善战略。

团队攀登回顾需要开放和诚实，因此人们需要（建设性地）说出自己的真实想法，否则就会出现人们背后议论的情况！

在 VUCA 时代，我们需要对主要目标进行定期审查，这是因为变化发生得非常快，我们需要有系统地质疑我们的目标是否仍然相关，或者我们是否需要调整和更改它们。

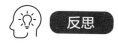 反思

如果你觉得对你有帮助的话，可以花点儿时间记录一下这五个不同的阶段。

我们的"团队力量构建器"工具可以帮助你和你的团队反思五个阶段中的优点和可以改进的领域，你可以在五分钟内完成这件事。

团队版本（与团队一起完成，并要求每个人对每个问题进行评分）

对以下每种描述从 1 分到 10 分评分，其中 1 分表示"从不"，10 分表示始终"总是"。

描述 1

每个团队成员都会有意识地在每天工作时保持最好的状态，以便发挥个人最佳表现，并帮助团队实现其潜力。团队成员平均分数：_____

根据团队的反思，写下一个简单而实用的事情，帮助团队改善其"自我能量调节"表现：

_____

_____

_____

描述 2

团队有一个明确的战略（即一个旨在实现其使命的行动计划），使每个人都感到被赋能，这个战略也能帮助团队表现良好并实现其使命。团队成员的平均分数：_____

根据团队的反馈，写下一个简单实用的建议，以提高团队的"社区基

地营"表现：

_____

_____

_____

描述 3

团队中的每个成员都会有意识地选择支持彼此，以便更好地发挥各自的优点，帮助团队实现其使命。团队成员平均分数：_____

根据团队的反馈，写下为了提高在"团队攀爬支持"方面的表现，你的团队成员最有可能做的简单而实用的事情：

_____

_____

_____

描述 4

我们彼此辅导和支持（即发展更好的习惯），以便每个团队成员都可以对我们的成功做出更积极的贡献。团队成员的平均分数：_____

根据团队的反思，写下一个简单实用的事项，以改善我们的"篝火讨论"表现：

_____

_____

_____

描述 5

定期集体审视我们的个人和团队表现，并制订行动计划来帮助团队提高表现力。团队成员的平均分数：_____

根据团队的反思，写下一件简单实用的事情，以提高团队的"集体攀登回顾"表现：

_____

_____

_____

_____

现在，将以上得分合并，并将你的团队当前的表现分数计算出来：

_____

根据团队反馈的结果，你可以创建一个"团队能量愿望清单"并添加想要关注的更改。当完成其他"首席习惯机械师"部分的学习时，你可能需要扩展此清单。

_____

_____

_____

_____

领导者版本（由你自己单独完成）

接下来，你可以考虑相同的描述，但你的视角需要切换为团队主要领导者。

从 1 分到 10 分为每种描述打分，其中 1 分代表"从不"，10 分代表"总是"。

描述 1

我可以很容易地创造一种团队文化，在这种文化中，每个人都有意识地选择以最好的状态进入工作（无论是在办公室工作还是远程工作），这样他们就能发挥得更好并帮助团队充分发挥其潜力。分数：_____

根据你的思考，写下你可以做的一件简单而实用的事情，以帮助你的团队提高自我能量调节的成绩表现：

_____

_____

_____

_____

描述 2

我可以很容易地制定战略（旨在实现长期目标的行动计划），让每个人都感到自己是团队的一部分，并帮助团队表现出色并实现使命。分数：_____

根据你的思考，写下一件你可以做的简单而实用的事情来帮助你的团队提高"社区基地营"表现：

_____

_____

_____

描述 3

我可以很容易地创造一种团队文化，在这种文化中，每个人都愿意选择相互支持，互相发挥最大的作用，以帮助团队实现其使命。分数：_____

根据你的思考，写下你可以做的一件简单而实用的事情，以帮助你的团队改善"团体攀登支持"表现：

_____

_____

_____

描述 4

我可以很轻松地帮助个别团队成员改变他们的行为（即他们的习惯），这样他们就可以为团队的成功做出更积极的贡献。分数：_____

根据你的想法，写下一件简单而实用的事情，你可以做这些事情来提高你的"篝火讨论"表现：

_____

_____

_____

描述 5

我可以轻松地调整团队的战略，使每个人都感到是团队的一部分，并帮助团队成功实现其使命。得分：_____

根据你的反思，写下一件简单而实用的事情，以帮助你的团队提高其"团队攀登回顾"表现：

_____

_____

_____

现在请将以上分数加起来，以 50 分为满分，算算自己的得分：_____

根据以上反思的结论，请你在自己的自我能量愿望清单上添加任何你想要做出的改变：

_____

_____

_____

_____

_____

在第 28 章中你学到的首席习惯机械化语言和工具

核心术语

五级团队动力模型：这是一种模型，展示了高绩效团队为实现共同目

标并充分发挥潜力所成功运用的五个阶段。☑

　　团队力量建设器：帮助团队成员在五个阶段中及时反思自己的强项和
可改进的部分。☑

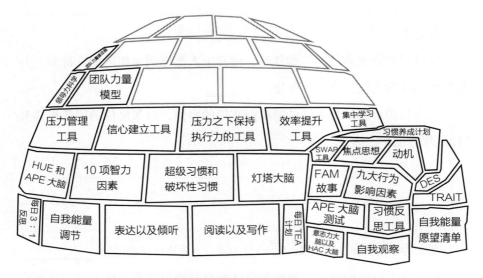

图 28-11　你的习惯脑科学的"冰屋"正在不断完善

　　理解"五级团队动力模型"是发展高绩效文化的一个很好的开始。接下来，你需要专注于帮助自己和团队成员养成习惯，从而完成团队或组织的使命。

第 29 章
组织习惯：团队力量领导力模型

　　我想跟你分享另一个故事，也是我在精英运动领域工作时发生的。我曾与一支备受瞩目的国际团队的主教练接触过，他希望我能协助他在澳大利亚的一项重大赛事前，利用心理测量测试帮助他的团队在大赛前做好准备。

　　这支团队的最大竞争对手也来自澳大利亚，这名教练和他的球员们面临着巨大的压力，希望能在比赛中获得优势。因此，我为这些高级领导人进行了一些人格领导力类型的测试。这些测试会显示出领导者的一些优点和缺点。

　　当我在体育领域开展其他工作时，我也在使用同样的模型，但人格测试法对我的吸引力越来越小了。

　　但是领导者却对这套方法表示出很感兴趣，他们之所以喜欢进行人格测试，是因为这套方法能帮助他们去理解自己。但也只是如此了，这套方法仍然不能帮他们从"知道怎么做"向"实践并养成更好的习惯"跨越。因此我推断，一定有一条更优的路线。

　　我最终没有和那支团队一起去参加巡回比赛，我们的合作并没有顺利进行下去，这件事给我的启示是，让我更加坚定了想要开辟新方法去帮助领导者做到更好的决心。

因此，我开展了新的深度研究，想要弄明白究竟应该如何为与我合作的领导者提供更好的服务。但至少有一点是清晰的：个性和领导力分析并不能在实际上帮助人们养成更好的习惯。往好了说，这是自我提升之旅的开始，但实际上这只是一个起点。

这种有缺陷的方法让我加倍努力地运用从神经科学和行为科学那里学到的知识，去切实地帮助领导者做得更好。因此，我率先使用这些先见来搭建自己的领导力模型和培训方法，我将其称为"团队力量领导力"。

这个模型不只关乎知道该做什么，还能训练领导者如何去有意识地养成自身和整个团队的好习惯。

比赛结束后，我一直与该俱乐部的一些高级领导保持联系，包括球队的队长，他是这项运动中最具世界级知名度的运动员之一。在那次比赛之后，他经历了一次严重的受伤。我们见面讨论了这个问题。这次受伤尤其令人头疼，因为他将错过俱乐部的一个重要展示杯决赛。

这个决赛的重要性、声誉和国际知名度在这项运动中非常高。这位队长之前在另一支球队获得过冠军，但从未在他目前效力的本土俱乐部赢得过该展示杯的奖杯。他因无法参加决赛而心碎，更加令事情变得复杂的是，他认为这可能是他赢得这个著名奖杯最后的机会了。

但他知道他必须出现在队伍中，以帮助那些即将参赛的球员。对我来说，这也是一个机会，可以通过与一位非常资深和成熟的领导者合作来测试我的新领导力发展方法。

我知道，他非常清楚自己应该做什么，但我还是必须帮助他将这些知识转化为习惯。

为了帮助他做到这一点，我使用了我搭建的全新的"团队力量领导力"框架的见解，为他创建了一个定制的领导力计划工具。这是一个帮助他养成新的领导习惯的工具。

实际上，这支球队输掉了该展示杯决赛，但他成功地延长了自己的职业生涯，又赢得了两次杯赛冠军。这是他职业生涯的完美谢幕，也证明了他一直以来都专注于追求卓越。

但是，这件事却给了我一个教训，这个教训对我来说非常宝贵。使用领导力心理测量并不是培养出杰出领导者的非常有效或强大的方法。相反，我们需要帮助领导者养成更好的习惯。

我使用我的"团队力量领导力"框架来教授"习惯机械师"，为他们提供非常简单和实用的方法，以一次养成一个微小的新领导习惯为基础，让他们开始成为"习惯机械师"。我已经多次使用这个模型。它在不同的背景下（包括商业、运动、教育和育儿）经过了尝试和测试，并且可以快速产生效果。

五级团队动力的基础是团队力量领导力习惯

团队力量领导力习惯是每个强大团队的核心。这些习惯将使你的团队更容易在五级团队动力模型的每个阶段表现出色（①自我能量调节、②社区基地营、③团队攀登支持、④篝火讨论、⑤团队攀登回顾）。

团队力量领导力有四个相互关联的核心组成部分。我将它们列在下面：

（1）**角色模型**——做你期望别人做的事（与团队力量模型的所有五个阶段相关联）（图 29-1）。

图 29-1　用角色模型的力量领导人

（2）SWAP **教练**——训练他人养成好习惯（与第一阶段的"自我能量调节"和第四阶段的"篝火讨论"相关联）（图 29-2）。

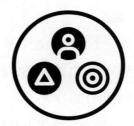

图 29-2　帮助他人做自己的习惯机械师

（3）**"文化建筑师"**——领导团队的战略和文化（与第二阶段的"社区基地营"和第五阶段"团队攀登回顾"相关）（图 29-3）。

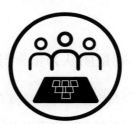

图 29-3　使用领导力科学来帮助团队发现自己的潜力并完成他们的使命

（4）**行动传达者**——以能够激发人们采取积极行动的方式进行沟通（贯穿于团队动力模型的五个阶段）（图 29-4）。

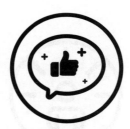

图 29-4　通过你的沟通方式建立信任并采取积极行动

领导力可以影响他人的行为。团队中的每个人都具有影响力，所以他们都需要一份"团队力量领导力发展计划"。这将有助于每个人有意识地、逐步成为更好的领导。

如果你是团队中的高级领导者，你肯定希望在所有四个团队力量领导力组成部分（角色模型、SWAP 教练、"文化建筑师"和行动传达者）方面都提高自己的能力。

但是，让我们想象一下一位大学毕业生加入了你的团队。由于他是年轻人，你可能不会期望他承担太多的 SWAP 教练和"文化建筑师"的职责，但是你期望他们成为更好的角色模型和行动传达者。因此，他们的团队力量领导力发展计划应该专注于这些方面。

"只有了解自己，才能成为一名有效的领导者。"这是美国著名橄榄球教练文斯·隆巴迪（Vince Lombardi）的名言。

在接下来的章节中，我希望你开始做一些具体的自我观察，开始改善你的团队力量领导力习惯。许多被认为是伟大领导者的人都承认，他们在团队力量领导力的四个方面表现并不完美。你可能已经具备了许多团队力量领导者的优点，但我相信你也会发现可以改进的领域。最好的团队力量领导者从不停止学习和完善他们的实践。

榜样习惯：角色模型自我评估

电影《隐藏人物》（*Hidden Figures*）讲述了美国在 20 世纪 50 年代与苏联进行太空竞赛的故事，三位非洲裔美国女性在其中发挥了关键作用。玛丽·杰克逊（Mary Jackson）是主要人物之一。

杰克逊是一名黑人女性，曾在美国国家航空航天局担任所谓的"人类计算机"（human computer），进行了无数次数学计算，以支持科学研究和发展。杰克逊展现了巨大的潜力，在电影中受到美国国家航空航天局高级男工程师卡尔·齐林斯基（Karl Zielinski）的赏识。齐林斯基是一名波兰难民，在第二次世界大战后移民到了美国。

一个场景中，齐林斯基向杰克逊询问她对一个与阿波罗太空舱设计有关的复杂工程问题的看法，尽管她仍在担任人类计算机角色，并因美国种族法律的限制被迫在一个隔离区域工作。在杰克逊给出了一个相关且具有潜在突破性的见解之后，齐林斯基鼓励地问她是否考虑过申请成为美国国家航空航天局工程师。

她说："我是一个黑人女性。我不会考虑不可能的事情。"齐林斯基回答说："我是一个波兰犹太人，我的父母死在纳粹集中营里。现在我站在将把宇航员送上太空的太空船下面。我认为我们可以说'我们正在做不可能的事情'。如果你是一个白人男性，你想成为一名工程师吗？"

杰克逊回答说："我不必考虑。我已经是一名工程师了。"

杰克逊随后打赢了一场法律诉讼，以便能够学习成为一名工程师。1958 年，她成为美国国家航空航天局第一位非洲裔女性航空工程师。她有着杰出的职业生涯，并成为美国国家航空航天局工程部门中最高级别的人物。此外，她还管理了一个旨在促进组织内妇女晋升的项目。

当我使用"榜样"一词时，杰克逊是一个很好的现实例子。团队力量领导模型的角色模型组件强调做你希望别人做的事，这是关于其他人看到你在做什么的部分。

以下是成为优秀榜样的必备条件。

- 进行自我调节（有意识地选择努力做到最好），这样你的大脑就会运转良好，可以让你在游戏中处于领先地位。

- 为他人树立好榜样。

- 做一个好人，将更好的自己带到工作中，并做好心理准备支持他人成为更好的自己。

团队力量领导力的榜样部分与团队力量模型的第一阶段（自我能量调节）和第三阶段（团队攀登支持）密切相关。

亿万富翁发明家和科技企业家詹姆斯·戴森（James Dyson）是另一个值得学习的好榜样。

在品牌宣传片中，戴森阐述了公司严谨的设计流程。他概述了在成功设计旋风结构之前，他必须清楚如何使用 5 000 多个原型，这是他强大的无袋真空吸尘器的关键组成部分。他说："当遭遇失败时，我们实际上会非常兴奋，因为这就是我们学习的方式。"

通过这种方式，戴森成了榜样，体现了其团队的一项关键优先事项。他正在模仿失败，他向他的团队表明，以失败作为学习、发展和成长的一种方式很重要。

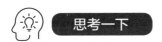

如果这对你来说有帮助，请花点儿时间写下你认为是伟大榜样的一两个人的名字——这些人可以是你认识的人或你熟悉的人，例如著名运动员。

角色模型自我评估

为了帮助你分析你目前在榜样方面的优势和不足，请你使用我们的"角色模型自我评估"工具。

这是一种智能的自我观察工具，它可以帮助你更好地理解如何成为一个好的角色模型。我使用这个工具，以及其他我将向你展示的团队能量领导力自我评估工具，作为我对领导者进行辅导工作的起点。

开始时，请浏览这些陈述并回答。

当使用这个自我评估工具时，你可能会发现它与有益的习惯反思自我评估工具有一些重叠。但是，现在你已经阅读了本书的"习惯机械化技能"部分，你的答案应该会更有根据，你也可能在阅读该部分后养成了更好的习惯。

很少有人会成为完美的榜样。重要的是，你在思考你的榜样习惯，并确定你的优势和改进方向。如果你每4～6个星期重新进行一次这个过程，你的榜样习惯将逐渐得到改善。

请根据每个陈述选择以下选项之一回答：

a. 不是优先考虑的事项。

b. 我已经做得很好了。

c. 我需要做得更好。

1. 如果我改善饮食，会对我很有帮助。

□ a　□ b　□ c

注：_____

2. 如果我增加运动量，会对我很有帮助。

□ a　□ b　□ c

注：_____

3. 如果我改善睡眠，会对我很有帮助。

□ a　□ b　□ c

注：_____

4. 每天结束时，反思并强调今天做得好的事情以及明天需要改进的事情会对我很有帮助。

□ a　□ b　□ c

注：_____

5. 每周结束时，思考过去一周做得好的事情并计划如何在下一周改进会对我很有帮助。

☐ a ☐ b ☐ c

注：＿＿＿＿＿＿＿＿＿＿＿＿＿＿＿＿＿＿＿＿＿

6. 时不时地思考我的未来，设定长期、中期和短期目标以集中精力，实现我的未来目标，这对我来说是有益的。

☐ a ☐ b ☐ c

注：＿＿＿＿＿＿＿＿＿＿＿＿＿＿＿＿＿＿＿＿＿

7. 定期更新我的年度和月度日历，添加重要的工作和生活活动，对我来说是有益的。

☐ a ☐ b ☐ c

注：＿＿＿＿＿＿＿＿＿＿＿＿＿＿＿＿＿＿＿＿＿

8. 意识到自己有压力，并成功计划减轻压力，这对我来说是有益的。

☐ a ☐ b ☐ c

注：＿＿＿＿＿＿＿＿＿＿＿＿＿＿＿＿＿＿＿＿＿

9. 监控自己的信心水平，并成功地在低信心的领域建立信心，这对我来说是有益的。

☐ a ☐ b ☐ c

注：＿＿＿＿＿＿＿＿＿＿＿＿＿＿＿＿＿＿＿＿＿

10. 意识到自己的不良情绪，并成功地控制它们，这对我来说是有益的。

☐ a ☐ b ☐ c

注：＿＿＿＿＿＿＿＿＿＿＿＿＿＿＿＿＿＿＿＿＿

11. 成功计划提高我的生产力水平，这对我来说是有益的。

☐ a ☐ b ☐ c

注：＿＿＿＿＿＿＿＿＿＿＿＿＿＿＿＿＿＿＿＿＿

12.成功计划提高我想要改进的生活和工作领域的学习和表现，这对我来说是有益的。

☐ a ☐ b ☐ c

注：_____

13.成功规划提升我在压力下的表现将会对我很有帮助。

☐ a ☐ b ☐ c

注：_____

14.规划我的一天以提高我的生产力将会对我很有帮助。

☐ a ☐ b ☐ c

注：_____

15.完成我期望他人完成的日常任务，例如完成每日 TEA 计划，将会对我很有帮助。

☐ a ☐ b ☐ c

注：_____

16.身体力行地执行组织和团队的优先事项，例如改善我的 DES 习惯，以便我每天都能达到最佳状态，将会对我很有帮助。

☐ a ☐ b ☐ c

注：_____

17.学习如何成为一个更好的领导者将会对我很有帮助。

☐ a ☐ b ☐ c

注：_____

现在，考虑了当前作为榜样的优点和缺点后，你可以写下一些反思。对于每个需要改进的领域（即你的"c"领域，"需要改进的领域"），给它们一个优先级评分（1 分 = 最紧急；10 分 = 最不重要）。

如果对你有帮助的话，请考虑养成一些小的、有益的习惯，帮助你成为更好的榜样和团队力量领袖。将这些添加到你的"自我能量愿望清单"中。

教练习惯：自我监督、目标与计划

在本节中，我将研究我创造的领导团队模式中的"SWAP（自我监督、目标、计划）教练"要素。我将解释出色的 SWAP 教练应该做什么，并向你展示如何分析自己的 SWAP 教练能力和习惯。

我举的第一个例子是非常知名的 SWAP 教练之一，亚历克斯·弗格森（Alex Ferguson）爵士。

弗格森是足球界最受尊敬和成功的经理之一。作为曼联曾经的经理，他的球队主导了英国国内和欧洲足球，并赢得了多个奖杯。

他还监督了所谓的"92 班"（Class of 92）。他们是一群球员，包括俱乐部传奇人物大卫·贝克汉姆（David Beckham）、保罗·斯科尔斯（Paul Scholes）、尼基·巴特（Nicky Butt）、加里·内维尔（Gary Neville）、菲尔·内维尔（Phil Neville）以及瑞恩·吉格斯（Ryan Giggs）。

在斯坦福大学研究生院的油管网（YouTube）频道上，红杉资本董事长迈克尔·莫里兹（Michael Moritz）采访弗格森时，弗格森解释了他如何成为一名出色的"SWAP 教练"。他说，在每场比赛之前，他会与未被选中的球员进行一对一的会议，并告诉他们自己做出这个决定的原因。

他表示，这样做的主要目的是让这些球员觉得他们为球队的成功做出了贡献，即使他们在这场比赛中没有出场。有趣的是，弗格森表示，他这种做法是基于自己在 20 世纪 60 年代为格拉斯哥流浪者队踢苏格兰杯决赛前，毫无缘故地被排除出首发阵容的经历。当时，他是球队的头号射手。

成功的 SWAP 教练在帮助团队成员迈向最佳状态方面表现非常出色。

他们通过帮助个人发展个人能力（即知识、技能和习惯）来实现这一点。为此，他们与团队成员建立了基于信任的积极关系，让人们感觉他们能与教练分享自己的不利习惯。然后，SWAP教练支持他们养成新的有益习惯。

成为一名优秀的SWAP教练有三个核心组成部分：

（1）关注个人并表现出你关心他们（建立信任）。

（2）具有良好的倾听和建立关系的技能。

（3）通过帮助个人养成新的可持续的有益习惯，支持和辅导他们进行自我提升，篝火讨论（五级团队动力模型的第四阶段）是进行SWAP训练的地方。

成为出色的SWAP教练：从自我训练到科学指导

要成为一位出色的SWAP教练，你必须首先学会如何训练自己，也就是成为一名习惯机械师。然后，你可以使用你的习惯机械师工具来帮助他人养成新的习惯。

例如，你和你团队的一名成员（你的被指导者）已经达成一致，你们将一起努力提高他的领导能力和技能。为了帮助你的被指导者养成可持续的新习惯，你需要使用SWAP工具、九大行动要素框架和习惯养成计划等习惯机械化工具。

案例：其他高效的SWAP教练

朱迪·穆雷（Judy Murray）是网球明星安迪·穆雷（Andy Murray）的母亲，也是奥运冠军、戴维斯杯冠军和自1936年以来第一位赢得多个温网单打冠军的英国人。她还是另一位非常成功的职业网球选手杰米·穆雷（Jamie Murray）的母亲。在她的两个儿子的职业生涯中，朱迪扮演着关键的角色。她在两个儿子还是小孩子的时候就成为他们的教练。她一直对他们的发展产生着巨大的影响。

在安迪职业生涯早期，他经常被人否定。首先，人们说他身体不够强壮或适应能力不够。因此，他练习变得更加强壮。然后人们又说他的心理抗压能力不足。因此，他提高了自己的心理素质。安迪一直在努力发展自己，直到最终赢得了他的第一个大满贯冠军。从他收到的评论和其他报道来看，可以肯定朱迪在帮助他发展他所需的身体和心理能力方面做出了重要贡献。

最后一个例子来自威尔·卡灵（Will Carling），前英格兰橄榄球队队长。他在 22 岁时就成为队长，并成为英格兰最成功的球员之一。

卡灵谈到了同等训练的力量，即队友积极帮助彼此变得更好。他还谈到了有能力进行艰难对话的重要性。对于 SWAP 教练来说，能够进行艰难对话是一项重要的技能。

 思考一下

如果对你有帮助的话，花点儿时间写下你认为优秀的 SWAP 教练的人的例子——这些人可以是你认识的人，例如一位著名的商业领袖。

"SWAP 教练自我评估工具"是一个旨在帮你评估自己当下的 SWAP 教练能力水平的工具。

这是一个非常科学智能的自我观察工具，能让你对于如何成为一名更好的 SWAP 教练产生更深刻的理解。

每个人都不太可能成为一名完美的 SWAP 教练，真正重要的是，你正在思考如何成为一名尽可能完美的 SWAP 教练，并明确自己担当这个角色的优缺点。每 4 ~ 6 个星期进行一次这样的深度思考，对改进自己的 SWAP 教练习惯非常有帮助。

请针对每个语句选择以下选项之一：

a. 不是优先事项。

b. 已经做得很好。

c. 需要改进。

1. 拥有一组问题，可以在面对面和远程互动中与人建立关系，对我来说会很有帮助。

☐ a　☐ b　☐ c

注：_____

2. 拥有一组问题，可用于帮助我在面对面和远程互动中展示我在倾听，对我来说将很有帮助。

☐ a　☐ b　☐ c

注：_____

3. 如果我首先表现出自己的不足将对我们有所帮助。例如，与你的被教练者（例如，团队成员／同事）分享你仍在努力提高自己。

☐ a　☐ b　☐ c

注：_____

4. 如果我强调我在倾听和理解对方的话语（这在远程互动中可能尤为重要）将会对我们有帮助。

☐ a　☐ b　☐ c

注：_____

5. 如果我学会提高我的倾听技巧将会对我们有帮助。

☐ a　☐ b　☐ c

注：＿＿＿＿＿＿＿＿＿＿＿＿＿＿＿＿＿＿＿＿＿＿＿

6.如果我减少提供建议将会对我们有帮助。

☐ a ☐ b ☐ c

注：＿＿＿＿＿＿＿＿＿＿＿＿＿＿＿＿＿＿＿＿＿＿＿

7.如果我要求我的被教练者（如团队成员或同事）解释为什么某件事对他来说很有压力或具有挑战性将会对我们有帮助。

☐ a ☐ b ☐ c

注：＿＿＿＿＿＿＿＿＿＿＿＿＿＿＿＿＿＿＿＿＿＿＿

8.如果我鼓励我的被教练者（如团队成员或同事）思考他们的长期目标将会对我们有帮助。

☐ a ☐ b ☐ c

注：＿＿＿＿＿＿＿＿＿＿＿＿＿＿＿＿＿＿＿＿＿＿＿

9.鼓励我的被教练者（如团队成员或同事）思考他们需要在短期内达成什么目标才能实现他们的长期目标（例如创建 FAM 故事），会对我们很有帮助。

☐ a ☐ b ☐ c

注：＿＿＿＿＿＿＿＿＿＿＿＿＿＿＿＿＿＿＿＿＿＿＿

10.如果我有一个问题清单（如榜样问题），可以帮助我的被教练者（如团队成员或同事）反思如何更频繁地表现出最佳状态，从而有更大的机会实现他们的短期和长期目标，那将对我们很有帮助。

☐ a ☐ b ☐ c

注：＿＿＿＿＿＿＿＿＿＿＿＿＿＿＿＿＿＿＿＿＿＿＿

11.如果我帮助我的被教练者（如团队成员或同事）在他们想要改进的领域考虑他们当前的表现，以 1 分（差）到 10 分（完美）的分数衡量他们的表现，那将对我们很有帮助。

□ a □ b □ c

注：＿＿＿＿＿＿＿＿＿＿＿＿＿＿＿＿＿＿＿＿＿＿＿＿＿＿

12. 如果我向我的被教练者（如团队成员或同事）解释神经可塑性，让他们明白他们可以改变和成长，那将对我们很有帮助。

□ a □ b □ c

注：＿＿＿＿＿＿＿＿＿＿＿＿＿＿＿＿＿＿＿＿＿＿＿＿＿＿

13. 如果我要求我的被教练者（如团队成员或同事）写下一个SWAP（自我观察、目标、计划），以帮助他们在第11条陈述中描述的分数上向10分迈进一步，那将对他们很有帮助。

□ a □ b □ c

注：＿＿＿＿＿＿＿＿＿＿＿＿＿＿＿＿＿＿＿＿＿＿＿＿＿＿

14. 如果我的被教练者起草了一个"习惯养成计划"来考虑所有有助于或妨碍他们养成新习惯的因素，那会对他们很有帮助。

□ a □ b □ c

注：＿＿＿＿＿＿＿＿＿＿＿＿＿＿＿＿＿＿＿＿＿＿＿＿＿＿

当你反思自己作为SWAP教练的优缺点后，写下一些关于你所得到的见解的反思。对于每个你认为需要改进的领域，给予一个优先级得分（1分＝最紧急；10分＝最不重要）可能会对你有所帮助。

＿＿＿＿＿＿＿＿＿＿＿＿＿＿＿＿＿＿＿＿＿＿＿＿＿＿＿＿＿＿＿

＿＿＿＿＿＿＿＿＿＿＿＿＿＿＿＿＿＿＿＿＿＿＿＿＿＿＿＿＿＿＿

＿＿＿＿＿＿＿＿＿＿＿＿＿＿＿＿＿＿＿＿＿＿＿＿＿＿＿＿＿＿＿

如果有帮助的话，你可以考虑养成一些小的有益习惯，帮助你成为一个更好的SWAP教练和团队领袖。把这些加入你的"自我能量愿望清单"中。

文化习惯：成为"文化建筑师"

"文化建筑师"的角色是创造一个环境，帮助所有团队成员养成有益的习惯以成功完成团队和组织的使命。我将其称为一个有明确目标的发展文化，其中包含以下几点：

- 人们感到受到尊重和重视并相互信任。
- 人们对团队或组织的使命感到兴奋并在情感上投入其中。
- 人们感到被授权并通过刻意地养成微小的、新的有益习惯来提高技能，即成为习惯机械师。
- 人们感到有能力提升自己成为团队力量领袖，以便积极影响其他人的行为。
- 一些人被支持成为专家团队力量领袖和首席习惯机械师。

案例：改变英格兰队命运的克莱夫·伍德沃德爵士

我要提到的第一个例子是前英格兰橄榄球队教练克莱夫·伍德沃德（Clive Woodward）爵士。2003 年，他带领球队赢得了首个橄榄球世界杯冠军，以史诗般的方式击败了对手澳大利亚队。后来，他参与了英国队参加奥运会的工作，并在 2012 年伦敦奥运会上发挥了积极作用，该届奥运会为英国赢得了创纪录的奖牌数量。

在他执教英格兰队的时候，伍德沃德在创造纪录的球员威尔金森的职业生涯中发挥了关键作用，后者成为在压力下保持冷静的典范。如果你想学习如何成为更好的"文化建筑师"，伍德沃德和威尔金森的故事会为你提供一些有用的见解。

威尔金森在 1998 年对澳大利亚队的比赛中首次代表英格兰队出

场，但他错过了前两次踢球得分机会，他的首秀并没有得到良好的反响。时间快进到 12 个月后，英格兰橄榄球队在 1999 年橄榄球世界杯中被淘汰。作为领导人，伍德沃德受到来自外部的压力。然而，英格兰队内的许多球员公开支持伍德沃德。他们强调称团队的总体方向是正确的。最近的比赛成绩可能很糟糕，但教练不应该承担责任，应该继续留在球队。

伍德沃德说，这激励他加倍努力并重新制定了球队的发展策略。任务是让英格兰队成为世界上最好的橄榄球队。伍德沃德和他的团队确定了培养一支能够获胜的橄榄球队所需的资源，包括人力资源（即知识、技能和习惯）和物质资源（如金钱、设备、技术）。他聘请了专业教练加强关键领域训练。最后，他完全改造了教练环境，唯一的目的是培养能够在压力下发挥潜力并获胜的球员。

他将球队的新战略概括为简单、高影响力的信息和想法。球队制作了写有这些信息的海报并将其放置在训练和比赛环境中。伍德沃德说，他认为这种形式的沟通将会赋予球员掌握这些想法和行动的能力。

在接下来的 2000 年，英格兰队的命运改变了。在巴黎对阵强大的法国队的胜利之后，他们又击败了极具竞争力的南非斑马队。在秋季，世界冠军澳大利亚队在特威克纳姆被英格兰队击败。

伍德沃德出版了《胜利：英格兰队走向橄榄球世界杯的荣耀故事》(*Winning: The Story of England's Rise to Rugby World Cup Glory*) 以及《如何获胜：从特威克纳姆到东京的橄榄球和领导力》(*How to Win: Rugby and Leadership from Twickenham to Tokyo*)。书中有很多非常有用的见解。伍德沃德实际上记录下了他成为一名非常成功的文化建设者所做的事情。

以下是成为文化建设者的关键要素：

● 创建一种让人们感到受到尊重和重视，并且彼此信任的文化。

● 拥有一个明确定义的总体策略，帮助团队和组织实现其使命。

● 创建一个使每个人都有授权和提升技能的文化，成为习惯机械师，或者换句话说，通过刻意地养成微小的、新的有益习惯，每天成长和改进。

● 创建一种文化，使每个人都有能力和技能，成为更好的团队能量领袖。

● 创建一种文化，使一部分人有能力和技能，成为专业的团队能量领袖和首席习惯机械师。

● 创建一种文化，使每个人都有能力积极承担自己的角色和责任，并帮助团队和组织实现其使命。

● 招募具有习惯机械思维方式的人，或者已经是习惯机械师、团队能量领袖和首席习惯机械师的人。

● 利用行为科学的洞察力来设计绩效管理系统和绩效、领导力发展系统，帮助个人和团队不断提高和改进。

"文化建筑师"与五级团队动力模型的社区基地营（第二阶段）和团队攀登回顾（第五阶段）部分紧密联系。

 思考一下

如果你认为对你有帮助，可以尝试写下自己从"文化建筑师"这部分内容学到了什么。

5 个角度，让员工建立信任

一个目标明确的发展文化的基石是信任。哈佛商学院教授弗朗西斯·弗莱（Frances Frei）认为，信任是领导力的基础。她的研究表明，信任由三个核心部分组成。如果人们认为你是真实的、有同理心的、可信的，他们就更有可能信任你。

优秀的"文化建筑师"知道如何通过向员工表明以下方面来建立和重建信任。

- 关心他们。
- 仔细倾听他们的反馈和想法。
- 不断完善自己。
- 相信他们，允许他们独立完成工作，而不是过度管理。
- 认为在他们想法和方法背后有合理的逻辑。

为什么信任如此重要？当人们信任你时，他们更容易平静下来，让大脑正常工作。这是人们成为更好的自己的基础。

5 个问题，帮助制定强有力战略

一旦你与团队成员建立了信任，就需要与你的团队共同制定一项战略。我非常喜欢由宝洁公司前首席执行官雷富礼（A. G. Lafley）和罗杰·马丁（Roger Martin）教授共同编写的《宝洁制胜战略》（*Playing to Win*）中使用的战略模型。它专注于以下五个核心问题，我对其进行了微调：

（1）获胜是什么（你的目标或任务是什么）？

（2）去哪里比赛（你希望你的产品或服务让谁感到满意）？

（3）如何获胜（你成功的基础是什么？例如，创建一个有意义的发展文化）？

（4）必须有哪些资产［物质资源（如金钱、设备、技术）和人力资源（即知识、技能和习惯）］才能赢？例如，我们需要每个人都成为一个"习惯机械师学家"，每个人都成为"团队力量领袖"，并且有几个经验丰富的"首席习惯机械师"。

帮助你深入了解第 4 个问题的后续问题是：

a. 我们已经拥有哪些资产？

b. 我们必须开发或获取哪些资产？

c. 我们必须优先开发或获取哪些资产？

（5）需要搭建什么绩效管理系统、绩效和领导力发展系统，来帮助人们养成和维持使上述所有内容成为现实的习惯（例如，"习惯机械师"和"首席习惯机械师"培训计划）？

制定一个强有力的战略需要时间。但是如果没有一个战略，你成功的概率将会严重降低。

3 个工具，塑造团队习惯

任何战略的基础都是人们的习惯。例如，如果你需要人们更积极、更具创新性、更高产、有更好的领导力，这些目标只能通过人们改变他们的习惯来实现。当然，你可以招募具有正确习惯的人加入你的团队或组织。但你仍然需要建立系统来帮助他们保持当前的好习惯或帮助现有团队成员养成新的有益习惯。

绩效管理系统、绩效和领导力发展系统帮助你指导和塑造你的团队和人员的行为及习惯。

为了帮助你创建利用尖端行为科学和领导力科学的强大系统，我设计了以下三个相互关联的模型和工具：

（1）五阶段团队能力模型和自我评估工具。

（2）团队能力领导力框架、自我评估和规划工具。

（3）文化发展反思工具（基于九大行动要素框架）。

你已经熟悉前两个模型和工具，因此我将详细介绍第三个。

"文化发展反思工具"（图 29-5）旨在帮助"文化建筑师"更轻松地评估九大行动要素对其文化的影响——无论是好是坏。"文化建筑师"可以使用九大行动要素来相应地塑造其文化。

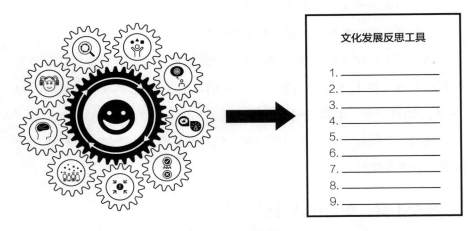

图 29-5　文化发展反思工具

7 条建议，创建自主决定的环境

教授爱德华·迪西（Edward Deci）和理查德·瑞安（Richard Ryan）的自主决定理论关注人们采取行动和持续努力的动机。简单来说，这个理论认为，如果人们感觉有权选择自己的成长和发展方法，他们更可能坚持下去并获得结果。

自主决定意味着能够做自己想做的事情，自由地做出自己想要的选择。但是，将自主决定看作一个连续的过程会更有帮助。一个极端是 100% 的自主决定行为，做自己选择做的事情；另一个极端是 100% 的强制行为，因为被迫而做事情。

当人们做出自主决定时，他们更可能投入最大的努力、坚持并享受任务。当人们感到被强迫时，效果则相反。自主决定被认为是最稳健的动机类型。

然而，要创建一个每个团队成员的每个决策都是 100% 自主决定的环境是不可能的。但这并不意味着每个决策都必须是 100% 的强制性的。

当拥有正确的知识和技能时，你可以学习如何让团队的使命、战略、优先事项、个人角色和责任感更具有自主性。

以下是 7 条实用建议，旨在创建一个有意识的发展环境，让人们更自主地做决定，从而更容易做到最好。你会注意到这 7 个方面之间存在一些重叠，它们都着眼于增加自主权、提高人们的信心，以及向人们表达你关心他们并尊重他们的意见。

1. 表现出你在倾听意见和建议

例如，可以请你的团队完成前文中的"团队力量建设者"练习，并根据结果设定一些团队目标。

2. 允许团队发表意见并表示你重视其意见

就像伍德沃德对他的橄榄球队员所做的那样，请求你的团队列出应该达到的标准（例如，在在线会议期间打开你的摄像头），这将有助于更好地支持团队达到这些标准（五级团队动力模型的第三阶段）。

3. 给团队选择的权利

例如，让团队优先考虑三个最重要的目标（即从"团队力量构建器"练习中得出的目标）。让团队选择要处理的领域，并且可以更加自主地在其选择的领域内做出积极的改变。

4. 合理化决策

如果你必须做出艰难的决定，以合理和详细的方式解释。这种方法比强制性的方法更能给人以激励。这正是弗格森爵士在与球队不上场成员的一对一会议中所做的。

5. 增强人们的自信心

当人们完成了某件事或者表现优异时，花时间来认可他们的努力，这有助于增强人们的自信心。还记得我在第 23 章的讨论中提到的正向反馈比例 3 ：1 吗？在"行动传达者"（第 33 章）的章节中，我将更详细地讲述如何通过你的言语来增强人们的自信心。

6. 协商和讨论

不要仅仅告诉某人该怎么做，这种行为极具强制性并且低效。

7. 关注任务或过程，而不是自我

在反馈时，要关注人们正在取得的进步，而不是与他人相比他们的表现如何。

2 个重点，打造团队凝聚力

"文化建筑师"的另一个任务是打造团队凝聚力。理论上，团队凝聚力是一种动态过程，体现在追求目标和达成目标的过程中保持团结一致的趋势。

绩效和凝聚力之间相互影响。研究表明，绩效对凝聚力的影响比凝聚力对绩效的影响更强。也就是说，提高团队凝聚力最快的方式是团队取得有意义的成果。

我对此最强烈的体验是参加英国全国三座山峰挑战赛，用 24 小时爬苏格兰本内维斯山，然后爬英格兰的斯科费尔峰，最后爬威尔士的斯诺登峰（从星期一中午 12 点开始，到星期二中午 12 点结束）。我所在的团队是一支新组建的团队，有 7 个人。在挑战开始时，团队的凝聚力并不明显，但是团队爬完了本内维斯山、斯科费尔峰和斯诺登峰，整个过程中表

现出色，这种积极的表现将团队成员紧密团结在一起。我们至今仍然是好朋友。

你不必在 24 小时内完成英国全国三座山峰挑战赛也能提高团队凝聚力！关键是创建让团队一起取得有意义和具有挑战性的成就的情境。当团队取得成功时，要认可并奖励团队成员。

考虑建立文化资产

文化资产，即团队资源（例如资金、设备、技术）和人员能力（即知识、技能和习惯）。应该帮助团队成员发展新的个人能力，以帮助团队取得成功。例如，伍德沃德意识到，如果他的团队要想成为世界上最好的团队，就需要在压力下表现得更好。因此，他创建了文化资产（例如聘请专业教练），帮助他的球员在压力下表现得更好（即发展球员的个人能力）。

通过引入专业的外部帮助，他激活了"社区知识和技能"行动因素。

简而言之，社区知识和技能是你周围的人拥有的可能对你有帮助的东西。例如，威尔金森需要更多的知识和技能来帮助他建立更好的在压力下表现的习惯。换句话说，教练们利用自己的个人能力来增强威尔金森的能力。因此，聘请拥有这些知识和技能的专业教练对于威尔金森从无法承受压力到成为职业运动员中最出色的承压表现者之一的进步至关重要。

伍德沃德对其招募和选拔政策进行了长篇阐述。他表示自己更喜欢招募"海绵"（即高度可教的球员），而不是"岩石"（即固执己见、不可教的人）。伍德沃德寻找那些想要变得更好的球员（即发展他们的个人能力）。他不仅仅是基于球员当前的能力（即知识、技能和习惯）来招募球员。他寻找想要通过练习加入英格兰队并改进自己的球员。

我会把伍德沃德的"海绵"描述为拥有"习惯机械化心态"的球员。

案例：两个"文化建筑师"的例子

沙马丹·里德

沙马丹·里德（Sharmadean Reid）是美容治疗预约应用程序Beautystack的创始人兼首席执行官。里德给自己制定了规则："照顾好你的员工，他们就会照顾好你的业务。"

她允许团队成员把孩子带到办公室，并在办公室中与他们互动——特别是在学校放假期间。里德还聘请了一位专业保姆，并为工作环境中间的游戏区购买了玩具和坐垫。

这可能对某些人来说似乎过于极端甚至会适得其反。但里德利用了一些行动因素来促进有益的变化。她创造了"外部触发器"，并利用了"社区知识和技能"以及"社会影响"行动因素，让她的团队在工作中感到更舒适，因此能够更好地投入工作。

雷·达利欧

作为桥水基金的创始人，达利欧在构建一个几乎满是习惯机械师的组织方面非常成功。该公司的核心重点是持续改进。因此，该文化的设计是赋予每个人每天都能变得更好的能力，并更多地奖励人们的表现而不是经验（即精英主义）。达利欧在他的书中详细解释了他的方法。

思考一下

如果觉得对你有帮助，请尝试写下一两个你认为很棒的"文化建筑师"，可以是你认识或了解的人，例如一名著名的体育教练。

"文化建筑师"自我评估

使用我们的"文化建筑师"自我评估工具，帮助你分析当前"文化建筑师"的优势和需要改进的领域。

这是一个智能的自我观察工具。它可以帮助你更好地了解如何成为一个好的"文化建筑师"。

你不太可能成为一个完美的"文化建筑师"，相反，认真考虑你的"文化建筑师"习惯，并确定你的优势和需要改进的地方，这才是最重要的。如果你每四周到六周回顾一次这个过程，你将逐渐改善你的文化建筑师习惯。

请通过选择以下选项中的一个来回答后面的每个陈述：

a. 不是优先考虑事项。

b. 我已经做得很好了。

c. 我需要做得更好。

我将这个自我评估分为两部分。

为了了解你需要回答哪些部分，请考虑以下内容：你的组织是否正在经历变革或准备进行变革？如果是，请回答第一部分和第二部分的所有问题。如果不是，请仅回答第二部分中的问题 7 到问题 28。

> **备注：**如果这份自我评估中的所有问题对你来说都没有用，请直接跳过这部分即可。

第一部分

1 ~ 6 题受到了约翰·柯特（John Kotter）"领导变革的 8 步过程"模型的影响和启发。

1. 为了改变我们团队和组织的战略，或其中的某些元素，如果我们创造出一种更强烈的紧迫感，以鼓励人们采取行动，那对我们将是有帮助的。

☐ a ☐ b ☐ c

备注：_____

2. 如果我们让更多的社交影响者（如第 18 章"九大行动要素"框架所定义的）相信我们需要进行的变革，并积极帮助我们实现这些变革，那对我们将是很有帮助的。

☐ a ☐ b ☐ c

备注：_____

3. 明确向人们展示如何改变我们团队和组织的战略或其要素，将如何使事情变得更好，这对我们将是很有帮助的。

☐ a ☐ b ☐ c

备注：_____

4. 使用行为科学的见解（例如"九大行动要素"框架）让人们更容易加入变革运动，这将是很有帮助的。

☐ a ☐ b ☐ c

备注：_____

5. 系统地分析可能阻止变革的障碍，并制订计划以消除这些障碍，这将是很有帮助的。

☐ a ☐ b ☐ c

备注：_____

6. 制订一份战略计划，明确我们的短期和长期目标，以便我们专注于获得短期的胜利并庆祝它们，这对我们将是很有帮助的。

☐ a ☐ b ☐ c

备注：_____

第二部分

7. 如果我们花一些时间重新审视我们团队和组织的战略，这对我们将是有帮助的。

☐ a ☐ b ☐ c

备注：_____

8. 如果我们花一些时间重新审视人们需要定期做的事情（习惯），以使他们达到最佳状态，并帮助我们的团队或组织实现其短期重点和长期目标（使命），这对我们将是有帮助的。

☐ a ☐ b ☐ c

备注：_____

9. 如果每个人都能列出我们团队和组织的重点，并按重要程度排序，这对我们将是有帮助的。

☐ a ☐ b ☐ c

备注：_____

10. 如果我们通过重要的市场营销活动在内部传达了我们的重点，引起人们的注意并产生持久影响，这对我们将是有帮助的。

☐ a ☐ b ☐ c

备注：_____

11. 如果我们以一种真正持久的方式在内部传达了我们的使命，这对我们将是有帮助的。

☐ a ☐ b ☐ c

备注：_____

12. 如果每个人都理解他们个人的角色和责任如何帮助团队和组织实现其短期目标和长期目标（使命），这对我们将是有帮助的。

☐ a ☐ b ☐ c

备注：_____

13. 如果人们被赋予积极承担自己的角色和责任的权力，这对我们将是有帮助的。

☐ a ☐ b ☐ c

备注：_____

14. 如果我们更好地衡量个人和团队绩效与我们的战略重点之间的关系，这对我们将是有帮助的。

☐ a ☐ b ☐ c

备注：_____

15. 如果我们更好地庆祝微小的个人和团队绩效成功，这对我们将是有帮助的。

☐ a ☐ b ☐ c

备注：_____

16. 如果我们更好地追究个人和团队不履行职责的责任，这对我们将是有帮助的。

☐ a ☐ b ☐ c

备注：_____

17. 如果组织中的每个人都感觉到他们有话语权，这对我们将是有帮助的。

☐ a ☐ b ☐ c

备注：_____

18. 为了让人们感觉到足够安全而实话实说并接受负面反馈，这对我们将是有帮助的。

☐ a ☐ b ☐ c

备注：_____

19. 如果我们创造更多的特定空间让人们可以面对面交流或者实现远程协作，这对我们将是有帮助的。

□ a □ b □ c

备注：＿＿＿＿＿＿＿＿＿＿＿＿＿＿＿＿＿＿＿＿＿＿＿

20. 如果我们的入职引导让人们感到更安全、更有价值，更加深入地参与到团队和组织的使命中，这对我们将是有帮助的。

□ a □ b □ c

备注：＿＿＿＿＿＿＿＿＿＿＿＿＿＿＿＿＿＿＿＿＿＿＿

21. 如果我们开展更多有趣的活动来提高团队凝聚力和士气，这对我们将是有帮助的。

□ a □ b □ c

备注：＿＿＿＿＿＿＿＿＿＿＿＿＿＿＿＿＿＿＿＿＿＿＿

22. 如果我们更加专注于共同学习，而不是专注于赢得争论，这对我们将是有帮助的。

□ a □ b □ c

备注：＿＿＿＿＿＿＿＿＿＿＿＿＿＿＿＿＿＿＿＿＿＿＿

23. 如果我们更经常地进行个人和团队的"最佳实践"和绩效评估，这对我们将是有帮助的。

□ a □ b □ c

备注：＿＿＿＿＿＿＿＿＿＿＿＿＿＿＿＿＿＿＿＿＿＿＿

24. 如果我们将绩效评估／考核和员工发展（如培训、辅导）分开，这对我们将是有帮助的。

□ a □ b □ c

备注：＿＿＿＿＿＿＿＿＿＿＿＿＿＿＿＿＿＿＿＿＿＿＿

25. 如果我偶尔退后一步，让其他人承担更多责任，这对我们将是有帮助的。

□ a　□ b　□ c

备注：_____

26.如果团队和组织更好地管理那些对同事和我们的客户产生负面影响的人，这对我们将是有帮助的。

□ a　□ b　□ c

备注：_____

27.如果招聘信息中更加关注候选人的习惯机械师技能或首席习惯机械师技能和心态，这对我们将会非常有帮助。

□ a　□ b　□ c

备注：_____

28.如果同事们相互观察并提供建设性反馈，这对我们会很有帮助。

□ a　□ b　□ c

备注：_____

现在你已经考虑了自己作为"文化建筑师"的优点和缺点，请写下一些关于你的思考。给出每个需要改进的领域的优先级评分可能对你会有帮助（1分＝最紧急；10分＝最不重要）。

_____

_____

_____

_____

如果对你有帮助的话，考虑一下你可以养成哪些小的有益习惯，以帮助你成为更好的文化建设师和团队领袖。把它们添加到你的"自我能量愿望清单"中。

沟通习惯：成为行动传达者

团队力量领导力的第四个也是最后一个组成部分，是"行动传达者"。

团队力量领导力的一大要素在于，与人沟通时要能鼓励他们发挥最佳水平、让他们更好地承担团队角色与责任。行动传达者通过他们的交流方式帮助他人采取积极和有益的行动。

一个高度有效的行动传达者的例子是英国前首相温斯顿·丘吉尔爵士。

美国广播记者爱德华·R. 默罗（Edward R. Murrow）在第二次世界大战期间从伦敦发出报道。他说，丘吉尔在战场上利用了英语。当然，丘吉尔是领导英国成功度过战争并领导英国人民击败纳粹德国的首相。

2017 年由加里·奥德曼（Gary Oldman）主演的电影《至暗时刻》（*Darkest Hour*），让人们对丘吉尔的历史贡献有了生动的印象。这是一部引人入胜的电影，赢得了奥斯卡奖、英国电影和电视艺术学院奖和美国演员工会奖。当然，它还强调了丘吉尔在混乱环境下的个人沟通方式。

丘吉尔使用引人入胜和情绪激动的语言的能力是行动传播者具有的一个非常有用的特点。他的例子值得关注。

但是行动传达者还有其他特点，比如个人魅力。我认为前英格兰足球队经理鲍比·罗布森（Bobby Robson）通过与球员、工作人员和众多标志性球队的粉丝沟通的方式清楚地展示了这一点。他体现了魅力行动传播者的概念。

在纪录片《不仅仅是经理》（*More than A Manager*）中，罗布森受到传奇球员如加里·莱因克尔（Gary Lineker）、保罗·加斯科因（Paul Gascoigne）和巴西的罗纳尔多（Ronaldo）的赞扬。他受到标志性足球俱乐部内的高级人物以及现代经理瓜迪奥拉的赞美。莱因克尔甚至称罗布森是有史以来最好的英格兰足球队经理。

那么，行动传播者的关键能力是什么？

● 他们考虑与人沟通的书面和非书面交流。

● 他们通过书面和非书面交流与人建立信任。

● 由于他们的沟通方式，人们会采取积极的行动。

● 他们会口头强调团队的短期优先事项和长期目标（使命）。

行动传达者与团队力量模型的所有五个阶段相关（自我能量调节、社区基地营、团队攀登支持、篝火讨论、团队攀登回顾）。

行动的力量：成为团队信心的源泉

一位有效的行动传达者将使他们的团队有信心完成任务。他们将努力获得对个体团队成员的深入理解，并创造不同的方式有效地与不同的人沟通。

前英格兰板球队队长和精神分析学家迈克·布瑞利（Mike Brearley）表达了与不同的人以不同的方式沟通的必要性，他说："要去麻烦已获安慰的人，要去安慰陷入麻烦的人。"

为了帮助我们更具体地与他人沟通，我们应该记住每月 3：1 反思。在某些情况下，人们需要更多的积极反馈来维持较高的信心水平。

良好的行动传达者会定期讨论团队的使命，并将其与团队的短期优先事项联系起来。

成功的行动传达者会给人安全感，他会表达自己对他人的在乎与信任。反过来，这使人们的大脑更容易正常工作。请记住，当 HUE 感觉不安全时，清晰地思考会更加困难。

以下是伟大的行动传达者对他们的团队说的一些话：

● 你需要我做些什么来确保成功吗？

- 抱歉，是我的错。

- 我珍视你的贡献。

- 你做得很好。

- 我们如何做得更好？

案例：从其他杰出的行动传达者中学到的经验

艾迪·琼斯

2015 年，艾迪·琼斯（Eddie Jones）成为英格兰橄榄球队的主教练。不久之后，他正式将替补上场的球员名称从"替补"更改为"完成者"。他解释说，他认为替补球员在任何比赛中都是球队取得胜利的关键。

通过这种方式，琼斯强调了这些球员在整个队伍的背景下以及在公众眼中的重要性。这是通过改变信息传达方式来建立信心的绝佳例子。如果一名球员没有被选中首发比赛，他们的士气和信心可能会下降。但是，通过将这些球员归类为将为整个团队成功结束（并希望赢得）比赛的人群，他们的重要性显著增强了。

布莱克利

布莱克利是一位亿万富翁，内衣品牌 Spanx 的创始人，也是一位出色的行动传达者。她经常组织会议，鼓励团队成员强调自己的错误。这些活动被称为"糟糕会议"，布莱克利通过经常强调自己的错误和失败来在会议中起到带头作用。

这些会议有几个好处。首先，它们创造了"外部触发器"（九大行动要素之一，请参见第 18 章），提醒大家犯错误是可以的，但我们需要从中学习。其次，通过展示每个人（甚至老板）都想变得更好，建立了团队之间的信任。信任使人们的大脑更容易正常工作。布莱克利认识到信任和从错误中学习所带来的巨大价值，这对她的领导力以及她的企业绩效有着重要作用。

弗格森爵士

弗格森爵士也是一位杰出的行动传达者。他认为足球中最重要的短语是"干得好"（well done）。他认识到不断建立球员信心以及让他们感到自己被重视和有价值的重要性和必要性。

弗格森采用中庸之道，他定期传达重大目标，防止团队因为自满而懈怠。弗格森的传记显示，对于提高竞争力和优化团队实力这两方面，他平衡得很好。

 思考一下

如果觉得对你有帮助，请写下一两个你认为了不起的行动传达者，这些人可以是你认识的人或了解的人，例如，一位警察队的队长。

行动传达者自我评估

为了帮助你分析当前行动传达者的优势和需要改进的方面，你可以使用我们的行动传达者自我评估工具。

这是一套很好的自我观察工具。它可以帮助你更好地了解如何成为一名优秀的行动传达者。

要成为一个完美的行动传达者很难，但是重要的是过程，这个过程中你在思考自己的行动传达习惯、发现自己的长处和需要改进的方面。如果你每 4 ～ 6 周重新审视一下这个过程，你的行动传达者习惯会逐渐改善。

后面的每一条陈述都能用以下三个选项进行评分：

a. 不是优先事项。

b. 我已经做得很好。

c. 需要我做得更好。

1. 在不同的场合下，例如面对面交流、视频会议等不同情境中，更加意识到并且有目的地运用我的肢体语言传递不同的信息，这对我将是有帮助的。

☐ a　☐ b　☐ c

备注：＿＿＿＿＿＿＿＿＿＿＿＿＿＿＿＿＿＿＿＿＿＿＿＿

2. 更加频繁地向他人展示自己的弱点，这对我是有帮助的。

☐ a　☐ b　☐ c

备注：＿＿＿＿＿＿＿＿＿＿＿＿＿＿＿＿＿＿＿＿＿＿＿＿

3. 帮助团队成员了解他们在未来个人和集体方面所能取得的成就，这对我将是有帮助的。

☐ a　☐ b　☐ c

备注：＿＿＿＿＿＿＿＿＿＿＿＿＿＿＿＿＿＿＿＿＿＿＿＿

4. 更经常地对人说"谢谢"和"做得好"，这对我是有帮助的。

☐ a　☐ b　☐ c

备注：＿＿＿＿＿＿＿＿＿＿＿＿＿＿＿＿＿＿＿＿＿＿＿＿

5. 知道每个直接和间接帮助我完成工作的人的名字，这对我将是有帮助的。

☐ a　☐ b　☐ c

备注：＿＿＿＿＿＿＿＿＿＿＿＿＿＿＿＿＿＿＿＿＿＿＿＿

6. 提升我的行动传达技能，强调正面的事情并以至少 3：1 的比例向人们提供反馈。

☐ a　☐ b　☐ c

备注：_____

7. 通过一种重要的营销方式来引起人们注意并产生持久影响，从而传达自己的殷切期望，这个办法行之有效。

☐ a　☐ b　☐ c

备注：_____

8. 提升我的行动传达技能，将负面消息通过面对面（或视频会议）的方式传达。

☐ a　☐ b　☐ c

备注：_____

9. 提升我的行动传达技能，通过良好的合作沟通方式来完成工作，减少刻薄的、个人化的和带有评判性的反馈。

☐ a　☐ b　☐ c

备注：_____

10. 提升我的行动沟通技能，使用共同的语言来激发同事的有益行为和习惯。

☐ a　☐ b　☐ c

备注：_____

11. 提升我的行动传达技能，使用短语或口号来提醒人们关键的行为和习惯，这些行为和习惯是团队和组织成功的基础，例如，"让我们尽最大努力做到最好""更平静的 HUE 大脑，更好的你"。

☐ a　☐ b　☐ c

备注：_____

12. 如果在要求某人做某件困难的事情之前，我能帮助他们感觉自己有能力完成这项任务，那就更好了。

☐ a ☐ b ☐ c

备注：＿＿＿＿＿＿＿＿＿＿＿＿＿＿＿＿＿＿＿＿＿＿＿＿＿＿＿

13.如果我要求他人积极地同意我的请求，我会说："如果这件工作不能及时完成，你会通知我吗？"而不是"如果这件工作不能及时完成，请告诉我。"

☐ a ☐ b ☐ c

备注：＿＿＿＿＿＿＿＿＿＿＿＿＿＿＿＿＿＿＿＿＿＿＿＿＿＿＿

14.如果我能更经常地提醒人们组织的短期优先事项和长期目标（使命）就好了。

☐ a ☐ b ☐ c

备注：＿＿＿＿＿＿＿＿＿＿＿＿＿＿＿＿＿＿＿＿＿＿＿＿＿＿＿

15.如果我有一个每天可以向人们传达积极的、有用的事情的清单就更好了。

☐ a ☐ b ☐ c

备注：＿＿＿＿＿＿＿＿＿＿＿＿＿＿＿＿＿＿＿＿＿＿＿＿＿＿＿

16.如果我没有为自己的错误行为找理由，而是在征求他们的意见后再告诉人们该做什么，那就更好了。

☐ a ☐ b ☐ c

备注：＿＿＿＿＿＿＿＿＿＿＿＿＿＿＿＿＿＿＿＿＿＿＿＿＿＿＿

17.如果我能在更多意想不到的场合表扬别人就更好了。

☐ a ☐ b ☐ c

备注：＿＿＿＿＿＿＿＿＿＿＿＿＿＿＿＿＿＿＿＿＿＿＿＿＿＿＿

18.当想要惩罚某人时，先发出口头警告或轻微惩罚更有助于事情的解决（例如，"如果再发生＿＿＿＿，将会有＿＿＿＿的后果"）。

□a □b □c

备注：_____

19.有时公开赞扬表现出色的人会更有助于团队建设。

□a □b □c

备注：_____

20.在书面沟通（如信息、电子邮件）中，比起面对面的交流（无论是亲临现场还是通过视频会议），更容易产生负面的语气，因此应该更加谨慎。

□a □b □c

备注：_____

现在，你已经反思了自己作为一名行动传达者的优点和缺点，接下来，请写下一些关于你洞察到的见解和反思，这可能会有助于你为需要改进的每个领域进行优先级评分（1分＝最紧急，10分＝最不重要）。

_____

_____

_____

_____

如果对你有帮助的话，可以考虑养成一些小的有益习惯，以帮助你成为更好的行动传达者和团队领导者。将这些加入到你的"自我能量愿望清单"中。

技能：团队力量领导力建设器

为了完整解释"团队力量领导力"的概念，我们需要回归一个核心观点：团队中的每个人都有影响力。

请记住，领导力不是一种职位或头衔，而是关于你所采取的行动和在团队内树立的榜样。

因为团队中的每个人所做的每一件事或说的每一句话都会影响其他人的行为，所以团队中的每个人都负有领导责任。

因此，我们应该努力让团队中的每个人都成为更好的团队力量领导者，但我们需要制订一个计划，使其成为现实。

如果你是团队或组织中的指定领导者，你的首要任务是强化自己的团队力量领导力能力。

这项工作的一部分应该是让团队中的所有成员了解团队力量领导力框架，并鼓励他们努力成为更好的团队力量领导者。

如果团队成员持续改善他们的团队力量领导技能中的某些要素，那么成功执行团队战略就会变得更容易。例如，每个团队成员都可以成为更好的角色模型和行动传达者。

为了帮助你快速评估自己和团队成员当前的团队力量领导力，我创建了"团队力量领导力建设器"工具。

团队力量领导力建设器工具是对前面四个核心团队力量领导力组成部分所介绍的具体自我评估的概述。

通过一些小的调整，你也可以使用它来"绘制"每个团队成员的团队力量领导力技能。

首先，以自己的团队力量领导力技能为基础完成它。

问题 1：

a.给你作为角色模型的表现打分（满分 100 分）：

_____/100 分（100 分代表你的最佳表现）

b. 根据你的反思，包括从作为榜样的自我评估中得到的启示，写下一件你可以做的简单实用的事情，以改善你作为角色模型的表现：

_____

_____

_____

问题 2：

a. 为你目前作为 SWAP 教练的表现打分（满分 100 分）：

_____/100 分

b. 根据你的反思，包括从 SWAP 教练自我评估中得出的观点，写下一件你可以做的简单实用的事情，以帮助你提高作为 SWAP 教练的表现：

_____

_____

_____

问题 3：

a. 将你目前在文化建设方面的表现打分（满分 100 分）：

_____/100

b. 根据你的反思，包括你从文化建设自我评估中得到的启示，写下一件你可以做的简单实用的事情，以提高你作为文化建设者的表现：

_____

_____

_____

问题 4：

a. 将你目前作为行动传达者的表现打分，满分 100 分：

_____/100

b. 基于你的反思，包括从行动传达者自我评估中获得的见解，写下一件你可以做的简单实用的事情，以提高你作为行动传达者的表现：

总得分：

将以上四项得分相加，算一算你当前作为团队力量领袖的表现分数，总分为 400 分：

_____/400。

最后，如果需要，将任何你认为有益的新团队力量领袖习惯添加到你的"自我能量愿望清单"中。

 思考一下

如果对你有帮助的话，写下一项你想优先养成的习惯，以帮助你提高团队领导力。把这当作一个目标。记住，好的目标是要认真写下来，应该尽可能具体（使用时间和地点），陈述积极的行动（使用"我会"而不是"我不会"），并且可以衡量。例如：每天早上以一个关注我的团队领导力表现的 TEA 计划开始新的一天。如果你想这样做，只需从第 1 章中调整每日 TEA 计划的问题（例如，我昨天在成为团队领袖和实现我的目标方面表现得有多好？）。

养成新的领导力习惯

选择想要养成的习惯

我的经验是："提高我的沟通技巧，促使我成为更好的行动传达者。"

但是，为了真正提高这个领域的能力，我需要专注于更具体的事情。因此，我的目标是：

"在每个工作日结束时写下反思，专注于我做得好的事情，包括我在提高沟通技巧方面的努力。"

请记住，好的目标应该认真写下来，应该尽可能具体（具体到时间和地点），陈述积极行动（使用"我将"而不是"我不会"），并且是可以衡量的。

如果你想要养成新的团队力量领导力习惯，请写下你的目标：

_____

_____

一旦确定了明确的目标，你可能想要重新审视自我反思工具"HUE 如何阻碍变革"，以帮助你思考 HUE 如何试图阻止自己养成这个新习惯。

现在，我们将探讨如何将你刚刚确定的目标转化为一个新的有益习惯。为此，我们将使用习惯养成计划。

养成习惯

现在是时候创建一个"习惯养成计划"了，以激活九大行动要素并激活新的团队力量领导力习惯的构建过程。

为了做到这一点，你需要回答以下问题。

1. 描述你想要养成的具体的、小的新有益习惯（即你的目标）：

_____

例如：在每个工作日结束时，撰写反思，聚焦于自己做得好的事情，包括在提高沟通技巧方面所做的工作。

2. 描述你目前所做的事情（你不希望保留的习惯）：

_____

例如：沉湎于所有事情都不顺利的情况，一般会自我责备。

3. 描述是什么提醒或触发了这个不好的习惯：

_____

例如：我的 HUE 非常强大，不断提醒我生活中的问题。

4. 描述你将如何提醒自己每天练习你的新习惯：

_____

例如：设置每日日历来提醒自己。在手机上创建一个特定的笔记文件夹，将这些反思记录下来。

5. 描述你需要获得的新知识和技能，以帮助巩固你的新习惯：

_____

例如：了解优秀的沟通者如何促使他人采取积极行动。

6. 如果有帮助的话，请描述你将获得新知识和技能的地方和方式：

_____

例如：每 4 ~ 6 周进行一次"行动沟通自我评估"，以帮助我逐步建立更多有益的沟通技能和习惯。

7. 请详细描述为什么你想养成这个新习惯：

_____

例如：这将让我更有机会发挥自己的优势，让我在工作中表现更好，帮助我的团队成长和进步，我认为这也将有助于家庭生活的改善。

8. 你可以请求谁帮助你养成新习惯（理想情况下，这个人或这些人也会在同一时间养成与你相同或相似的习惯）？

_____

例如：要求我的一名直属下属参加"行动传达者自我评估"，并与他讨论。这可能会给我带来一些其他的改进想法。

9. 养成新习惯的奖励是什么？请记住，奖励可以是内在的、外在的或社会的。

例如：我会对自己更有信心，我将更有机会获得我想要的晋升，我将更能够帮助同事和家人。

10. 未养成新习惯的代价或惩罚是什么？

例如：与上述奖励相反。

恭喜你，现在你已经拥有了一个强有力的计划来养成新的团队力量领导力习惯！

整合：善用文化发展反思工具

为了帮助你将所有内容汇总，我想快速回顾一下九大行动要素（完整概述请重新阅读第 18 章）。这些是你可以利用的杠杆，以使你的员工更容易发展所需的行为和习惯，从而推动团队和组织的文化。

请记住，你和你的团队正在进行一场学习之战。如果我们不刻意利用这些要素来帮助我们管理自己和团队的习惯，那么其他人将分散我们的注意力并控制我们的行为（例如，过于频繁地查看手机、熬夜、吃不健康的食物、过度自责）。

在每个要素下面，我列出了一些问题，以帮助你反思自己的团队和组织的文化。这些是"文化发展反思工具"问题。这些类型的问题通常是我与客户合作的起点。它们让我开始帮助客户开发更多的习惯机械师工具、团队力量领袖、首席习惯机械师工具，最终形成一个高绩效的组织文化。在这个文化中，每个人都在积极努力地成为更好的自己，以实现团队的成功。

整合九大行动要素与文化发展反思工具

1. 大脑状态优化

简单来说，这与大脑准备学习的程度有关。例如，如果你睡眠不足，学习将更加困难。同样，如果你感到有压力或情绪低落，养成新习惯也会更加困难，而这些习惯有助于你做到最好。请记住：情绪驱动注意力，注意力驱动学习。

你的团队成员是否关注自己的身体健康（如进行"自我强化调节"）？

你的组织文化是否使员工感到安全？

你的组织文化是否使员工更容易进行自我强化调节？

2. 习惯机械师心态

拥有习惯机械师心态的人相信他们可以通过实践改善任何事情。他们也对自己做到最好而负责。拥有 APE 大脑心态的人认为他们只擅长某些事情，认为他们无法改变，并成为 VUCA 时代的受害者。

你的团队成员是否有习惯机械师心态？

你是否帮助团队成员培养习惯机械师心态？

你招募的人员是否具有习惯机械师心态？

3. 微小改变因素

这个因素与我们能够做出的改变的大小或规模有关。简单来说，我们可以改变行为，但一次只能做出一个微小的改变。

你的组织是否理解这一点？

你的员工是否理解这一点？

4. 个人动机

如果能将行为改变或养成新习惯与自己生活中更有意义的大目标联系起来，那么实现目标就更容易。这也是我要求你们创建 FAM 故事冰山的原因之一。

你的团队成员是否有 FAM 故事冰山？

他们的个人目标是否与团队的目标相互联系？

你的团队成员是否理解并相信团队或组织的使命？

5. 个人知识和技能

我们不需要获取新的知识和技能来"吃甜甜圈"，但对于复杂的行为改变，如改善我们的领导力或提高我们的睡眠或改进生产力习惯以适应新的混合式工作环境，则经常需要新的知识和技能。

你的团队成员是否有必要进行自我能量调节来获取成为习惯机械师的知识和技能？

你的团队成员是否具备成为团队领袖所需的知识和技能？

你的具有头衔的领导（和未来的高级领导）是否具备成为首席习惯机械师所需的知识和技能？

6. 团队知识和技能

团队成员是否具备必要的知识和技能，以有效地支持彼此，帮助团队实现使命？

7. 社会影响力

你的 APE 大脑会受到那些你敬仰和尊重的人行为的强烈影响。我们担心这些人如何看待我们，我们希望被这些人喜欢。

你的团队和组织中的人是否树立了正确的行为和习惯榜样？

远程工作是否使互相积极影响彼此的行为更加困难？

8. 奖惩制度

我们的 APE 大脑会受到奖励和惩罚的强烈影响，这些可以是社会性的、内在的或外在的。

你的绩效管理系统以及绩效和领导力发展系统是否强化了高绩效组织

文化和任务成功所必需的习惯？

如果你的文化不是你想要的，绩效管理系统、绩效和领导力发展系统肯定没有帮助你发展和强化必要的习惯。

9. 外部触发因素

现代社会的外部触发因素可以是实体的，也可以是数字的。智能手机是迄今为止最强大的外部触发因素之一。

那么你周围的这些触发因素，是在帮助人们养成高绩效组织文化和任务成功所必需的习惯，还是在阻碍他们？

如果你所在的文化环境并不理想，那么这些触发因素绝对不能帮助你培养和强化必要的习惯。

接下来，让我们把所有内容整合起来。

在第 29 章中学到的首席习惯机械化语言和工具

核心术语

团队力量领导力——首席习惯机械化领导力框架，包括 4 个核心组成部分（角色模型、SWAP 教练、"文化建筑师"和行动传达者）。☑

角色模型自我评估——一个工具，帮助你分析当下角色模型的优缺点，并培养更好的角色模型习惯。☑

SWAP 教练自我评估：一种帮助你分析当前 SWAP 教练的优势和劣势，以及培养更好的 SWAP 教练习惯的工具。☑

"文化建筑师"自我评估：帮助你分析当下你作为"文化建筑师"的强项和弱项分别在哪里，并培养更好的"文化建筑师"习惯的工具。☑

行动传达者自我评估——一种帮你分析当前行动传达者优点和缺点、培养更好的行动传达者习惯的工具。☑

团队力量领导力建设器——这是一个工具，可帮助你快速概述你的团

队领导力优势和弱点。你还可以使用它来"绘制"每个团队成员的团队领导力技能和改进领域。☑

规划工具

文化发展反思工具——一种帮助你考虑如何有效利用九大行动要素，使你的团队成员更轻松地养成推动团队文化所需行为或习惯的工具。☑

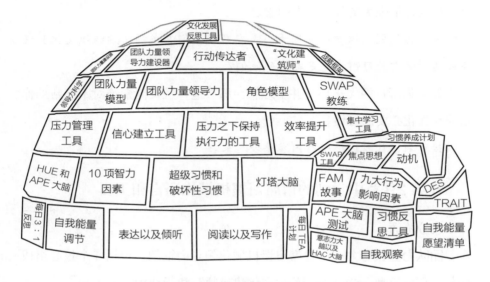

图 29-6　你的习惯脑科学的"冰屋"正在不断完善

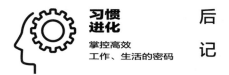
最后的思考

首先，非常感谢你抽出时间来阅读本书。你的时间和注意力是你最宝贵的资源，我非常感激你选择将它们用在阅读我这本书上。我真诚地希望你所学的内容能帮助你更好地运用时间和注意力，充分发挥潜力，成为更好的自己。

正如我之前所说，本书中的内容并不是一成不变的。你是独一无二的，只有通过尝试不同的方法，才能找到适合自己的方法（这就是我所说的"进行个人研究"）。

学习如何成为一名习惯机械师或首席习惯机械师就像拼图一样。但是现在，你拥有所有的拼图块，并且对如何将它们组合在一起有了很好的了解。

但请记住，你只会更擅长你所实践的东西。因此，如果你想成为一个熟练的习惯机械师或首席习惯机械师，请把这本书放在身边，经常翻阅，重温对你最有帮助的章节。

将生活视为一个旅程，穿越高峰和低谷。当你发现自己进入低谷时，有意识地养成新的习惯（或改进有益的旧习惯），以帮助自己更快地走出低谷。当你觉得自己处于高峰时，评估一下自己是否真的处于高峰，是否需要进一步努力或放松一下。

习惯很神奇，你现在拥有了知识和技能，让它们为你服务，而不是成为你的障碍。现在你可以赢得学习之战了！

因为你一次只能养成一个微小的习惯，所以要有耐心，一步一个脚印地走。但你要明白，微小的变化也可以带来巨大的成果。你目前正在努力养成的微小习惯可能是解锁你的潜力、改变你的生活的关键，因此要坚持下去。

乔恩·芬恩博士